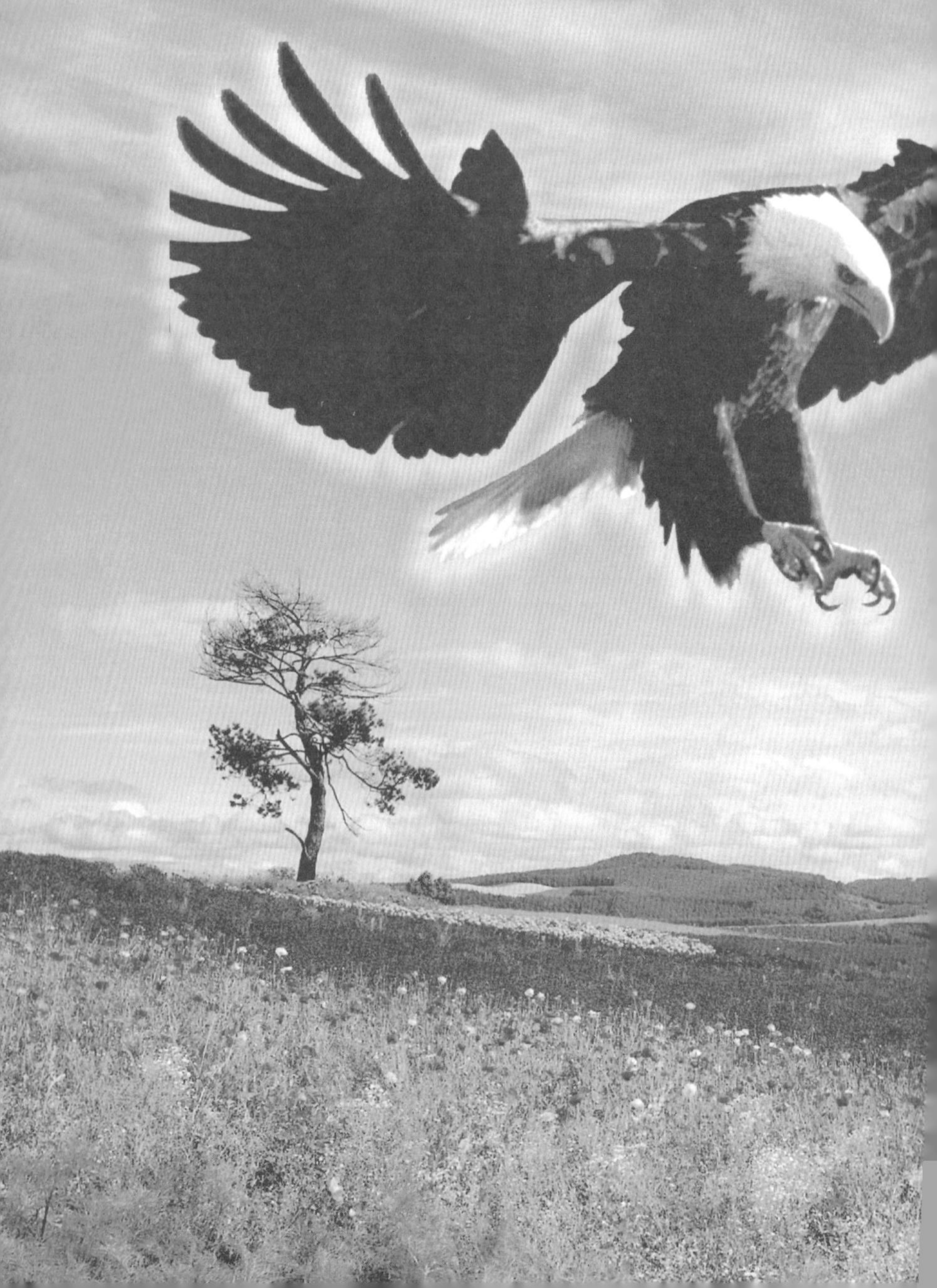

大展好書　好書大展

品嘗好書　冠群可期

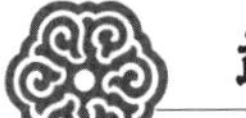

武術秘本圖解 3

王懷琪
精功八段錦

原著　王懷琪
整理　三武組

大展出版社有限公司

三武挖整組
（排名不分先後）

【組長】

高　翔

【寫作組】

高　飛　鄧方華　閻　彬　余　鶴
景樂強　董國興　陳　鋼　范超強
趙義強　謝靜超　梁海龍　郭佩佩
趙愛民　黃守獻　殷建偉　黃婷婷
甘　泉　侯　雯　景海飛　王松峰

【繪圖組】

高　紳　黃冠杰　劉　凱　朱衍霖
黃　澳　凌　召　潘祝超　徐　濤
李貢群　李　劍

八段錦簡說

1. 洪邁（南宋）所著《夷堅志》曰：「政和（徽宗）七年，李似矩為起居郎……仿方士熊經鳥伸之術，得之甚喜……常以夜半時起坐，嘘吸按摩，行所謂八段錦者。」說明北宋時已有八段錦。

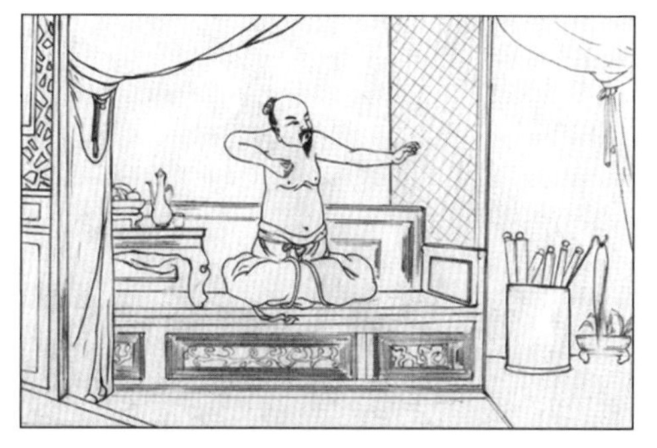

圖1

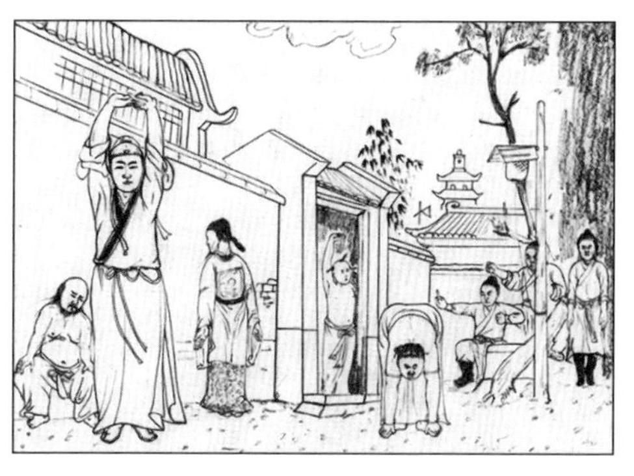

圖2

2. 據多方考證，八段錦在南宋時已經傳習很廣，但關乎練法，文獻大多語焉不詳，一直未見完整圖譜。

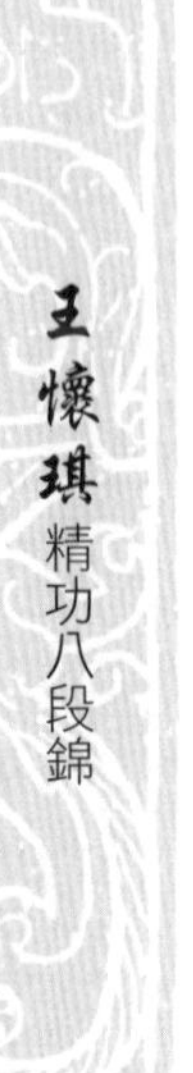

3. 時至清末，方有《新出保身圖說·八段錦》，冠名「八段錦」，寫出歌訣，繪成圖像，首次刻版付印。

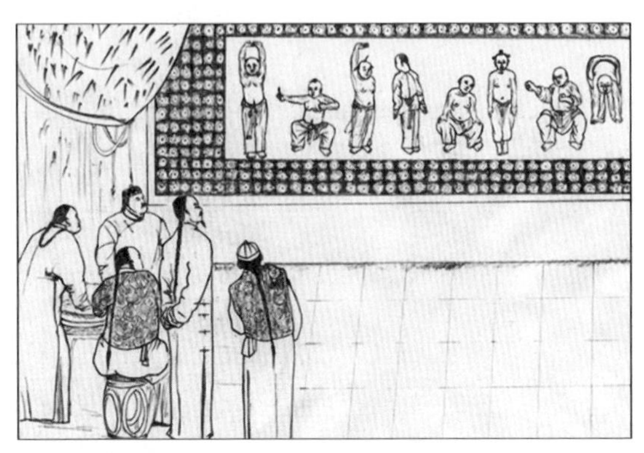

圖3

4. 八段錦在流傳中演化為多種練法。民國「王懷琪八段錦」即是其中精品，不但在當時影響很大，而且對「養生武術」影響深遠。

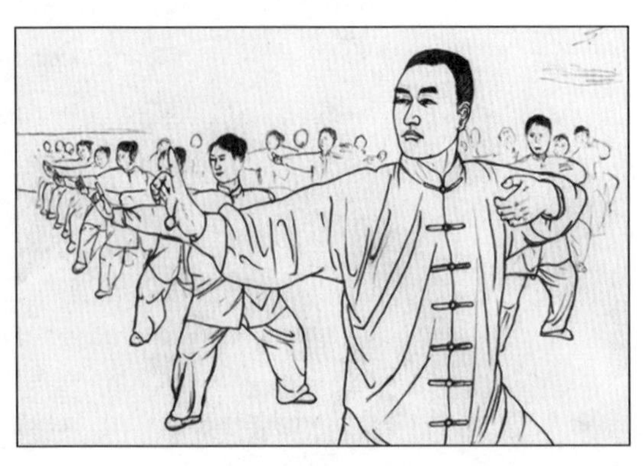

圖4

目 錄

第一章
王懷琪高級八段錦

序

二十五年秋，考察德、丹麥、瑞典、捷克、匈牙利、奧、義七國體育；歸國後，就想要將「八段錦」再加以改進。

無奈何天不從願，慘遭鼓盆之戚，內子雪君不待我歸，先以物化，編者受是猛烈的刺激，百般皆空，萬念俱灰。不一年，「八・一三」滬戰爆發，蝸居與「健學社」適當其衝，致將二十六年血汗的建築，一旦毀滅無存。自知悲痛無益，不如苟延殘喘，就本位上努力復興民族，或可稍盡本職。

二十七年暑假，上海難民教育辦體育指導訓練班，編者擔任國操教課，余授以「八段錦」暨本編八段錦等。在課後餘暇，草草屬稿，雖經幾度修改，不妥之處自知難免，付刊問世，還望高賢進而教我。

——民國二十七年，王懷琪謹識於上海

第一節　概　論

一、例　言

1. 本八段錦，動作豐富完備，但操法較為複雜，費時要多。凡初學者，當以八段錦初級著手。

2. 本八段錦的口令中有「——」符號者，是預令；在預令下的一字，是動令。預令是動作將要做的預備口令；動令是動作開始的口令（個人練習，毋須口令，但記著術語即可）。

3. 本八段錦有在「聞「××××……」令」的後面括弧內（××××……）的字句，是該一動作的簡單說明，次一行是詳解。

4. 後附本八段錦互助練習法，是編者教練的心得。

二、關於八段錦的幾句話

八段錦是中華國粹健身術的一種，共有八節運動，內外兼練，全身普遍，在健身運動中的地位，好比絲織品中的精美的錦緞一般，所以叫做「八段錦」。

八段錦古有南、北兩派。

本八似乎屬於南派，方法簡單，容易習練，與歐美各國的柔軟體操相彷彿。

北派多騎馬勢，比較難練一些。

八段錦有文、武之別。

武八段錦，如本編八段錦、岳武穆八段錦、神勇八段錦（又名叫「易筋經八段錦」，練以提、舉、推、拉、揪、按、抓、盈八法，不過偏於上肢一部分的運動，曾經編者改編，易名叫做「易筋經廿四勢」）。

文八段錦都行坐功，不是人人都能習練的。

三、八段錦有包含各種體操的性質

第一段錦「……理三焦」；第三段錦「……調理脾胃」；第四段錦「……五勞七傷」；第五段錦「……去心火」；第六段「……百病消」；第八段「……固腎腰」，都有療病體操的意義。

第一段錦「……擎天，……」；第二段錦「……開弓射雕」；第五段錦「搖頭擺尾……」，有模仿體操的意味。

第二段錦「……射雕」；第三段錦「……單舉手」；第五段錦「搖頭擺尾，……」，都是抗敵自衛技能的動作。

四、八段錦的優點

1. 不費時間。每天練一遍，費時不過七八分鐘，極合於公務冗忙的人們，做健強身體的練習。

2. 不需地位。四五尺的地方（1尺≈33.33公分，後同），既可以操練，甚至於可以在床上習練。

3. 簡單易行。全部只有運動八節，每節動作，並不複雜，無師指導，也可以自己去練習的。

4. 效益宏大。按日習練，持之有久，卻病延年，確有意想不到的效力！

5. 無論男女老幼，身強身弱，行之咸宜。

6. 極合個人或團體，用作健身鍛鍊。個人練習，每日最好練兩次：一在清晨時起身之後（長力的）；一在晚間臨睡之前（容易困覺）。團體，如學校或公務機關，集合全體人員，用作早操練習，費時不過數分鐘，得益匪淺！

五、八段錦的功效

1. 穩健步武。
2. 增長氣力。
3. 強壯筋骨。
4. 活潑軀幹。
5. 幫助消化。
6. 卻除疾病。

六、八段錦的要點

1. 要有恒心。
2. 毋急於求成。
3. 心神要一致。
4. 肌肉要放鬆。
5. 忌用剛勁猛力。
6. 術語常要默誦。
7. 動作快慢要調和。
8. 姿勢動作要求正確。

七、八段錦練習提示

1. 八段錦在初練習時，宜用分段練習，到後來可按本人的能力所及，連續數段行之。

2. 八段錦在初練幾個星期內，四肢和腰腹各部的筋絡，一定難免酸痛。學者萬弗因是畏縮輟練，極應堅持信心，繼續進行，一月後自能消除酸痛，而功效也得顯見。

3. 八段錦練習地點，最好是在戶外，選擇空曠多植樹木的所在。若是在室內，立近視窗，宜擇空氣流通的地位。倘遇居處環境上有所不便，如住閣樓，或亭子間，借鋪位的熱心健身的同好們，就改在臥床上行練，亦無不可；因比不練，要勝過幾十倍呢！

4. 八段錦在臥床上練習，第一、第八兩段，直立改為伸腿坐；第三、第四兩段，改為盤腿坐；第六段改為仰臥；其餘第二、第五、第七三段，可以照平地上樣練法，也無妨礙。

5. 八段錦的練法，可分做快練、慢練兩種。快練的標準：每分鐘約行五六十動；慢練則隨人所喜，大約一個動作的起止，相隔數七個字的時間。

6. 八段錦每段練習的次數（一至八八動，為一次），本無限定，隨個人的能力，與練習的功夫，而增減之。

7. 八段錦在練習前二三十分鐘時，略為吃些餅乾，或者鬆軟的麵包和豆漿，或者熱開水一大杯，洗滌臟胃，興奮消化機能。

8. 八段錦練習，在開始時，緩步數十，再跑步百餘，以做活動的準備。完畢時，緩步數十，借舒筋骨，再行深呼吸數十次。在氣候溫和時，可用毛巾浸溫水或冷水，雙手替換執巾摩擦全身；再換乾毛巾，如法摩擦到皮膚紅赤為度；然後穿上衣服。個中佳趣無窮，實驗方知不謬。

八、八段錦團體操時用的口令

（……上略）

「立——正」。

「中國體操——八段錦——」。

「第一段——兩手擎天理三焦」，「一、二、

三、四、五、六、七、八」；「二、二、三、四、五、六、七、八」。此為二八動作的口令。

如行練四八動作，可將「七、八」的口令，改為「連做」二字的口令，再續唱「一、二、三、四、五、六、七、八」，「二、二、三、四、五、六、七、八」一遍；或在「二、二、三、四、五、六、七、八」口令後，接唱「三、二、三、四、五、六、七、八」，「四、二、三、四、五、六、七、八」的口令。

「第二段——左右開弓似射雕——」。餘同前。

「第三段——調理脾胃單舉——手」。餘同前。

「第四段——五勞七傷望後——瞧」。餘同前。

「第五段——搖頭擺尾去心火——」。餘同前。

「第六段——背後七顛百病——消」。餘同前。

「第七段——攢拳怒目增氣力——」。餘同前。

「第八段——兩手攀足固腎——腰」。餘同前。

「還——原」。

（下略……）

第二節　預備姿勢

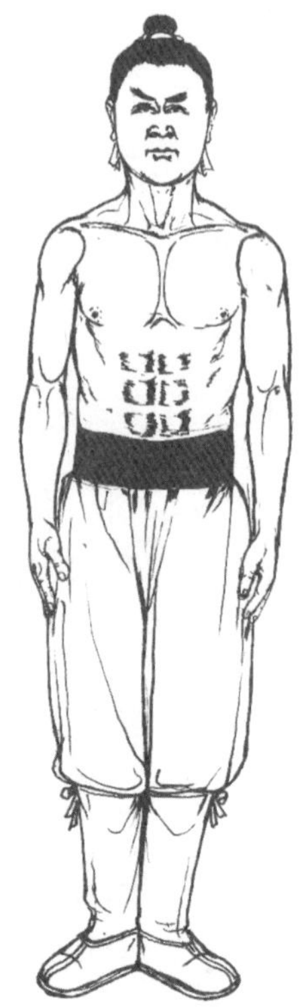
圖1-1

【練法】

聞「八段錦——」令：(立正。)

兩腿挺直併緊，腳跟靠攏立正，腳尖向外張開，如「人」字形；兩臂取自然的姿勢，垂在身旁，肩向後引，兩手掌心伏在兩大腿旁。目平視前方。（圖1-1）

【要旨】

無論何種操練，必須先要端正姿勢，使得心神集中，易見功效。茲摘錄吾國古有健身法的一段話來證明：「握固神思，屏去紛擾，澄心調息，至神氣凝定，然後依次如勢行之。必以神貫意注，毋得徒具其形。若心君妄動，神散意馳，便為徒勞其形，而弗或實效。」

【矯正】

立正姿勢，要像只弓的模樣，胸部挺起像弓背，背脊筆直像弓弦。頦向後引，頭頂向上，面帶笑容，心抱樂觀。

第三節　連環練法詳解

一、第一段錦：兩手擎天理三焦

【術語】

「兩手擎天理三焦」。

國醫方亮臣先生按：三焦為胸脘及上下腹腔名稱。《醫經》以三焦為決瀆之官，水道出焉。理三焦者，即增進胸腹諸脘之健康是也。兩手擎天，使胸腹肌膚或弛或張，如是腠理（汗腺）暢通，儘量發揮其泄水（分泌汗液）功能。

【口令】

「兩手擎天理三焦——。」

「一、二、三、四、五、六、七、八。」

「二、二、三、四、五、六、七、八。」

「三、二、三、四、五、六、七、八。」

「四、二、三、四、五、六、七、八。」

註　個人操練，口令由本人默唱。團體操練，口令由教師喊唱。以下各段都是一樣的。

【練法】

聞「兩手擎天理三焦——」令：

做預備姿勢。

1. 聞「一」令：（臂上舉，十指組握，舉踵。）

兩臂挺直，從左右兩旁向上，高舉到頭頂的上方，兩手十指相間組握；腳跟提起，離地約寸許。（圖1-2～圖1-4）

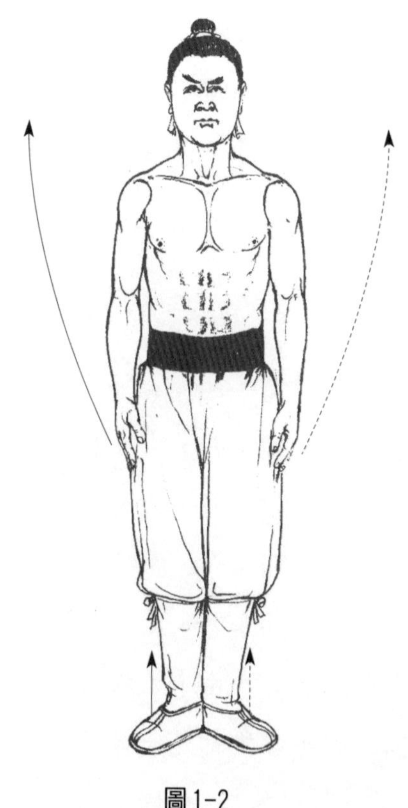

圖1-2

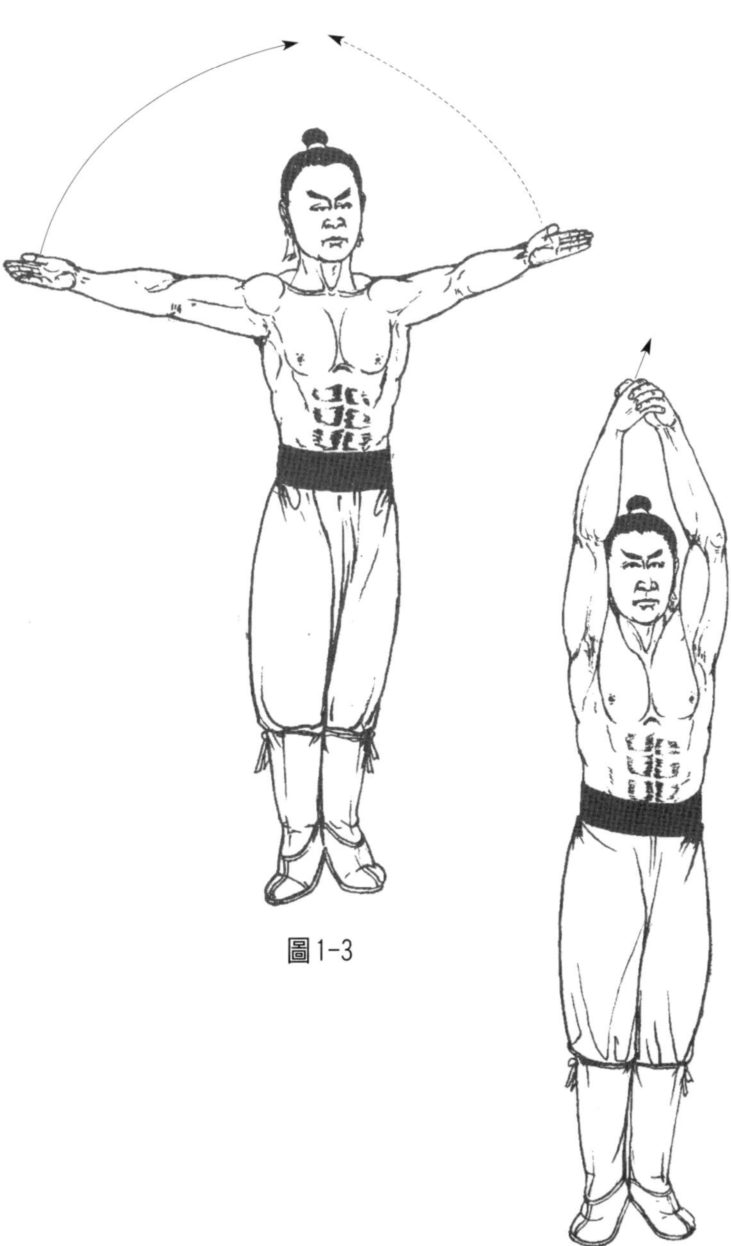

圖1-3

圖1-4

2. 聞「二」令：（掌心翻托，舉踵。）

兩手掌心向上翻托，臂肘儘量挺直；同時，兩腳跟儘量提起，到不可再提。（圖1−5）

3. 聞「三」令：（掌心翻托一次，踵起落一次。）

（1）兩臂肘屈，引肘尖向側，兩手掌心翻向下，輕輕按著頭頂；兩腳跟輕輕落地。（圖1−6）

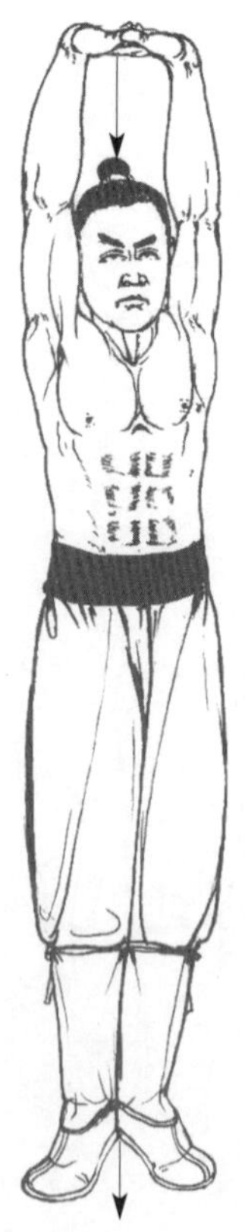
圖1−5

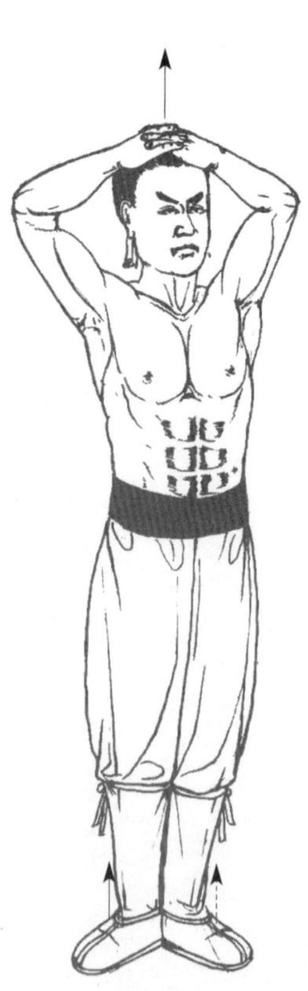
圖1−6

（2）隨即兩手掌心向上翻托，臂肘挺直；腳跟儘量提起。還復到「二」令時的姿勢。（圖1-7）

4. 聞「四」「五」「六」令：（掌心翻托三次，踵起落三次）

動作與聞「三」令相同，如圖7回復到圖6的姿勢，再做三次。

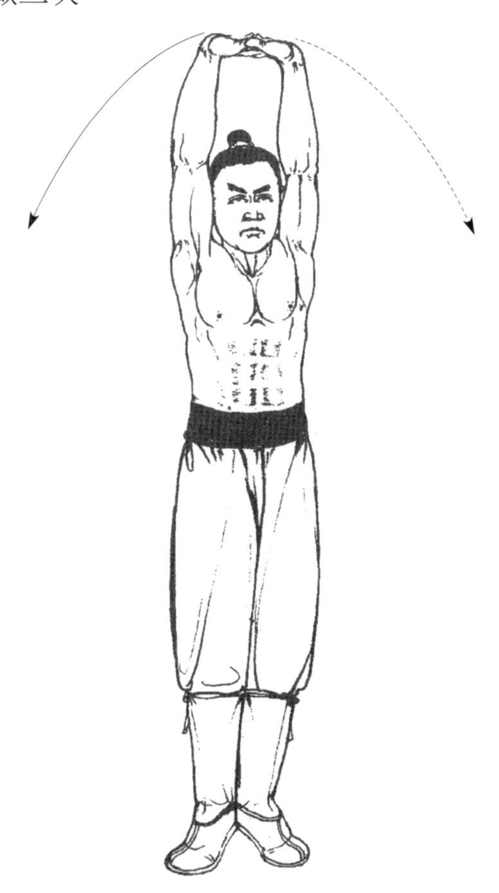

圖1-7

5. 聞「七」令：（臂下垂。）

十指放開，掌心向下，兩臂從左右下垂，手掌心伏在兩大腿旁；腳跟仍提起不落，胸膛挺出。（圖1-8、圖1-9）

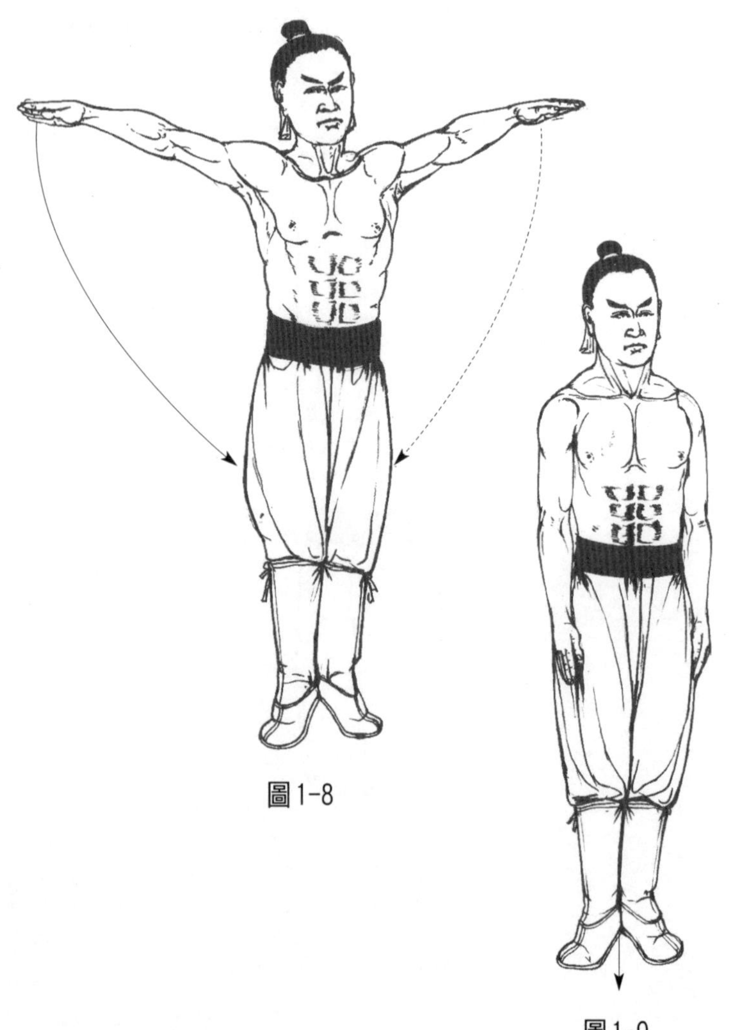

圖1-8

圖1-9

6. 聞「八」令：（踵下。）

兩腳跟輕輕落地，還復到預備姿勢。（圖 1-10）

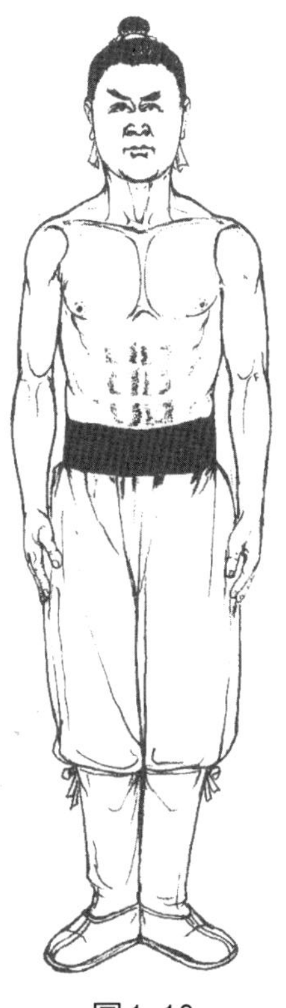

圖1-10

以上是一八動作完。

如法再練三次，完成四八動作。

【要旨】

本段練習，是全身的運動，上從指尖，下到腳趾，沒有一處關節不活動的。它的功效是，伸長全身筋絡，增強內部諸機能。

伏案辦公，時間過久，胸背諸骨節，就會覺得不舒服。若在這個時間，立近視窗，或者有空氣流通的所在，練習本段的動作幾次，四肢和胸背諸骨節，就會覺著十分的舒暢，精神亦為振起。

俗名叫做「打呵欠」，又叫做「伸懶腰」者，就是骨節受困頓後，求舒暢的舉動和本段的動作相彷彿。因為人們少明體育的原理，反嫌「打呵欠」是一種懶惰的行為，以舉動不雅來阻止人們去做它，是一件可歎的事！

【矯正】

1. 兩臂從左右兩旁舉起，掌心向上，像有重物托在掌上。十指伸直併緊，指尖正向側方。臂肘用力挺直，慢慢地舉到頭上。十指組握，指尖互相抵住手背。兩大臂貼近兩耳旁。頭向上頂起，膝挺直，腿併緊，腳跟提起勿離開，身體重心作準，不可搖動。

2. 兩掌向上翻托，需要儘量地托起，彷彿擎住天的一般。腳跟提起到腳尖支地。頭頂隨向上頂起，挺胸，縮頦。

3. 手指放開時，掌心就翻向下，臂肘挺直，掌底下像有彈力性的東西，用掌心將它慢慢壓向下的模樣。兩腳跟仍提起，不受兩臂下垂的牽動。

4. 腳跟落地宜輕，重則恐損腦經。

【注意】

學者初練本段，動作可改從淺易入手：

1. 兩臂從左右舉起時，腳跟不必提起。

2. 手掌向上翻托，腳跟提起。

3. 兩臂下垂，腳跟隨同落地。

4. 立正不動。

二、第二段錦：左右彎弓似射雕

【術語】

「左右彎弓似射雕」。

【口令】

「左右彎弓似射雕——。」

「一、二、三、四、五、六、七、八。」

「二、二、三、四、五、六、七、八。」

「三、二、三、四、五、六、七、八。」

「四、二、三、四、五、六、七、八。」

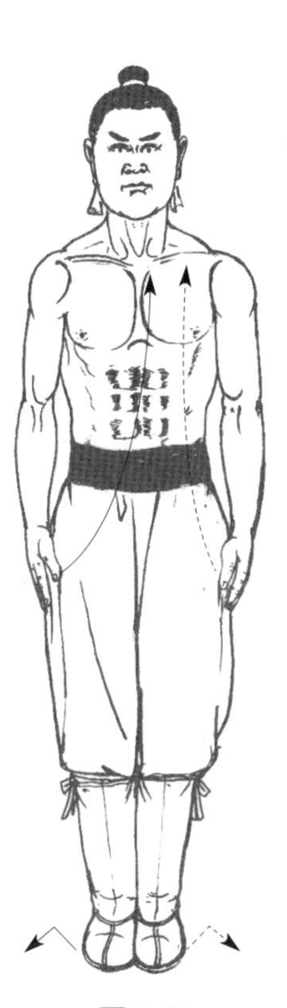

圖1-11

【練法】

聞「左右彎弓似射雕——」令：（閉趾。）

兩腳尖併緊。（圖1-11）

1. 聞「一」令：（大開立，左開弓的準備。）

兩腳向左右跳開一大步，兩足的距離比肩部約寬一倍，腳尖向正前方。兩大臂向左右平舉，小臂屈在大臂前。右手五指用力張開，彎曲第一、二兩指節，像抓住鐵球的模樣，掌心向左，虎口向上，仿做執住弓弦；左手握拳，食指向上翹起，大拇指貼伏在中指上，仿做推住弓背。目注視左手食指。（圖1-12）

大拇指與食指的中間，叫做「虎口」。握拳的時候，叫做「拳孔」。

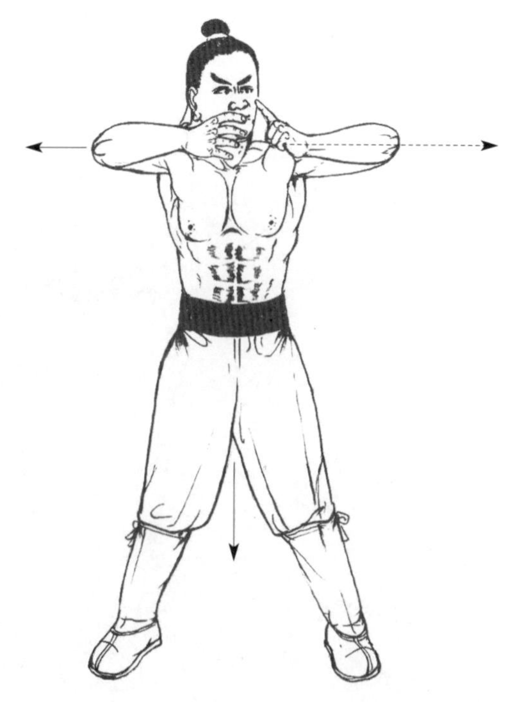

圖1-12

2. 聞「二」令：（向左開弓，就還復原狀，膝屈伸一次。）

左拳心向左，從肩的平線上向左推出，臂也同時伸直，仿做推住弓背，向左張開狀。右手握拳，拳背向前，仿做執住弓弦拉開勢，臂肘儘量地向右側挺出，使胸膛展開。頭隨左拳向左轉，目注左手食指。兩腿屈到大腿將平，身體正直，像騎馬樣勢，仿做向左開弓射雕勢。（圖 1-13）

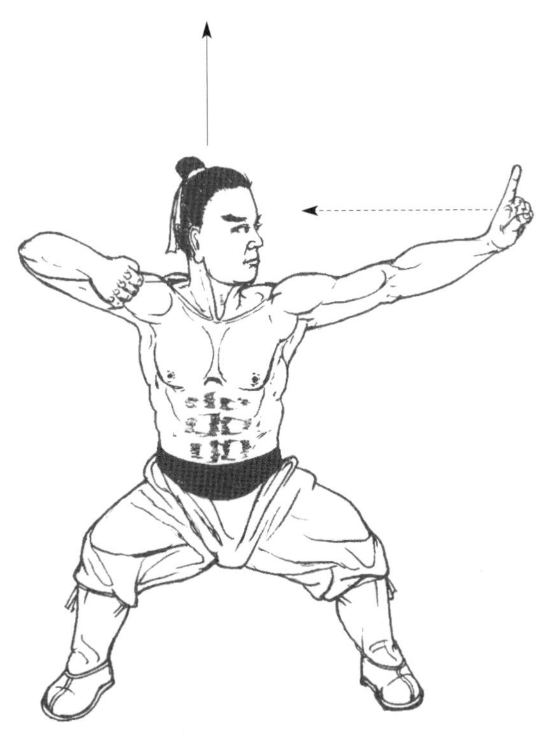

圖1-13

隨即還復成圖1–14的姿勢。

3. 聞「三」令：（再做左開弓復原，與兩膝屈伸一次。）

動作與「二」令相同，如圖1–13，還復到圖1–14的姿勢。

4. 聞「四」令：（馬勢左開弓。）

與「二」令相同，仿做停騎開弓向左瞄準射箭狀，不過不還復到「一」令的姿勢。如圖1–13姿勢停住。

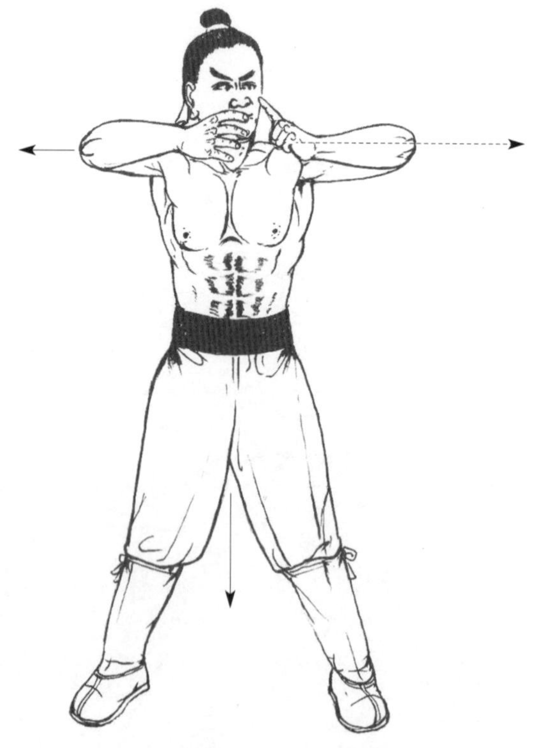

圖1–14

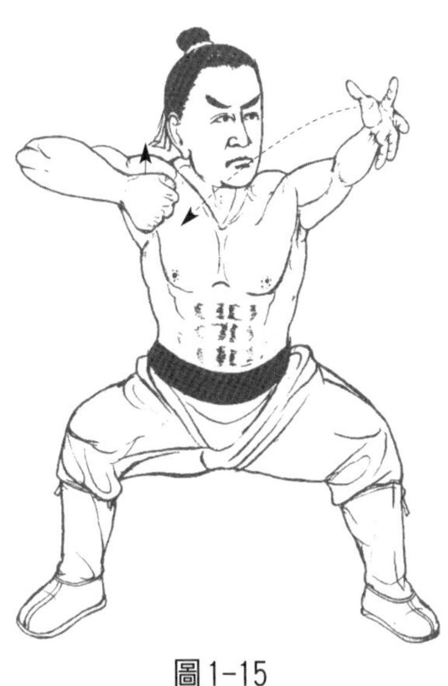

圖1-15

5. 聞「五」令：

（馬勢右開弓。）

兩腿不動，仍做騎馬勢。左拳五指張開，第一、第二兩指節彎曲，左臂從左經前方收回。（圖1-15）

大臂還復到左平舉的部位，小臂平屈在大臂前，臂肘儘量地向左側挺出，使胸膛開展。右拳食指向上翹起，大拇指貼伏在中指上。頭略向前屈，目注視右手食指。（圖1-16）

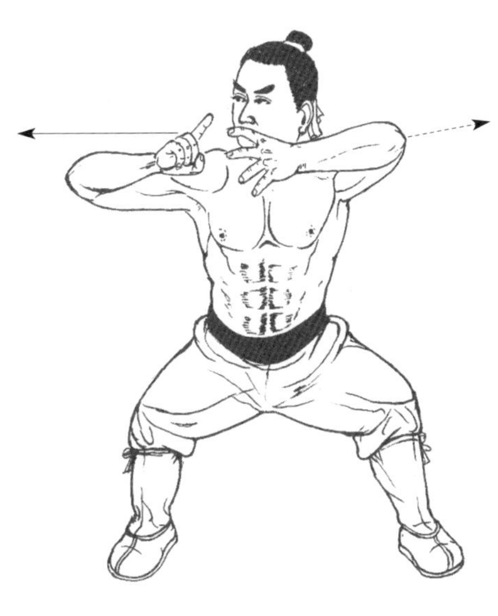

圖1-16

然後，右拳心向右，從肩的平線上向右推出，臂也同時伸直，仿做推弓狀。頭隨右拳向右轉，目注視右手食指。（圖1–17）

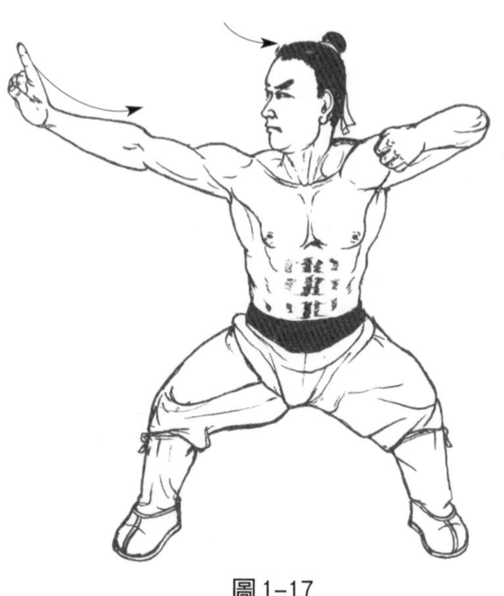

圖1–17

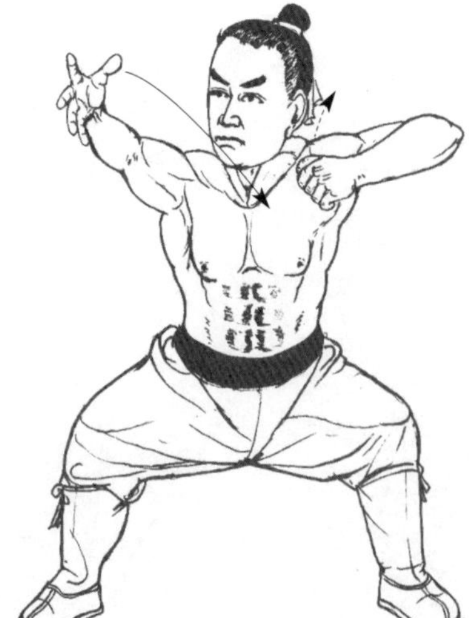

圖1–18

6. 聞「六」令：（馬勢左開弓。）

兩腿不動，仍做騎馬勢。右拳五指張開，第一、第二，兩指節彎曲，右臂從右經前方收回。（圖1–18）

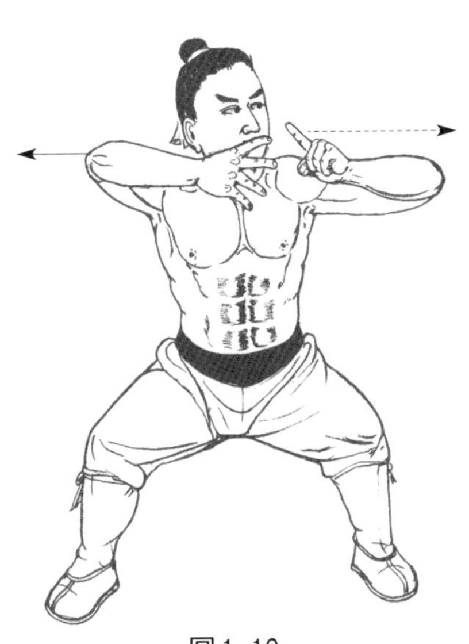
圖1-19

大臂還復到右平舉的部位，小臂屈在大臂前，左拳食指向上翹起，大拇指貼伏在中指上。頭略向前屈，目注視左手食指。（圖1-19）

然後，左拳心向左，從肩的平線上向左推出，臂也同時伸直，仿做推弓背向左開弓勢。右手握拳，拳背向外，仿做執弓弦拉開弓狀，臂肘儘量地向右挺出，使胸膛開展。頭隨左拳向左轉，目注視左手食指。（圖1-20）

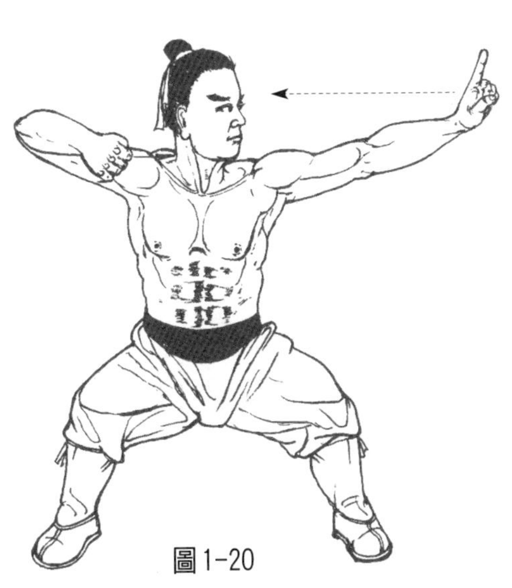
圖1-20

7. 聞「七」令：（馬勢右開弓。）

與「五」令相同。

（圖 1-21～圖 1-23）

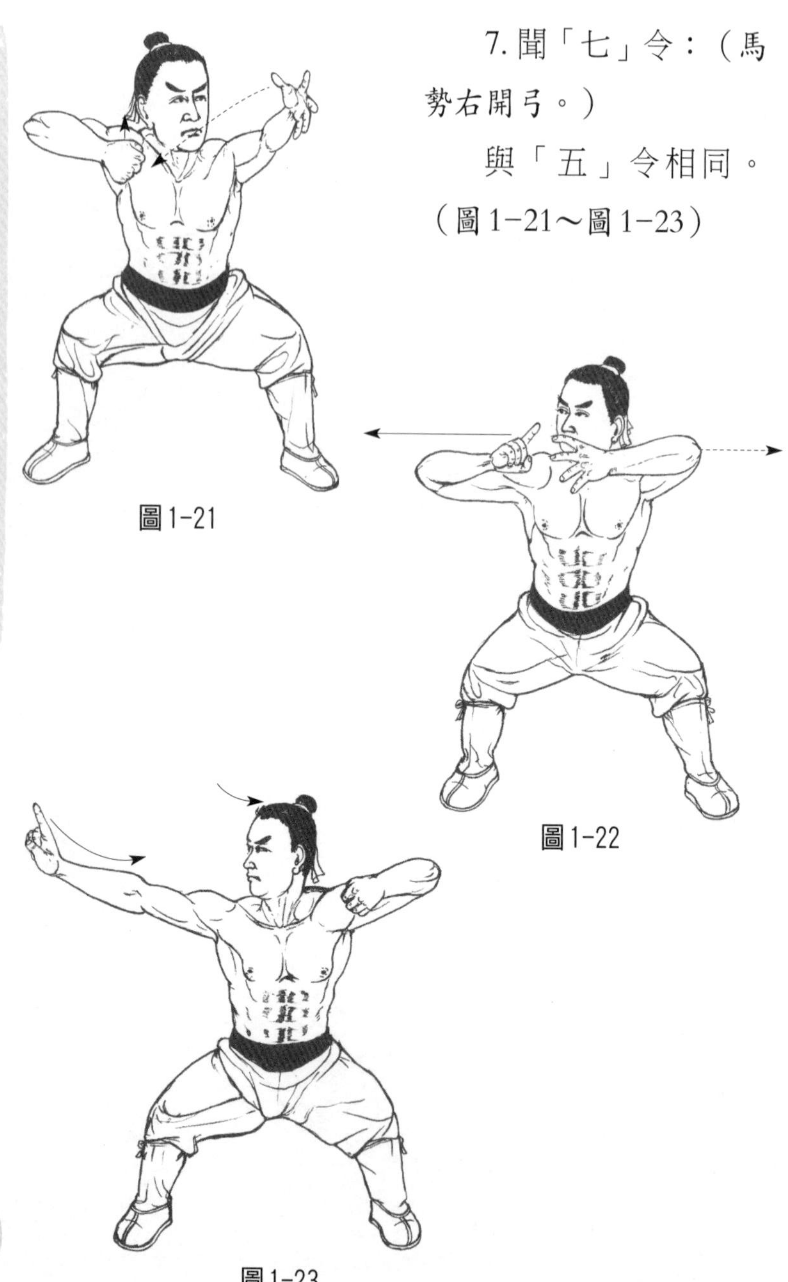

圖 1-21

圖 1-22

圖 1-23

8. 聞「八」令：（馬勢左開弓。）

與「四」令相同。（圖1-24～圖1-26）

以上是一八動作。

接下來做二八動作。

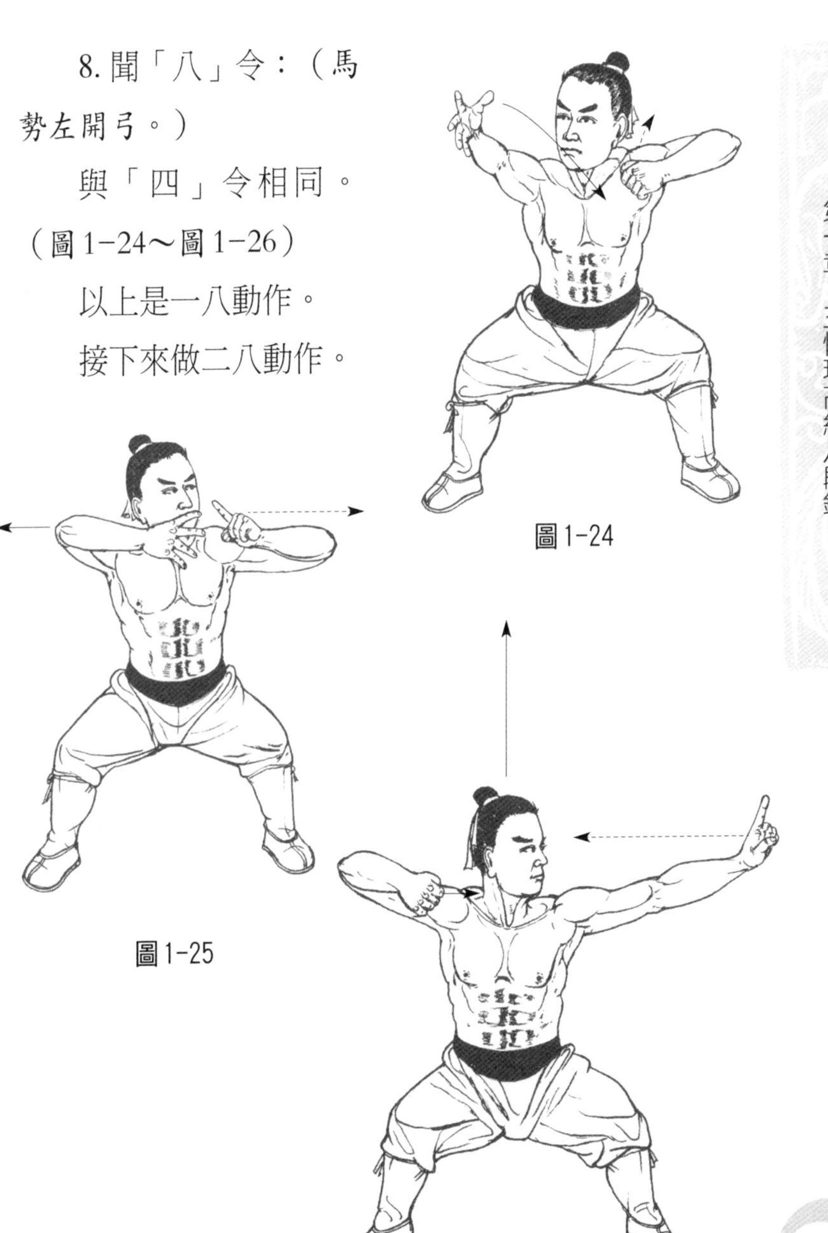

圖1-24

圖1-25

圖1-26

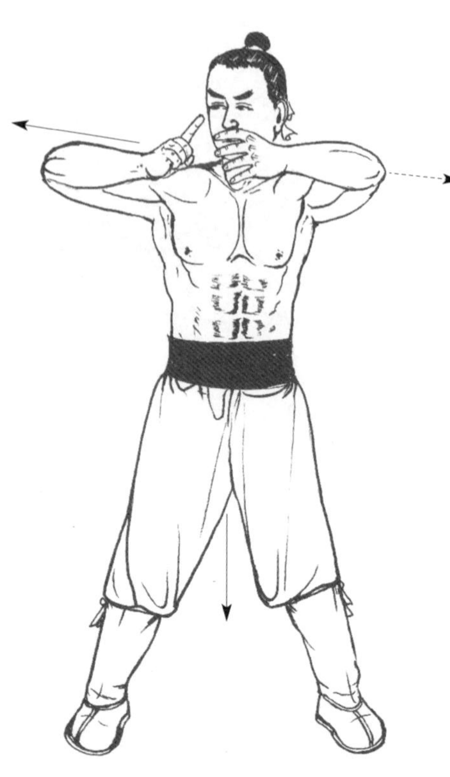
圖1-27

9. 聞「二」令：（大開立，右開弓的準備。）

兩膝伸直，將身起立。左拳五指張開，第一、第二兩指節彎曲，臂從左側經前方收回，大臂還復到左平舉的部位，小臂平屈在大臂前。右拳食指向上翹起，大拇指貼伏在中指上。頭略向前屈，目注視右手食指。（圖1-27）

10. 聞「二」令：（向右開弓，就還復原狀，膝屈伸一次。）

右拳拳心向右，從肩的平線上向右推出，臂也同時伸直，仿做推住弓背向右張開狀。左手握拳，拳背向前，臂肘儘量地向左挺出，使胸膛開展，仿做執住弓弦拉開弓勢。頭隨右拳向右轉，目注視右手食指。

兩腿屈到大腿將平，身體正直，像騎馬樣勢。（圖1-28）

隨即還復。（圖1-29）

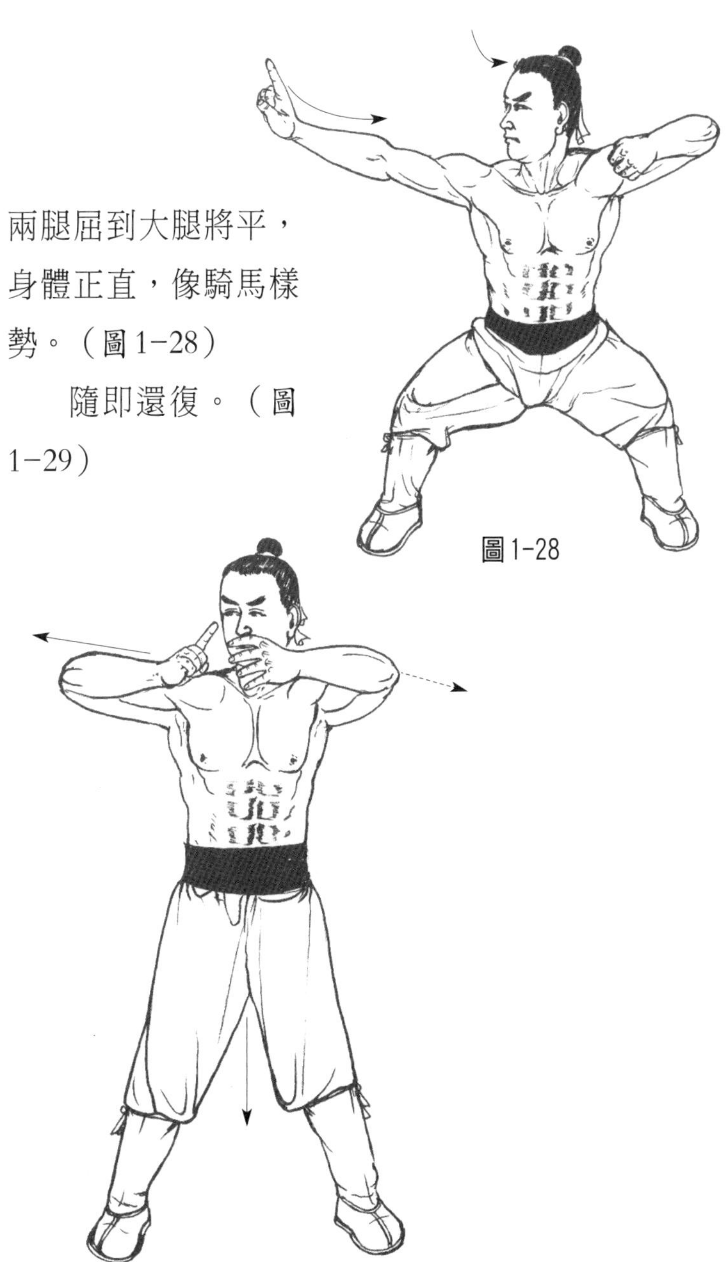

圖1-28

圖1-29

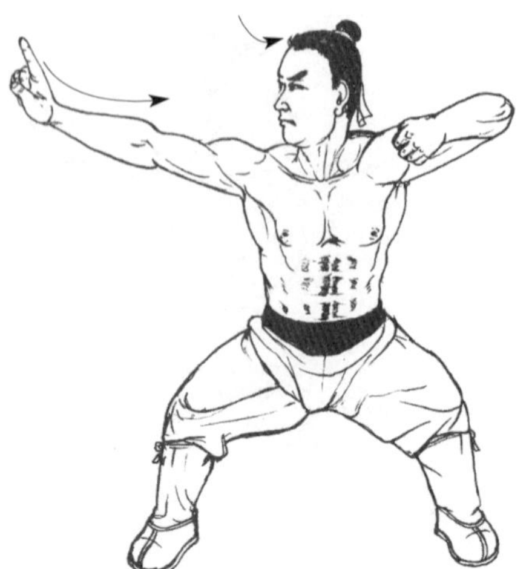

圖 1-30

11. 聞「三」令：（再做右開弓，就還復原狀，膝屈伸一次。）

即與本八第二動「二」令相同。（圖 1-30、圖 1-31）

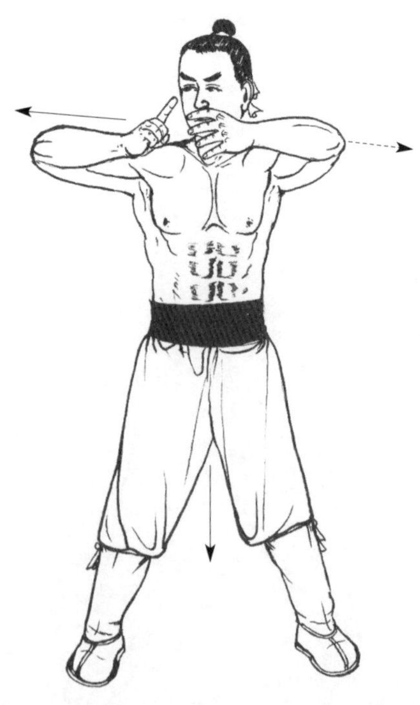

圖 1-31

12. 聞「四」令：（馬勢右開弓。）

與本八第二動「二」令相同，不過不還復到本八第一動「二」令的姿勢。仿做停騎開弓向右瞄準射箭狀。（圖1–32）

13. 聞「五」令：（馬勢左開弓。）

與一八「六」令相同。（圖1–33～圖1–35）

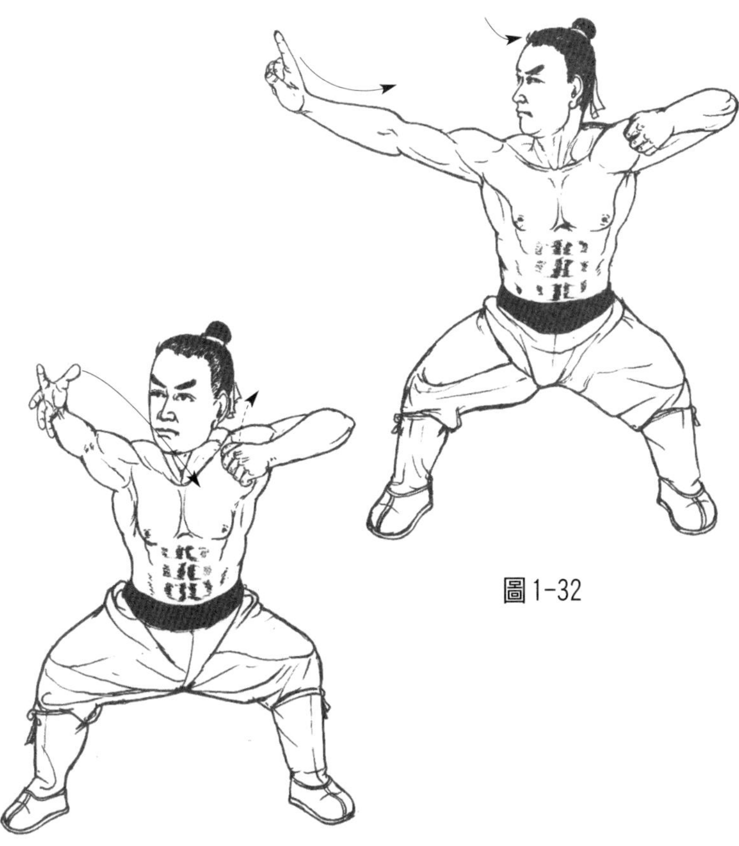

圖1–32

圖1–33

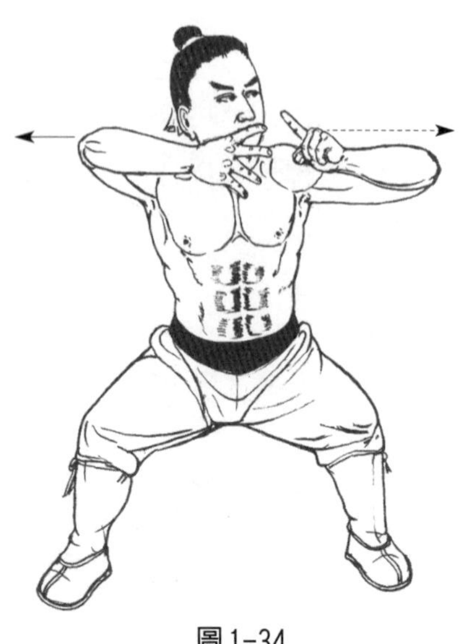

圖1-34

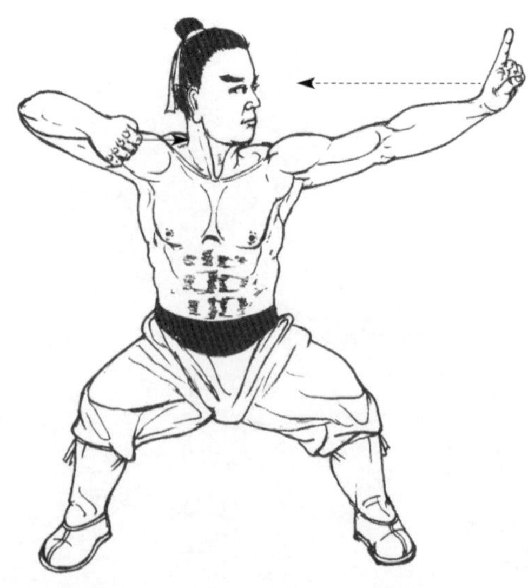

圖1-35

14. 聞「六」令：（馬勢右開弓）

與一八「五」令相同。（圖1-36～圖1-38）

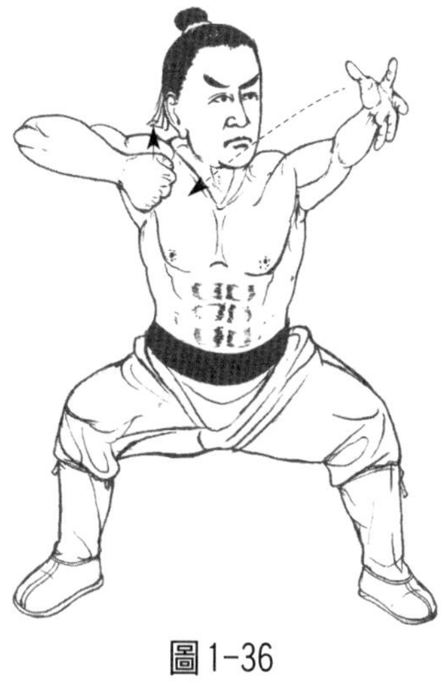

圖1-36

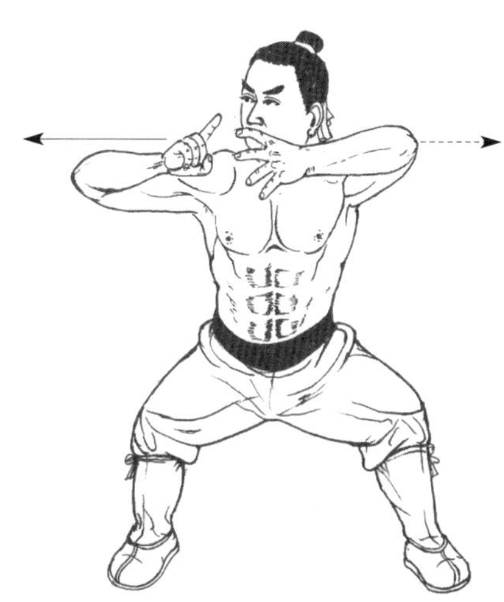

圖1-37

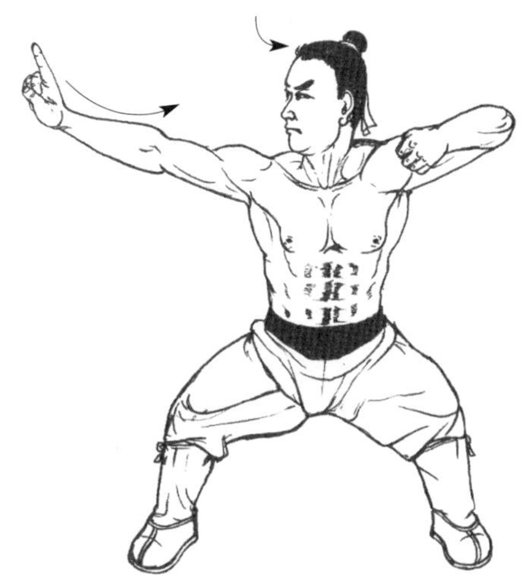

圖1-38

15. 聞「七」令：（馬勢左開弓。）

與一八「六」令相同。（圖1-39～圖1-41）

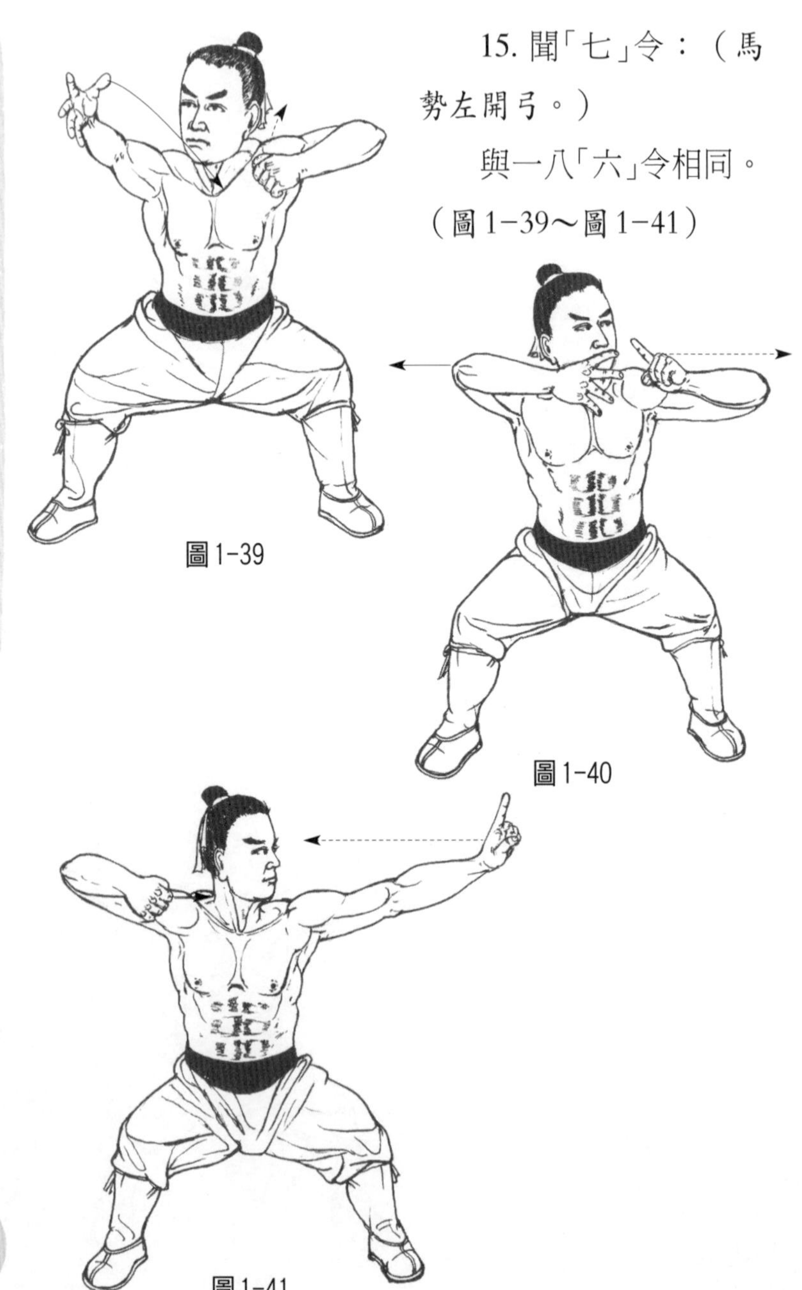

圖1-39

圖1-40

圖1-41

16. 聞「八」令：（馬勢右開弓。）

與一八「五」令相同。（圖 1-42～圖 1-44）

以上是二八動作。

如法左右再各行一次，就是三八與一八相同、四八與二八相同，完成四八動作。

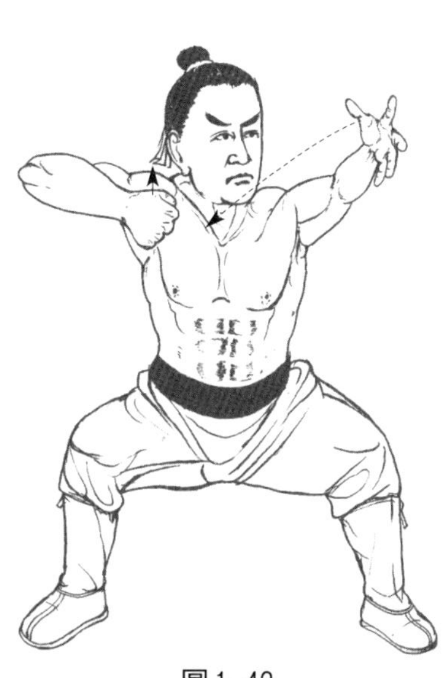

圖 1-42

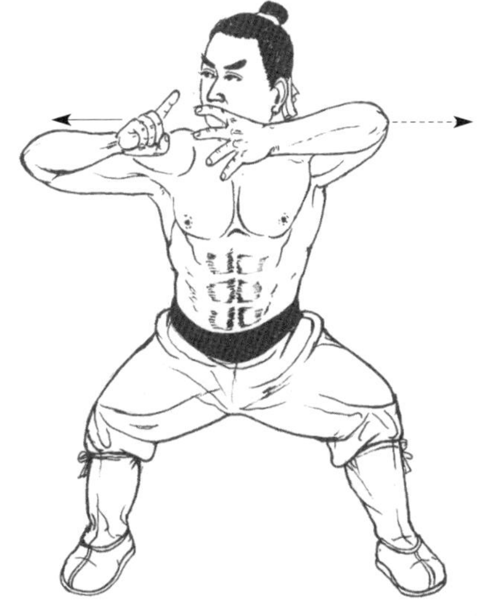

圖 1-43

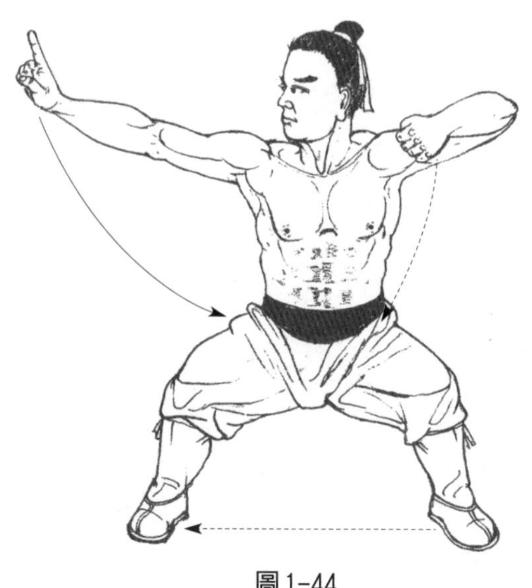

圖1-44

【要旨】

本段的術語，叫做「左右開弓似射雕」。學者在練習的時候，需要表演出這種情狀，模仿騎在馬背上，向左右兩旁開弓，瞄準射雕的一副神氣。所以本段不僅活動四肢與首胸背部的肌肉，就是心神方面，也在鍛鍊之列。

騎馬勢，在國術中叫做「坐馬勢」，又叫做「馬步」，這是北派國術的術語；南派國術中叫做「四平步」，又叫做「地盆」、「地盤」等；湘、蜀、黔、楚等處，叫做「站樁」。

騎馬勢，有一字騎馬勢、八字騎馬勢、介字騎馬勢（就是川字騎馬勢）的分別，是國術中最緊要練習的動作。本八段錦的騎馬勢，採用介字騎馬勢。因其姿勢端正，練習不難，且能免除平常兩膝蓋向外張開，和腳尖養成八字步走路的不良姿勢。

【矯正】

1. 騎馬勢的站法，兩腳向左右分開一大步。同站在一條線上，不可前後參差。腳的中趾尖正對前方，腳跟正對後方。兩腳的距離，比較胸膛闊上一倍，大約在二尺多一些，看人的身材高矮，略有出入。要知道它闊狹的正確，可用兩臂平屈在肩前，十指相間組握，肘尖與膝蓋合成一長方形的四點角。大腿下屈，不宜過低，也不宜過高，它的高低標準，從臀部到腳跟成一九十度的直角；或者，臀部與膝彎成水平線，膝蓋與腳尖成一垂直，切勿傾出腳尖線外。

2. 左手五指張開，用力彎曲第一、第二兩指節，像抓握鐵球的模樣，仿做拉住弓弦，然後手指用力屈握成拳，左臂肘尖向左方儘量頂去，仿做握緊弓弦引張滿月勢。右手食指（俗名叫做指人指頭）翹起，指尖向上，餘指屈握做拳，大拇指貼在中指第二指節而上，向右推出時，須依照肩膀的水平線，拳掌移向正右方，臂肘先引向後，然後緩緩地伸直，脈部向下，仿做推弓背向右張開滿月勢，食指翹起，與小臂成一九十度的直角。目先注視左手握拳，次注視右手食指。右臂拳向右推出，左臂肘向左頂出，使胸膛開展。背脊正直，肩勿向前傾出，呼吸照常，切忌將氣閉緊。

3. 右手五指先在右方盡力張開，從右經前方，依照肩膀的平線上收回，平屈在胸前，掌心向內；先彎曲第一、第二兩指節，再用力抓握成拳，臂肘向右側頂去，仿做拉住弓弦引張滿月勢。同時，左手食指翹起，從肩膀的平線向左推出。

【注意】

學者初練本段，亦先將騎馬勢的姿勢，練到正確之後，方可兼行左右開弓的動作；否則，同時練習，困難較多。或者每至「四」、「八」，膝伸直立起，兩臂下垂休息；至「五」，做騎馬勢，向左開弓行之。

初練騎馬勢的法則，分述於下：

1. 將身站在壁前一步的地位上，兩腳分開，屈膝作騎馬勢。頭肩背臀各部，都倚靠在牆壁上；或者肩背靠在書桌邊沿，借作支持。

2. 站在座椅前一步的地位上，將尾骨部分坐在椅邊沿，兩膝屈做騎馬勢。

以上兩法，習練數月，腿力增加，便能逐漸離開支持物，獨立地做騎馬勢。

3. 大腿稍為向下屈一些，照本八段錦的騎馬勢，減少屈一半，叫做「半騎馬勢」。此法習練有久，兩腿逐漸向下屈到正勢的騎馬勢了。

三、第三段錦：調理脾胃單舉手

【術語】

「調理脾胃單舉手」。

國醫方亮臣先生按：脾胃為消化器，且脾又能製造紅血球，胃在體內蠕動，磨化食物。單舉手動作，係伸縮脅肋、腰際肌肉，從而促進胃壁之蠕動，增加消化之效率。

【口令】

「調理脾胃單舉手——。」

「一、二、三、四、五、六、七、八。」

「二、二、三、四、五、六、七、八。」

「三、二、三、四、五、六、七、八。」

「四、二、三、四、五、六、七、八。」

【練法】

聞「調理脾胃單舉手——」令：（臂下垂，彎腕，立正。）

承上一段錦末一動「八」令的姿勢。身體起立，兩腳跳攏，膝直腿併，立正。兩臂垂在身體兩旁，手

指併緊，指尖翹起向前，與小臂成一九十度的直角，掌心向下，大拇指貼伏在大腿旁，小指邊向側方。（圖1-45）

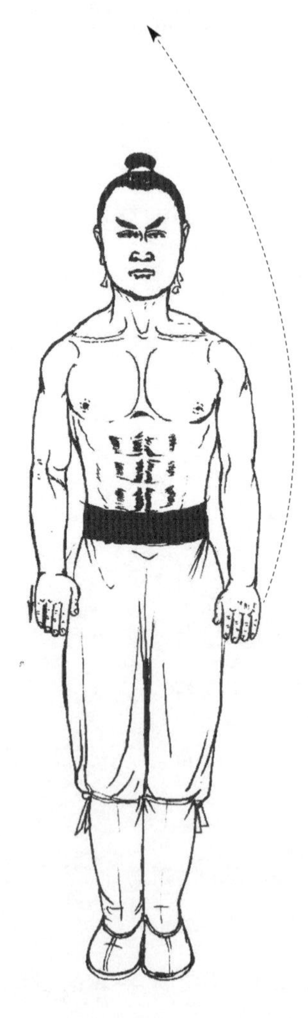

圖1-45

1. 聞「一」令：（左臂上舉。）

左臂從左旁向上高舉，五指併緊，指尖向右。右臂不動，仍垂在身體的右旁。（圖 1-46）

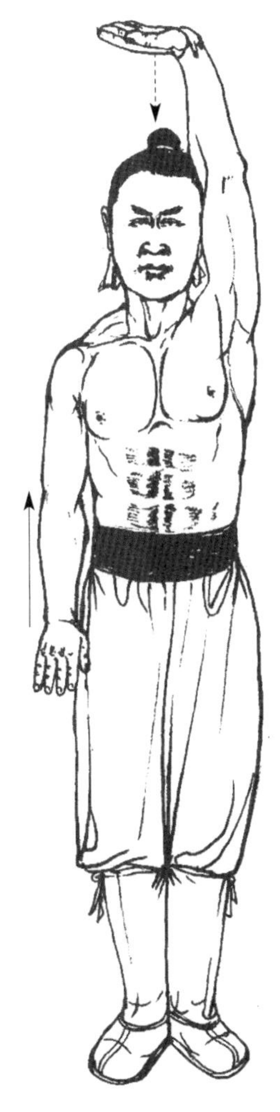

圖 1-46

2. 聞「二」令：（臂屈伸一次。）

兩手指尖與掌心仍舊保持原狀。兩臂肘引向側屈，左臂屈到手背貼近頭頂，右臂屈到手背貼近脅下。（圖1-47）

隨即兩臂挺直。（圖1-48）

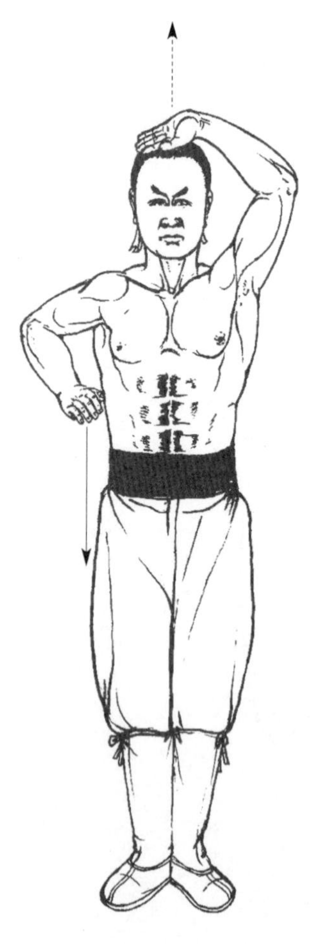

圖1-47

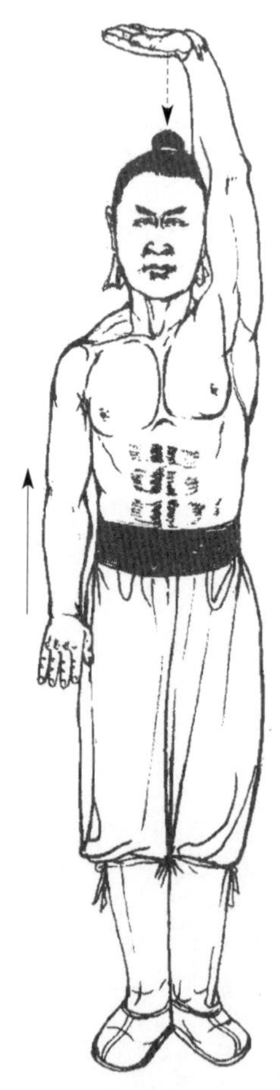

圖1-48

3. 聞「三」「四」令：（臂再屈伸二次。）

與「二」令相同。（圖1–49、圖1–50）

連做兩次。

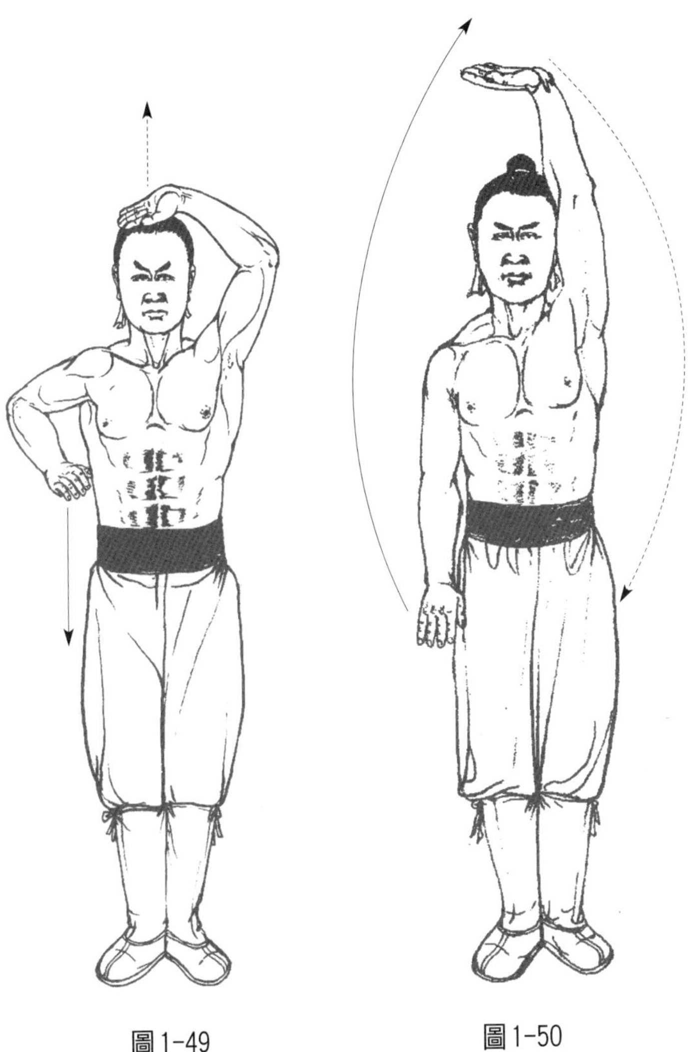

圖1–49　　圖1–50

4. 聞「五」令：（臂交換上舉下垂。）

左臂從左旁下垂，掌心向下，指尖向前，大拇指緊貼在左大腿旁。同時，右臂從右旁向上高舉，掌心向上，指尖向左。（圖 1–51）

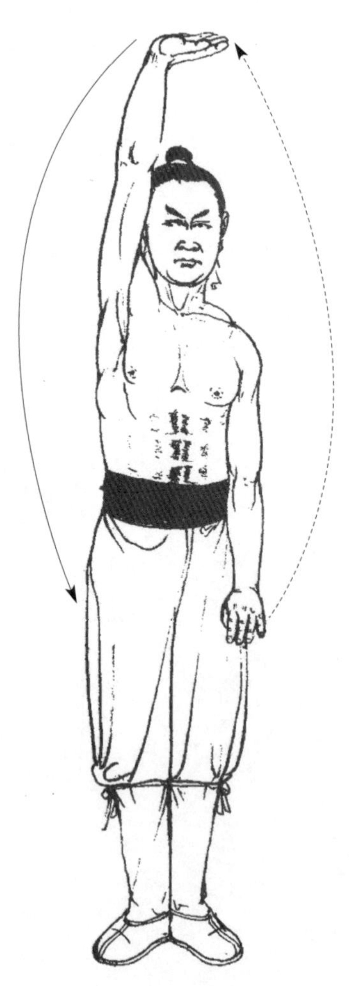

圖1–51

5. 聞「六」令：（左臂上舉，右臂下垂。）

右臂從左旁下垂，掌心向下，指尖向前，大拇指貼在右大腿旁。同時，左臂從左方向上高舉，掌心向上，指尖向右。（圖 1-52）

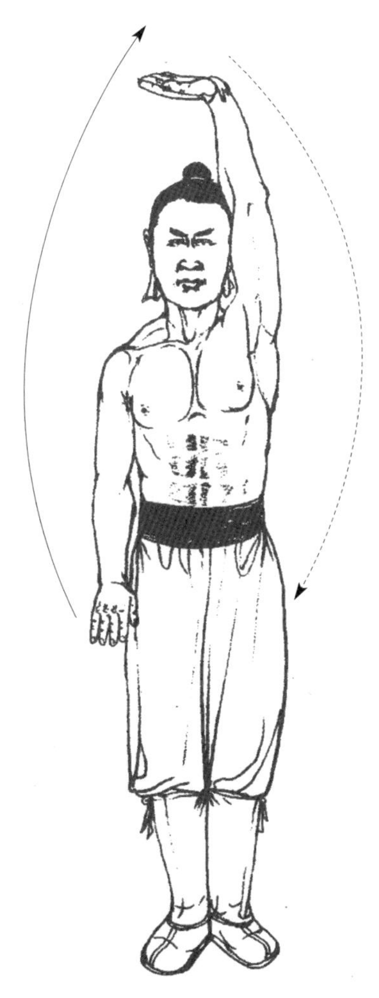

圖1-52

6. 聞「七」令：（右臂上舉，左臂下垂。）與「五」令相同。（圖1-53、圖1-54）

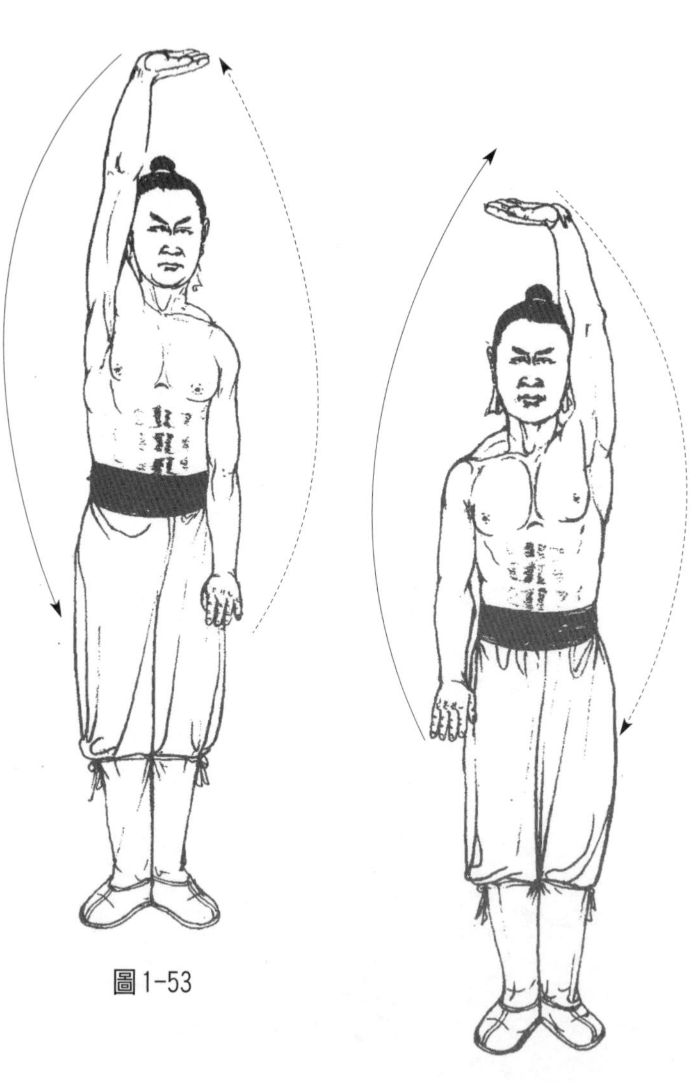

圖1-53

圖1-54

7. 聞「八」令：（左臂上舉，右臂下垂。）

與「六」令相同。（圖1-55、圖1-56）

以上是一八動作做完。

接下來做二八動作。

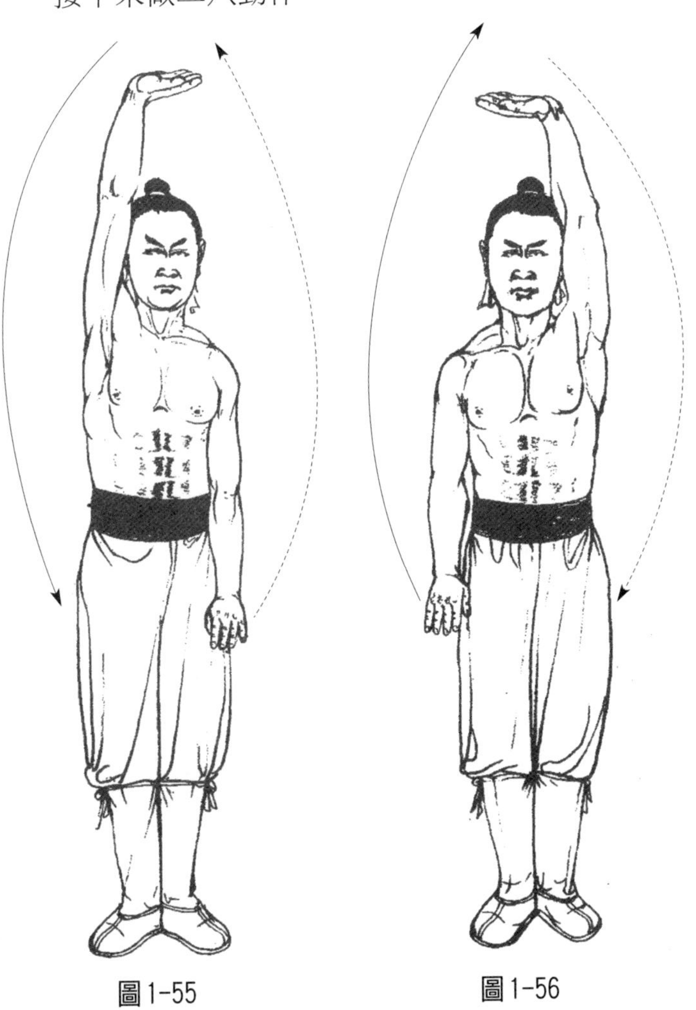

圖1-55　　圖1-56

8. 聞「二」令：（右臂上舉，左臂下垂。）與一八「五」令相同。（圖1-57、圖1-58）

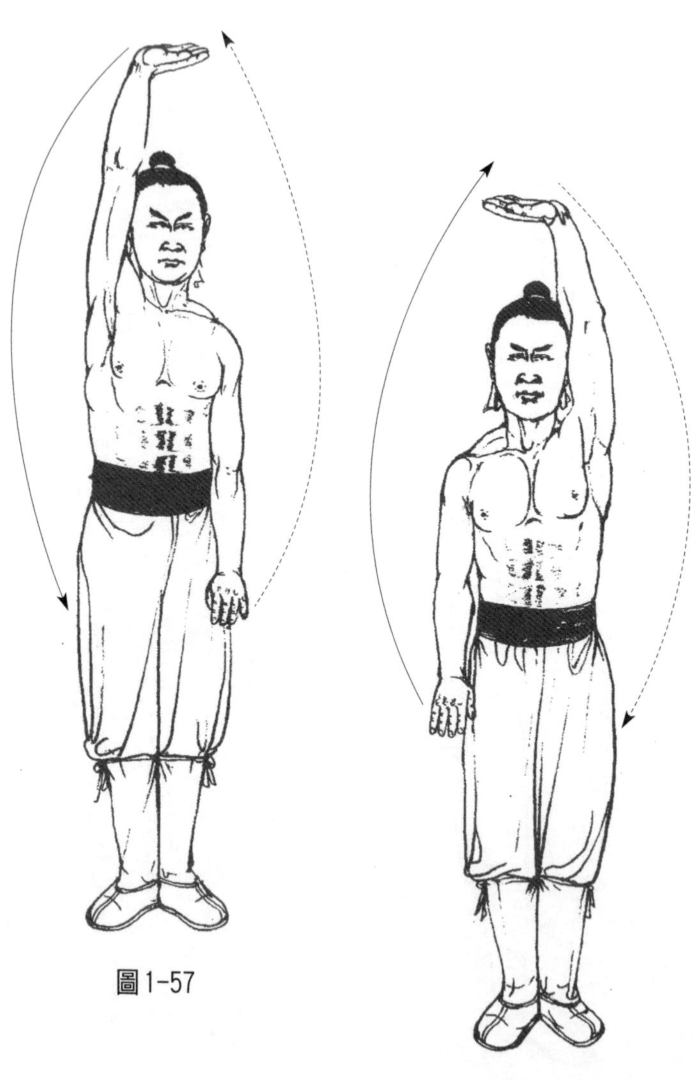

圖1-57

圖1-58

9. 聞「二」令：（臂屈伸一次。）

兩手指尖與掌心仍舊保持原狀，兩臂肘引向側屈，右臂屈到手背貼近頭頂，左臂屈到手背貼近脅下。（圖1–59、圖1–60）

隨即兩臂上下挺直，還復到圖1–59勢。

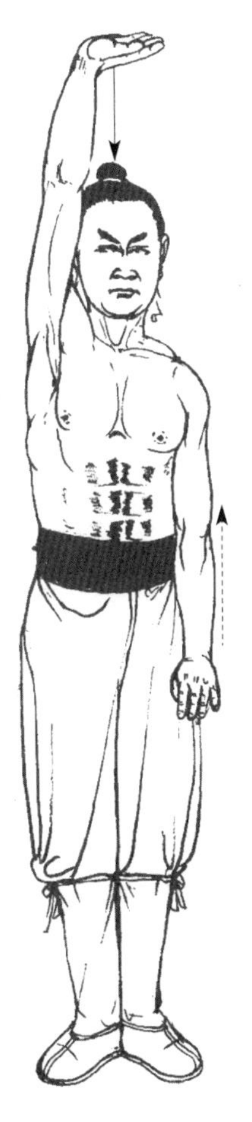

圖1–59

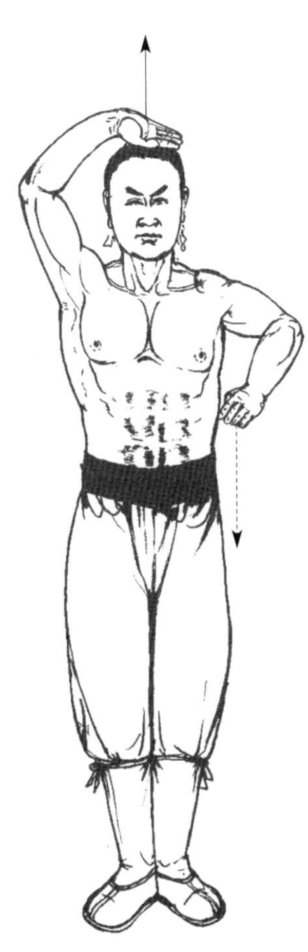

圖1–60

10. 聞「三」「四」令：（臂再屈伸一次。）

與上一動作「二」令相同。（圖 1-61、圖 1-62）

連做兩次。

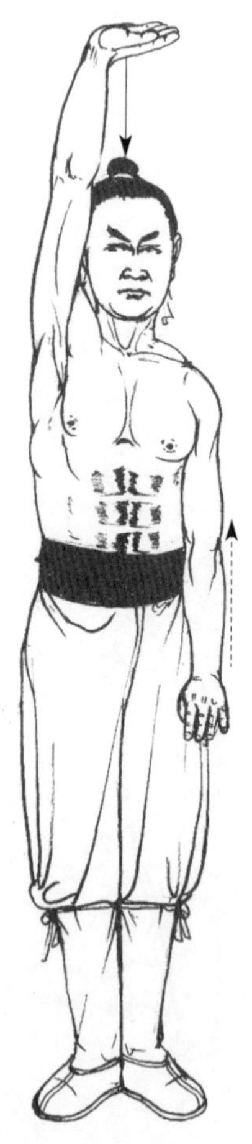

圖1-61

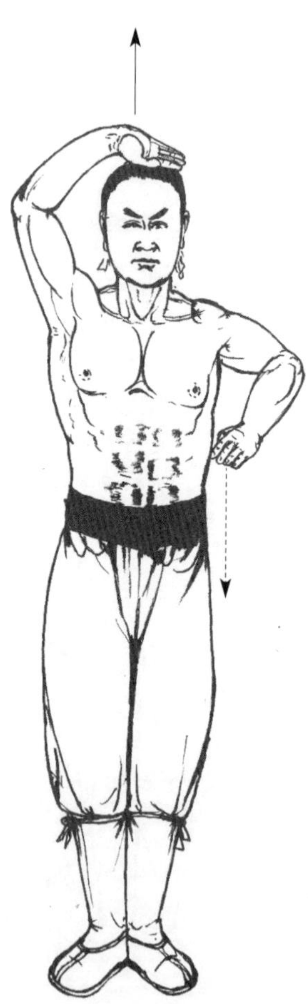

圖1-62

11. 聞「五」令：（臂交換上舉下垂。）

右臂從右旁下垂，掌心向下，指尖向前，大拇指緊貼在右大腿旁。同時，左臂從左旁向上高舉，掌心向上，指尖向右。（圖1-63、圖1-64）

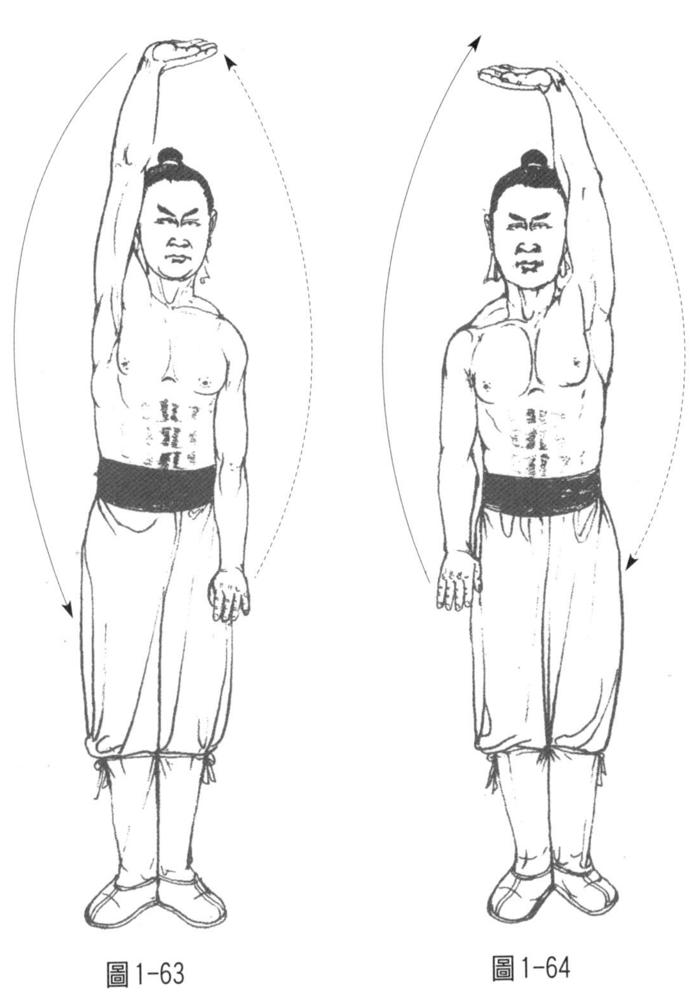

圖1-63　　圖1-64

12. 聞「六」令：（右臂上舉，左臂下垂。）

與一八「五」令相同。（圖1-65、圖1-66）

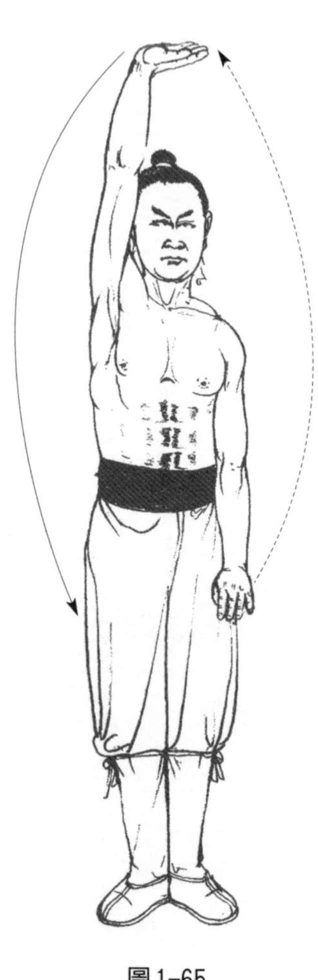

圖1-65

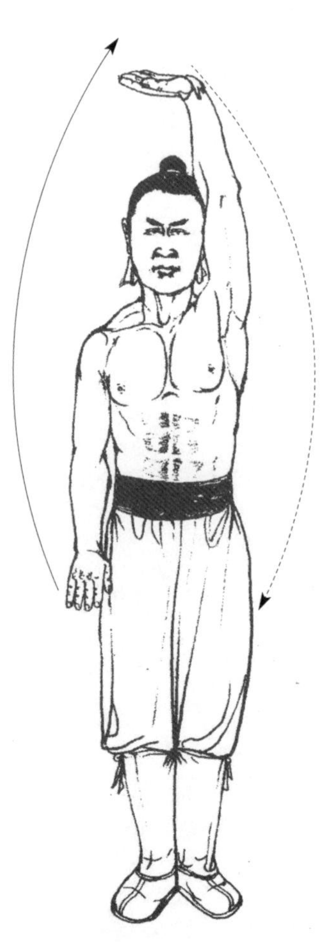

圖1-66

13. 聞「七」令：（左臂上舉，右臂下垂。）與「五」令相同。（圖1-67、圖1-68）

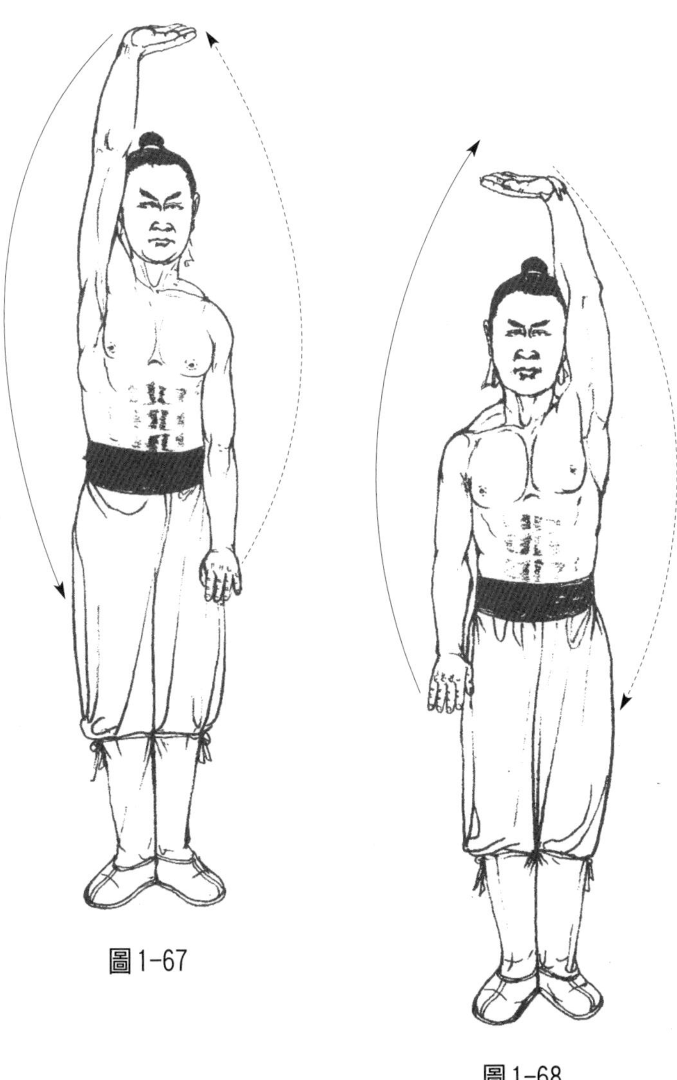

圖1-67

圖1-68

14. 聞「八」令：（右臂上舉，左臂下垂。）

與一八「五」令相同。（圖1–69、圖1–70）

以上是第二八動作完成。

如法左右再各行一次，就是三八與一八相同、四八與二八相同，完成四八動作。

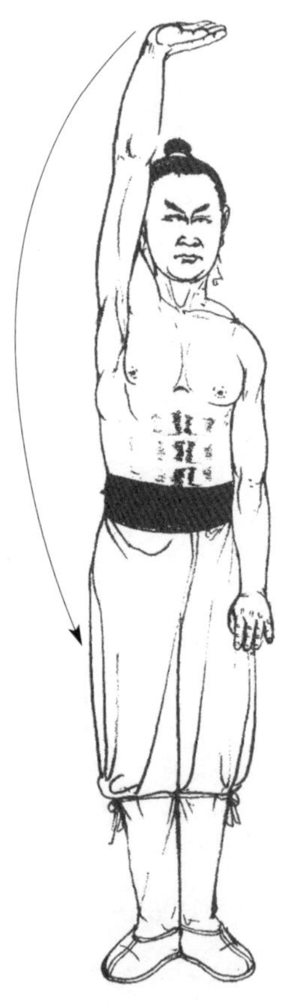

圖1–69

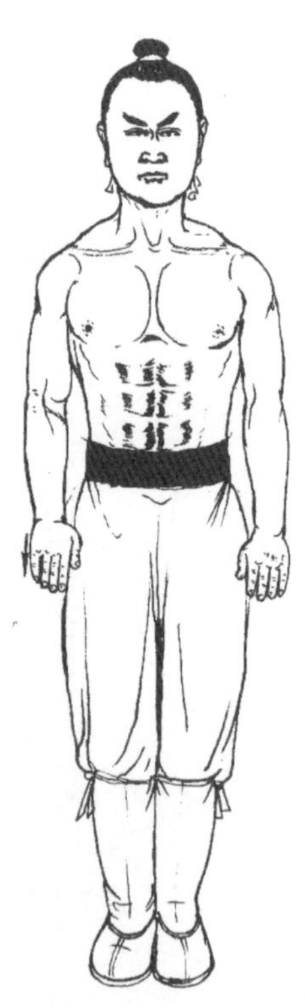

圖1–70

【要旨】

本段主要運動，在肩、背、腕、脅諸關節。功效是調理脾胃，增強消化機能。

【矯正】

一臂舉起，一臂下垂，快慢須要調勻。肩正背直，胸部挺出。兩臂上下交換時，掌心正向側方，臂肘用力挺直，指尖與小臂始終成一九十度的直角，頭與肩切勿隨臂擺搖。在上之臂，掌心向上，像托住天的一般；下垂之臂，掌心向下，像按住地的一般。

【注意】

學者初練本段，先從右臂上舉與下垂，次換左臂上舉與下垂。

純熟後，照法習練。因為初練兩臂上下交換，容易使身體搖擺。

四、第四段錦：五勞七傷望後瞧

【術語】

「五勞七傷望後瞧」。

國醫方亮臣先生按：五勞七傷，即五臟之勞，七情之傷。其說始於《巢氏病源》，即虛勞是也。虛勞之因，由氣血耗竭而然。大凡養氣血者，莫貴養神。望後瞧動作在目，目乃精神之會，如是神不游移，氣血得養。

【口令】

「五勞七傷望後——瞧。」

「一、二、三、四、五、六、七、八。」

「二、二、三、四、五、六、七、八。」

「三、二、三、四、五、六、七、八。」

「四、二、三、四、五、六、七、八。」

【練法】

聞「五勞七傷望——瞧」令：（立正姿勢。）

承上一段錦末一動「八」令的姿勢，兩臂從兩旁下垂，兩手掌心伏在兩大腿旁，還復預備姿勢。（圖 1–71）

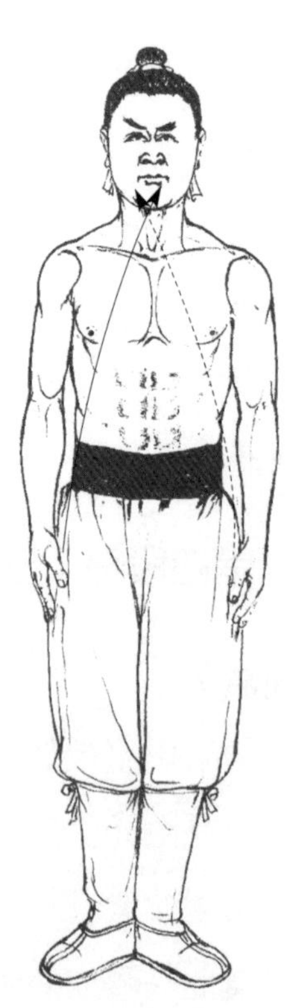

圖1–71

1. 聞「一」令：（上體左轉，左腳側出，兩臂掌前後平撐。）

兩臂屈在胸旁，右手掌心正對面部，相距尺許，像照鏡子模樣。左手掌在右手背的外面，相距寸許。兩手成交叉形。（圖1−72）

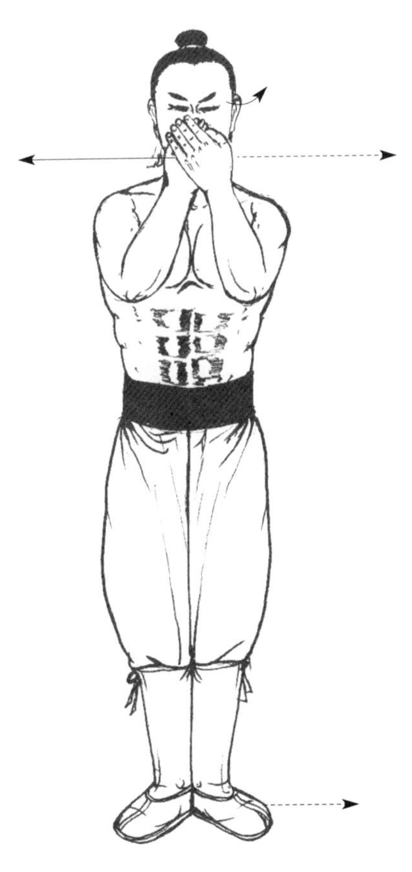

圖1−72

左腳向左側分開一步，兩腳的距離與肩等闊。上體轉向左方，左手豎掌（彎腕使指尖向上，與小臂成一九十度的角形），從左肩的平線上，劃平面形向後推出；右手豎掌向前推出，兩臂前後平舉。頭隨左掌向左轉，目注視左手背。（圖1－73）

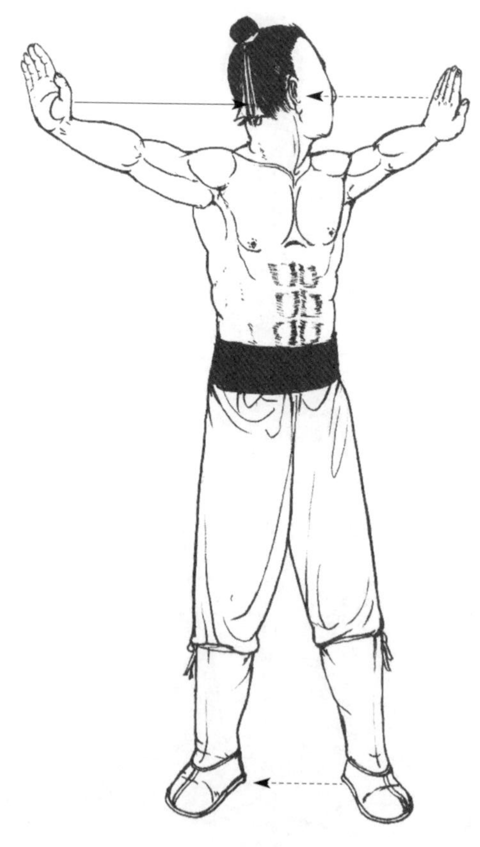

圖1-73

2. 聞「二」令:（上體復正，腳收回，兩掌交叉面前。）

左腳收回靠近，上體及頭復正。右手掌從前方收回到面前。左手掌經左方劃平面形，從前收回到右手背前，臂肘屈。兩手交叉在面前。目注視右掌心。（圖 1–74）

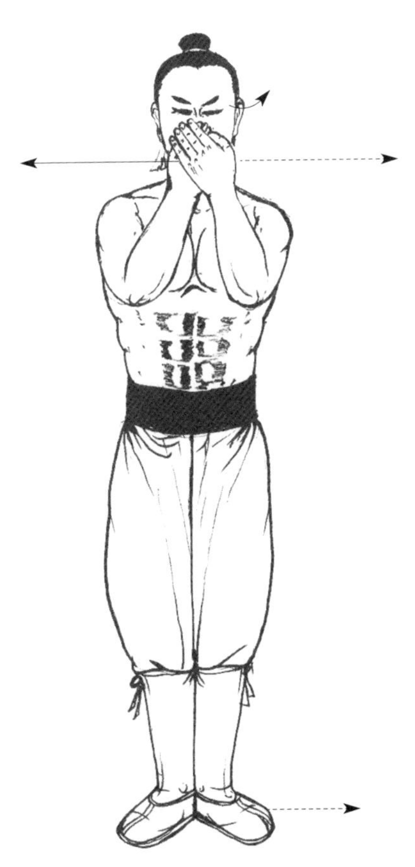

圖 1–74

3. 聞「三」令：（上體左轉，左腳側出，兩臂掌前後平撐。）

與「一」令相同。（圖1-75）

4. 聞「四」令：（上體復正，腳收回，兩掌交叉面前。）

與「二」令相同。（圖1-76）

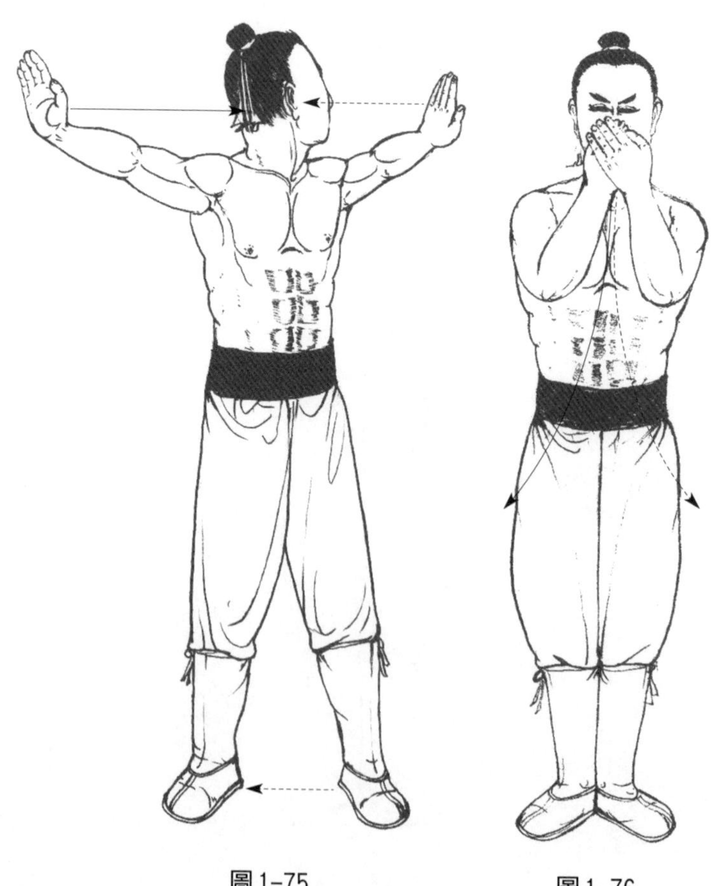

圖1-75　　圖1-76

5. 聞「五」令：（立正，頭左轉挺胸。）

兩臂下垂，兩手掌心緊貼在兩大腿旁，兩肩引向後，胸部挺出。頭慢慢地儘量轉向左方，目視後方。（圖1–77、圖3–78）

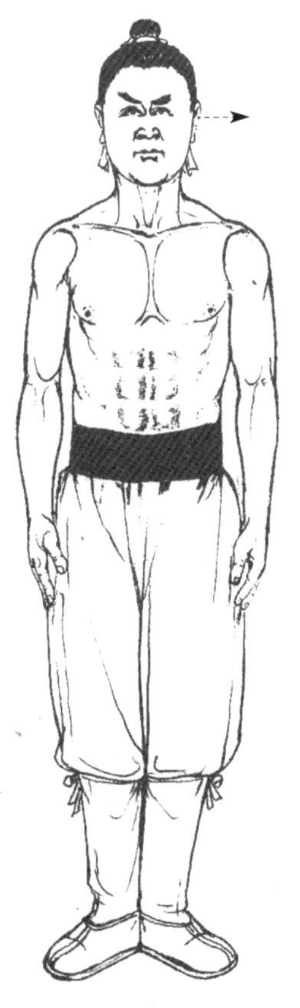

圖1–77

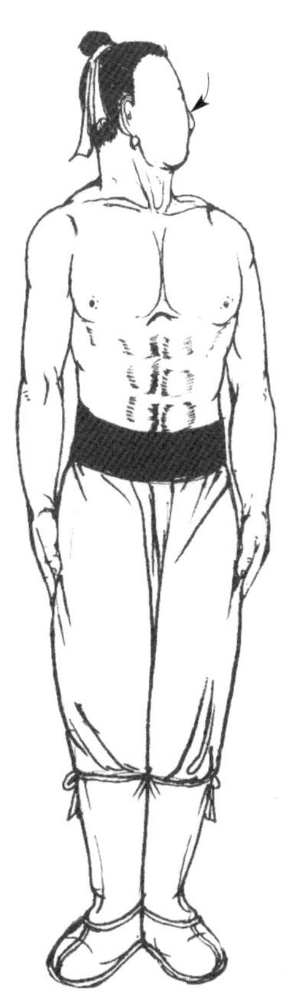

圖1–78

6. 聞「六」令：（頭與胸復正。）

兩肩與胸還復原狀，頭轉向前，目隨注視前方，還復立正姿勢。（圖 1–79）

7. 聞「七」令：（頭右轉，挺胸。）

兩肩引向後，胸部挺出，頭慢慢地儘量轉向右方，目注視後方。（圖 1–80）

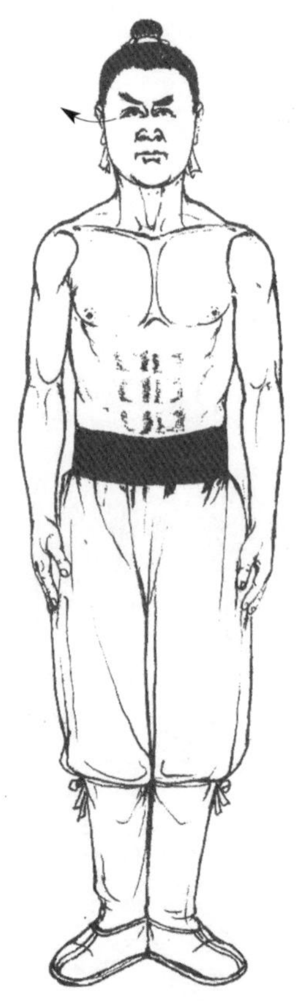

圖 1–79

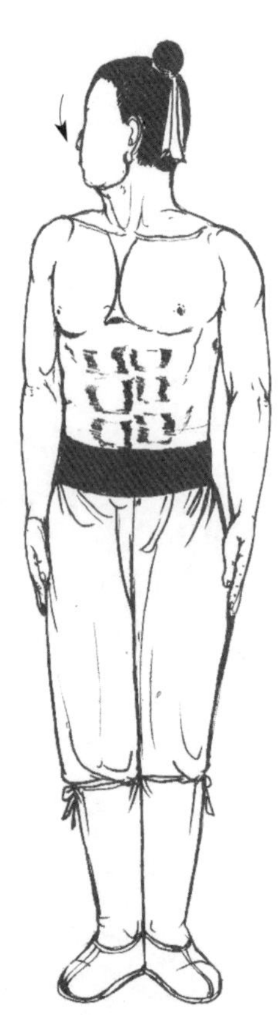

圖 1–80

8. 聞「八」令：（頭與胸復正。）

兩肩與腹胸還復立正姿勢。（圖1-81）

以上是一八動作完。

接下來做二八動作。

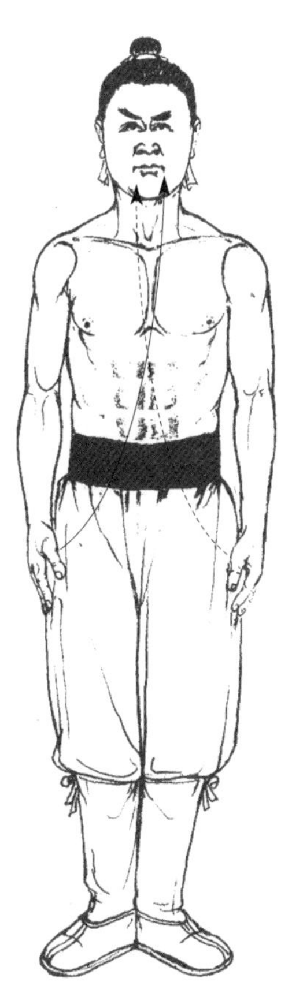

圖1-81

9. 聞「二」令：（上體右轉，右腳側出，兩臂掌前後平撐。）

兩臂屈在胸旁，左手掌心正對面部，相距尺許，像照鏡子模樣。右手掌在左手背的外面，相距寸許。兩手成交叉形。（圖 1–82）

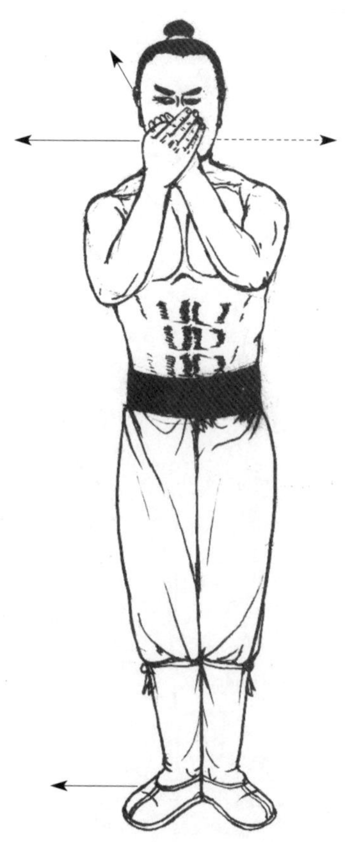

圖 1–82

然後，右腳向右側分開一步，兩腳的距離與肩等寬。上體向右轉，右手豎掌從右肩的平線上，劃平面形向後方推出；左手豎掌向前推出，兩臂前後平舉。頭向右轉，目注視右手背。（圖1-83）

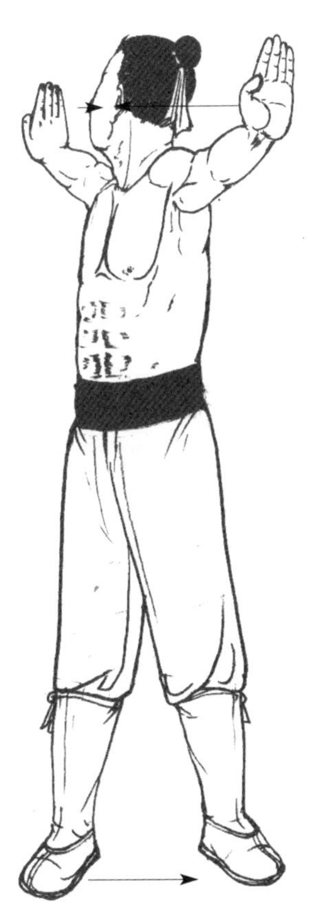

圖1-83

10. 聞「二」令：（上體復正，右腳收回，兩掌交叉面前。）

右腳收回靠近，上體及頭復正。左手掌從前方收回到面前。右手掌經右方劃平面形，從前收回到左手背前，臂肘屈。兩手交叉在面前。目注視左掌心。（圖1–84）

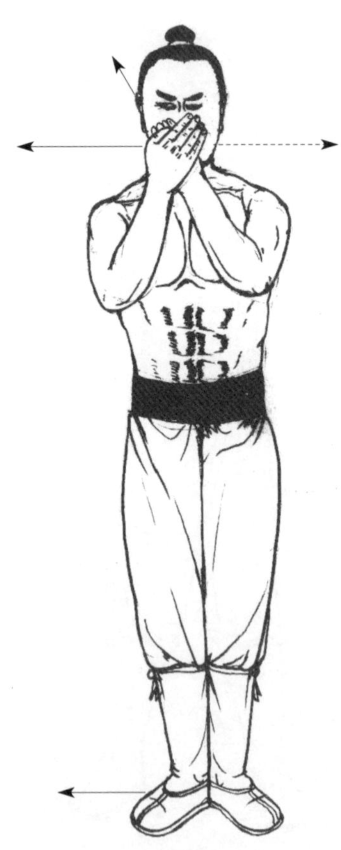

圖1–84

11. 聞「三」令:（上體右轉，右腳側出，兩臂掌前後平撐。）

與本八第一動「二」令相同。（圖 1-85）

12. 聞「四」令：（上體復正，右腳收回，兩掌交叉面前。）

與本八第二動「二」令相同。（圖 1-86）

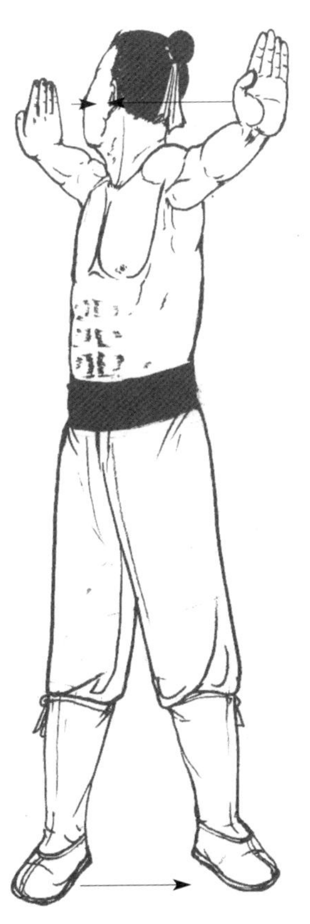

圖 1-85

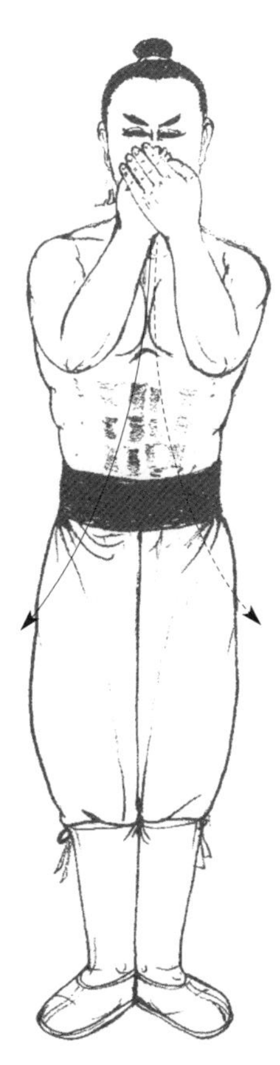

圖 1-86

13. 聞「五」令：（立正，頭右轉，挺胸。）

兩臂下垂，兩手掌心緊貼在兩大腿旁，兩肩引向後，胸部挺出。頭慢慢地儘量轉向右方，目注視後方。（圖1−87、圖1−88）

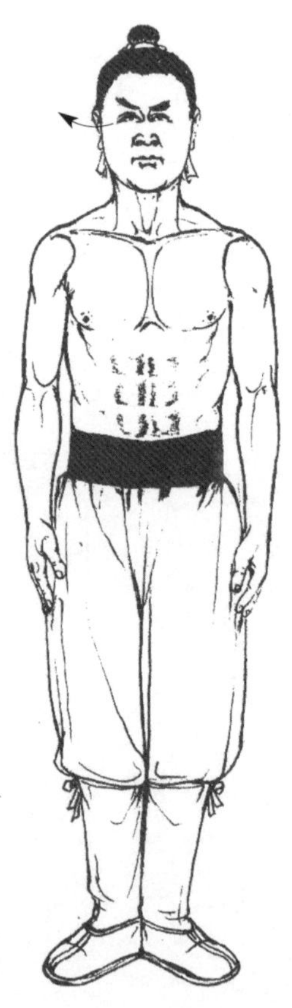

圖1−87

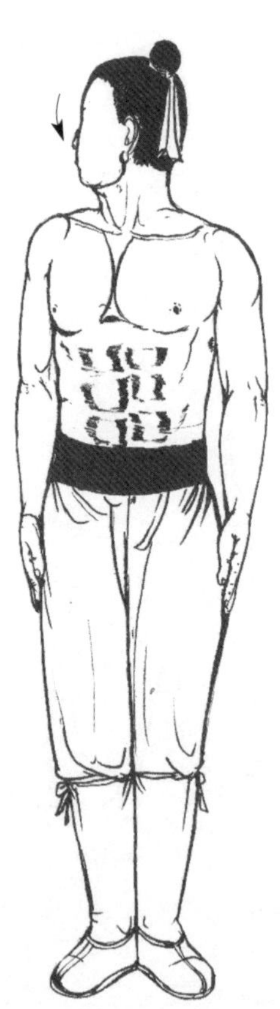

圖1−88

14. 聞「六」令：（頭與胸復正。）

兩肩與頭胸還復立正姿勢。（圖1-89）

15. 聞「七」令：（頭左轉，挺胸。）

兩肩引向後，胸部挺出。頭慢慢地儘量轉向左方，目注視後方。（圖1-90）

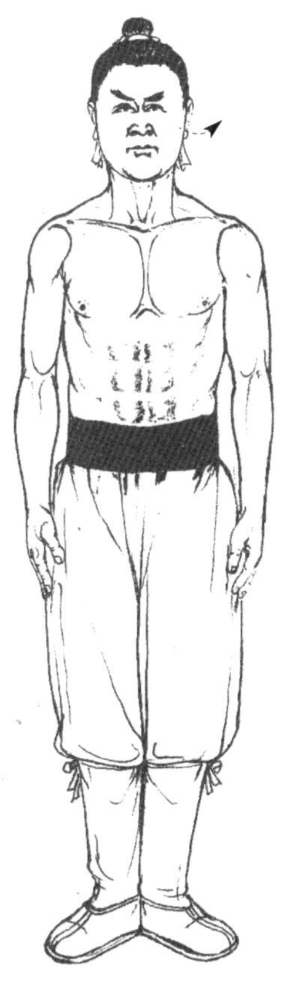

圖1-89

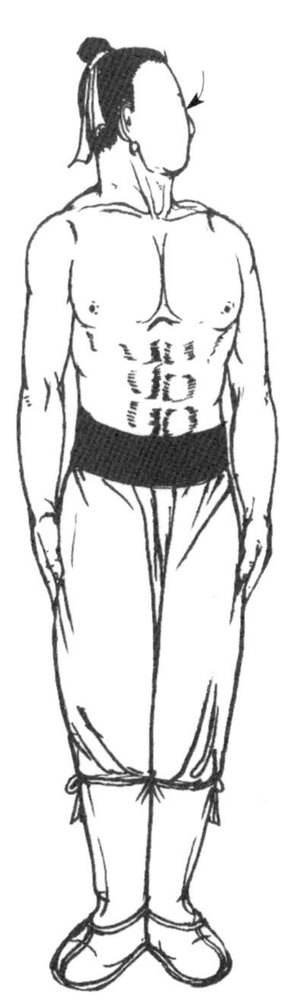

圖1-90

16. 聞「八」令：（頭與胸復正。）

兩肩與頭胸還復立正姿勢。（圖 1-91）

以上是二八動作完。

如法左右各行一次，就是三八與一八相同、四八與二八相同，完成四八動作。

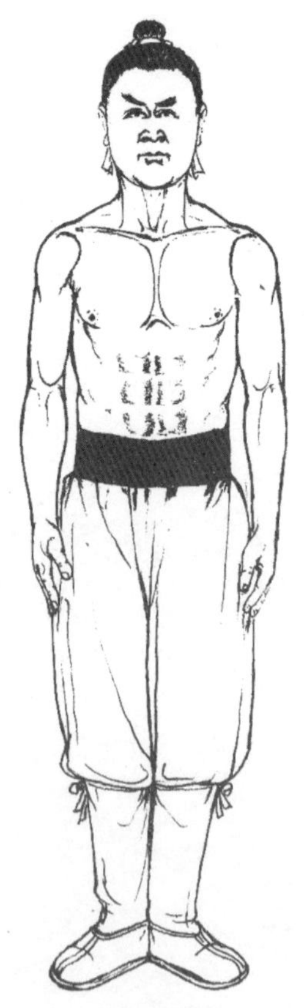

圖 1-91

【要旨】

本段是頭和胸的運動。

大凡人們伏案辦公，或者久坐看書的時候，頭部一定傾向前方，胸廓因之壓迫，背脊彎曲。若不拿運動來矯正這種弊病，久後呼吸量會減小，消化力變衰弱，疾病容易發生。本段運動的功效，就是能夠矯正以上所說的弊病。

【矯正】

頭部向左右旋轉的度數，越向後越好。兩臂要挺直，手掌要緊貼在大腿旁，避免頭向側轉時，牽動相反方向的肩膀，傾出前方。頭頸須要挺直。

【注意】

頭部旋轉宜用柔勁，慢慢地儘量旋轉；切不可用猛力急動，慎防頭眩。

五、第五段錦：搖頭擺尾去心火

【術語】

「搖頭擺尾去心火」。

國醫方亮臣先生按：心火為神經興奮之代名詞，以曩時腦之功用不彰。凡一切智慧意識，統屬於心。搖頭擺尾動作，為神經系之運動，功能鎮定神經，是即去心火之說也。

【口令】

「搖頭擺尾去心火——。」

「一、二、三、四、五、六、七、八。」

「二、二、三、四、五、六、七、八。」

「三、二、三、四、五、六、七、八。」

「四、二、三、四、五、六、七、八。」

【練法】

聞「搖頭擺尾去心火——」令：（閉趾。）

兩腳尖併緊。（圖1-92）

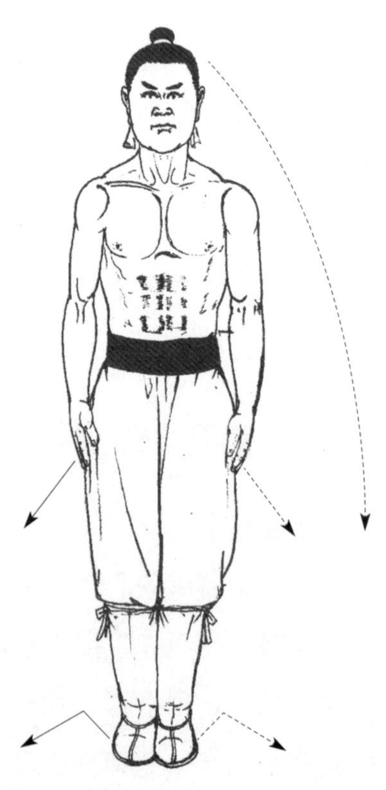
圖1-92

1. 聞「一」令：（馬勢，手撐膝，上體左屈。）

兩腳向左右跳開一大步，兩膝屈做騎馬勢。兩手叉在兩膝蓋上，虎口向內，左臂屈，肘尖向左下壓；右臂挺直。上體及頭向

左深屈，臀部略向右擺。（圖 1–93）

2. 聞「二」令：（**上體在左屈的部位上擺動。**）

兩腿不動，仍做騎馬勢。左臂肘用力向左下擺動，右臂用力推動。上體及頭同時向左下擺動，臀部向右擺動。（圖 1–94）

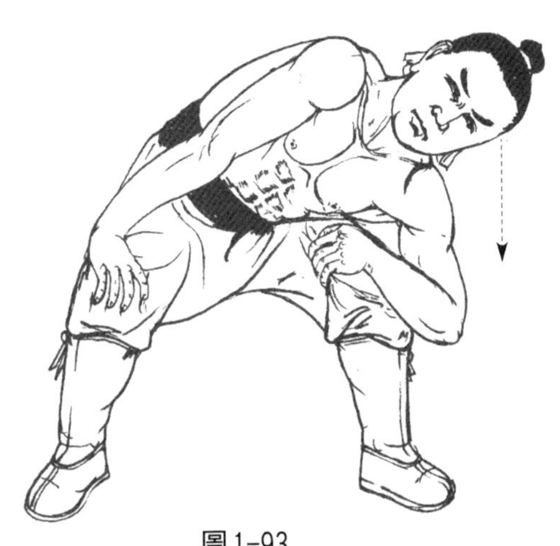

圖 1–93

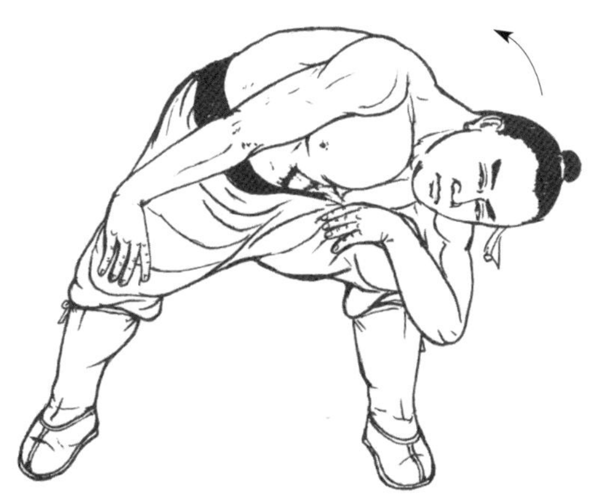

圖 1–94

隨即，還復成圖1–95。

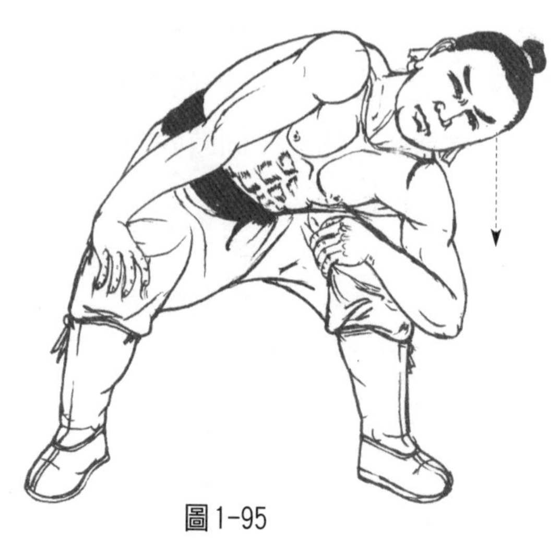

圖1–95

3. 聞「三」「四」令：(上體再向左下擺動兩次。)

與「二」令相同。（圖1–96、圖1–97）

再做兩次。

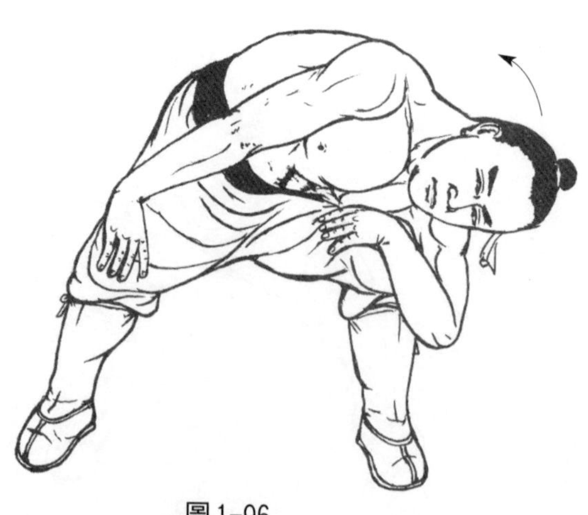

圖1–96

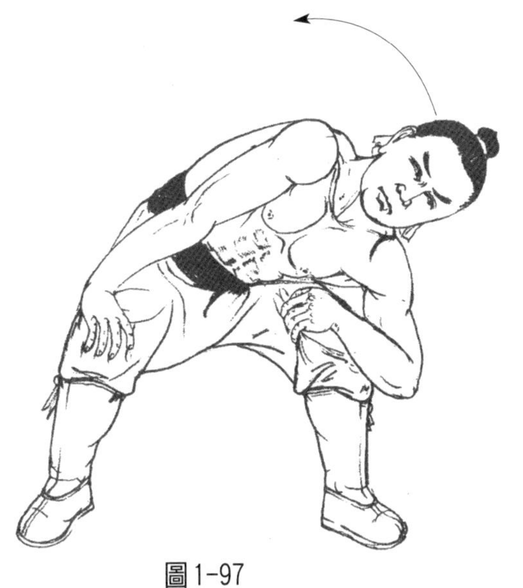

圖1-97

4. 聞「五」令：

（上體後屈。）

兩腿不動，仍做騎馬勢。上體及頭部從左繞向後屈。臂部復原，兩臂肘挺直，幫助上體後屈。（圖1-98）

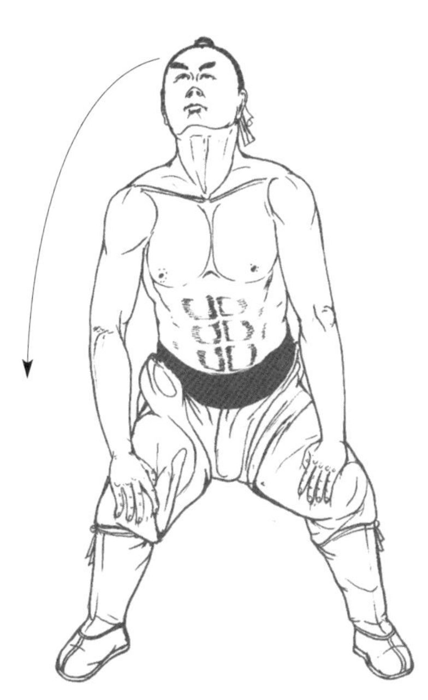

圖1-98

5. 聞「六」令：（**上體右屈。**）

兩腿不動，仍做騎馬勢。上體及頭部從後繞向右深屈，臀部略向左擺。右臂屈，肘尖向右壓下；左臂挺直。（圖 1-99）

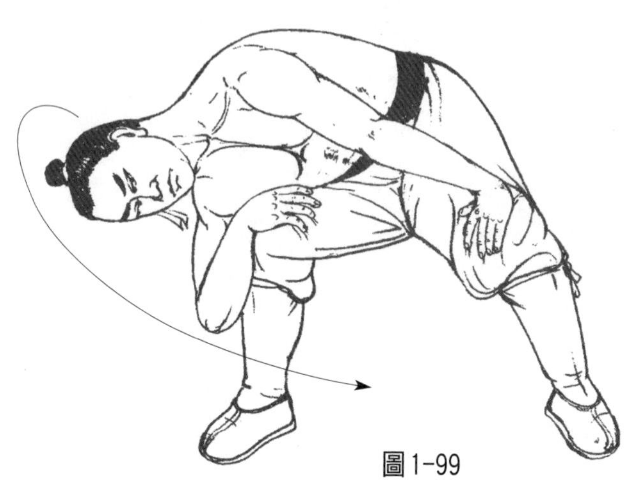

圖 1-99

6. 聞「七」令：（**上體前屈。**）

兩腿不動，仍做騎馬勢。上體及頭部從右繞向前深屈，兩臂屈到大小臂相接觸，肘尖頂向前。（圖 1-100）

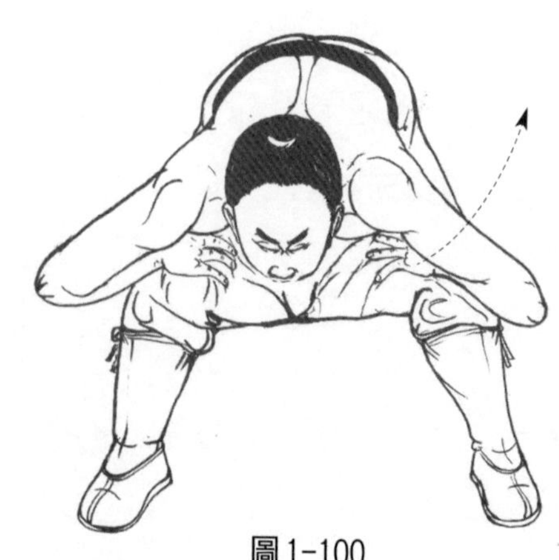

圖 1-100

7. 聞「八」令：（**上體左屈。**）

兩腿不動，仍做騎馬勢。上體及頭部從前面繞向左深屈，左臂仍屈移向左方，肘尖向左壓下；右臂挺直，臀部向右擺。（圖 1–97）

以上是一八動作完。

接下來做二八的動作。

8. 聞「二」令：（**上體後屈。**）

與一八的「五」令相同。（圖 1–101、圖 1– 102）

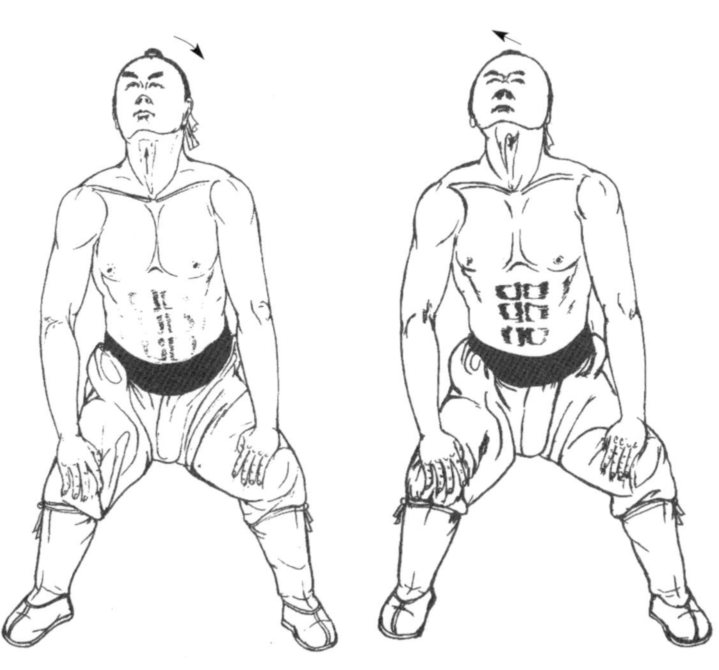

圖1-101　　圖1-102

10. 聞「二」令：(上體在後屈的部位上擺動。)

兩腿不動，仍做騎馬勢，上體及頭部在後屈的部位上，儘量地向後擺動一次。（圖 1–103）

隨即還原。（圖 1–104）

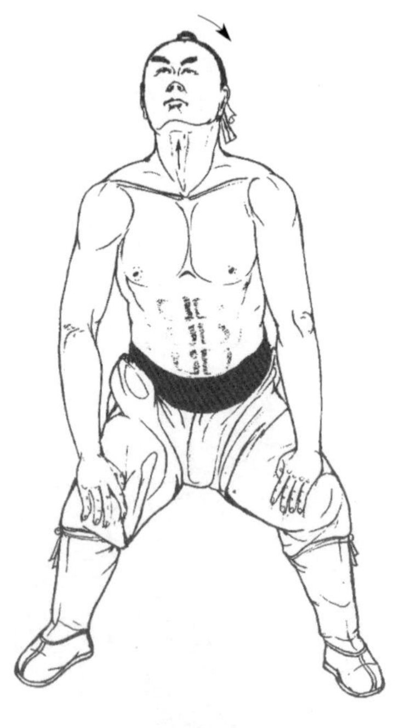

圖 1–103

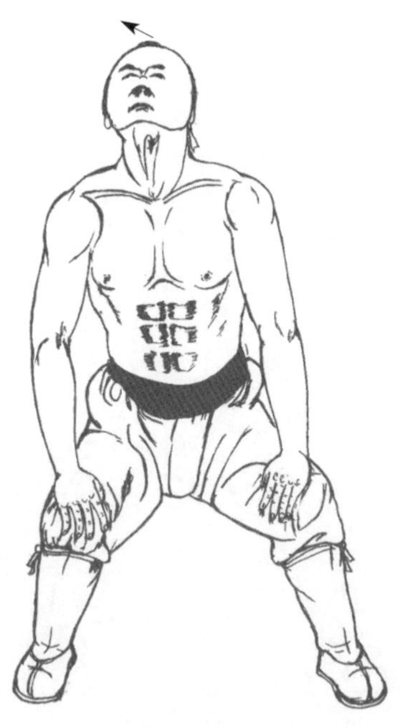

圖 1–104

11. 聞「三」「四」令：（上體再向後擺動兩次。）

與本八第二動的「二」令相同。（圖 1-104）

還復。（圖 1-105）

連續做兩次。

12. 聞「五」令：（上體右屈。）

與一八的「六」令相同。（圖 1-106）

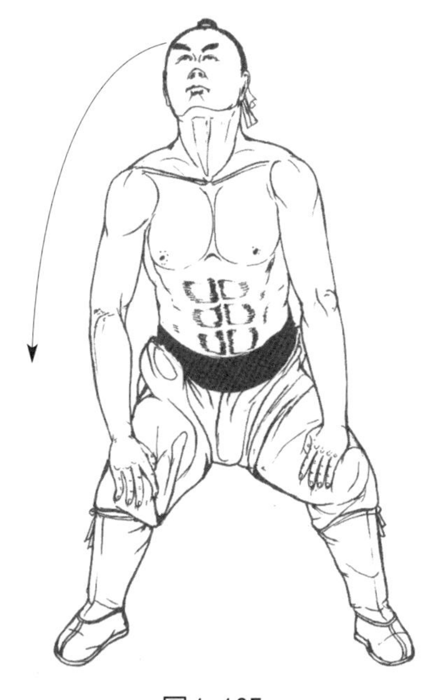

圖 1-105

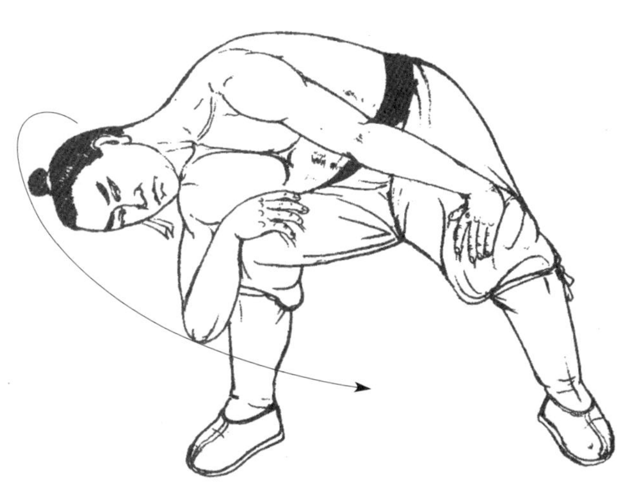

圖 1-106

13. 聞「六」令：（上體前屈。）

與一八的「七」令相同。（圖1-107）

14. 聞「七」令：（上體左屈。）

與一八的「八」令相同。（圖1-108）

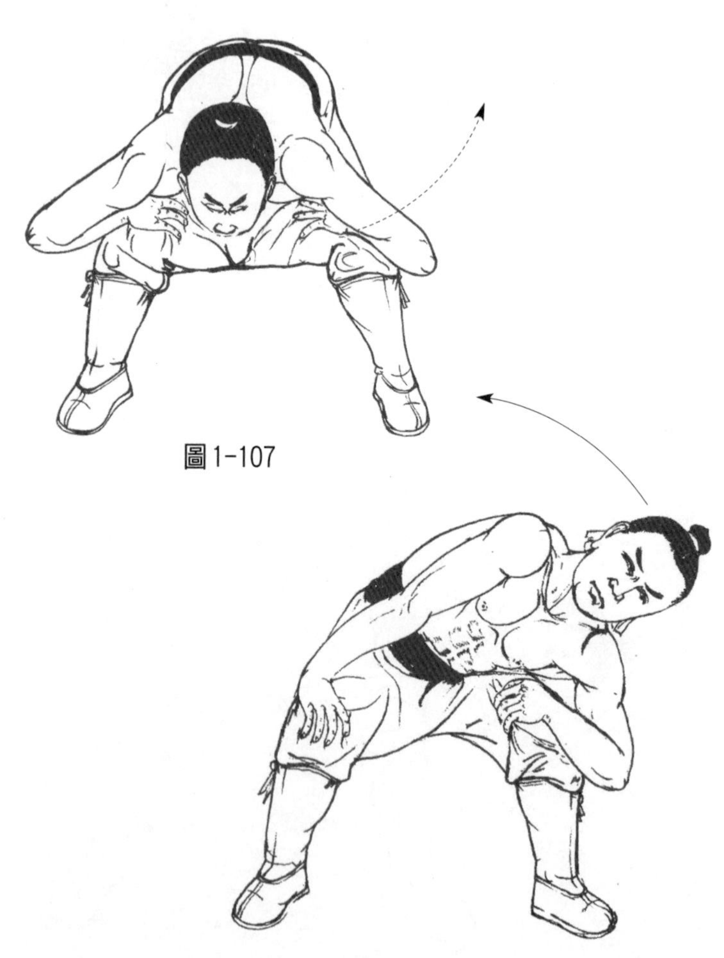

圖1-107

圖1-108

15. 聞「八」令：（上體後屈。）

與一八的「五」令相同。（圖1-109）

以上是二八動作完。

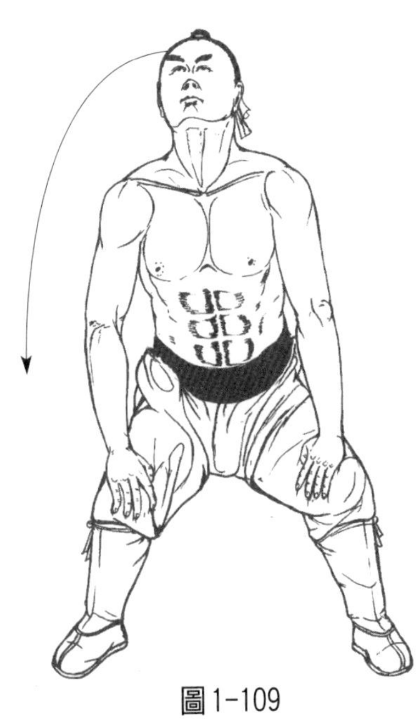

圖1-109

接下來做三八動作。

16. 聞「三」令：（上體右屈。）

與一八的「六」令相同。（圖1-110）

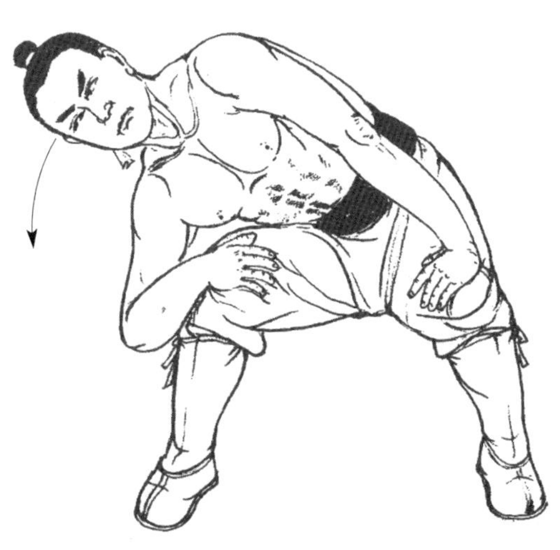

圖1-110

17. 聞「二」令：（上體在右屈的部位上擺動。）

兩腿不動，仍做騎馬勢。上體及頭部儘量地向右下擺動。右臂肘用力向右下擺動，左臂挺直，幫助上體向右下擺動，臀部向左擺動。（圖 1–111）

隨即還復。（圖 1–112）

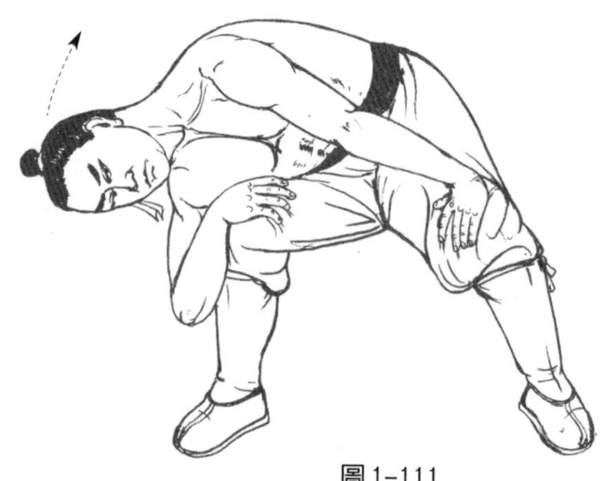

圖 1–111

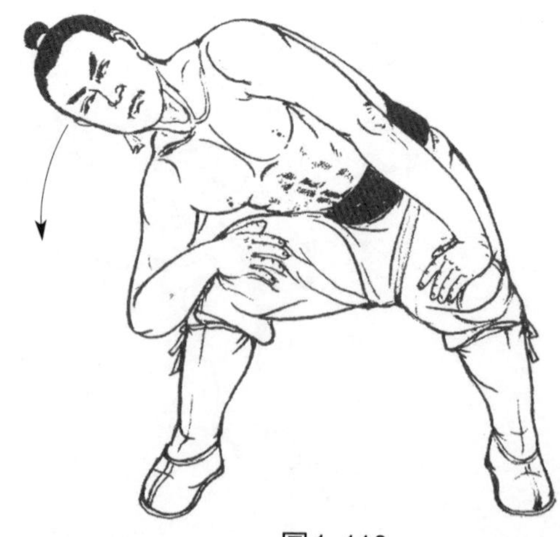

圖 1–112

18. 聞「三」「四」令：（上體再向右下擺動兩次。）

與本八的「二」令相同。（圖1-113）

還復。（圖1-114）

連續做兩次。

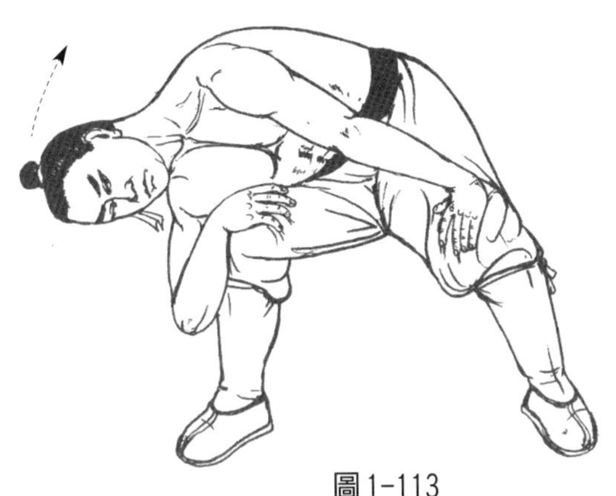

圖1-113

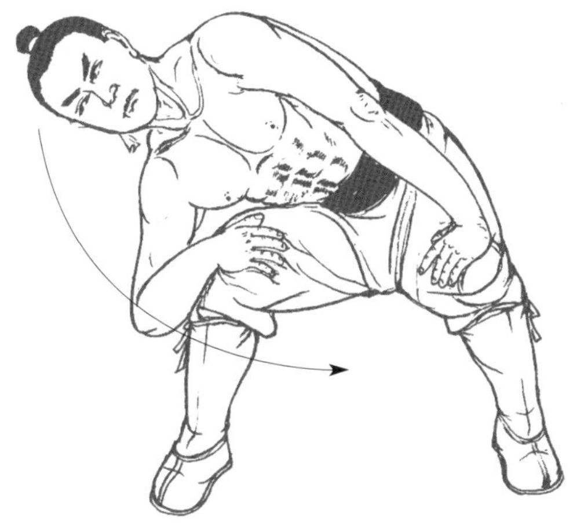

圖1-114

19. 聞「五」令：（上體前屈。）

與一八的「七」令相同。（圖 1-115）

20. 聞「六」令：（上體左屈。）

與一八的「八」令相同。（圖 1-116）

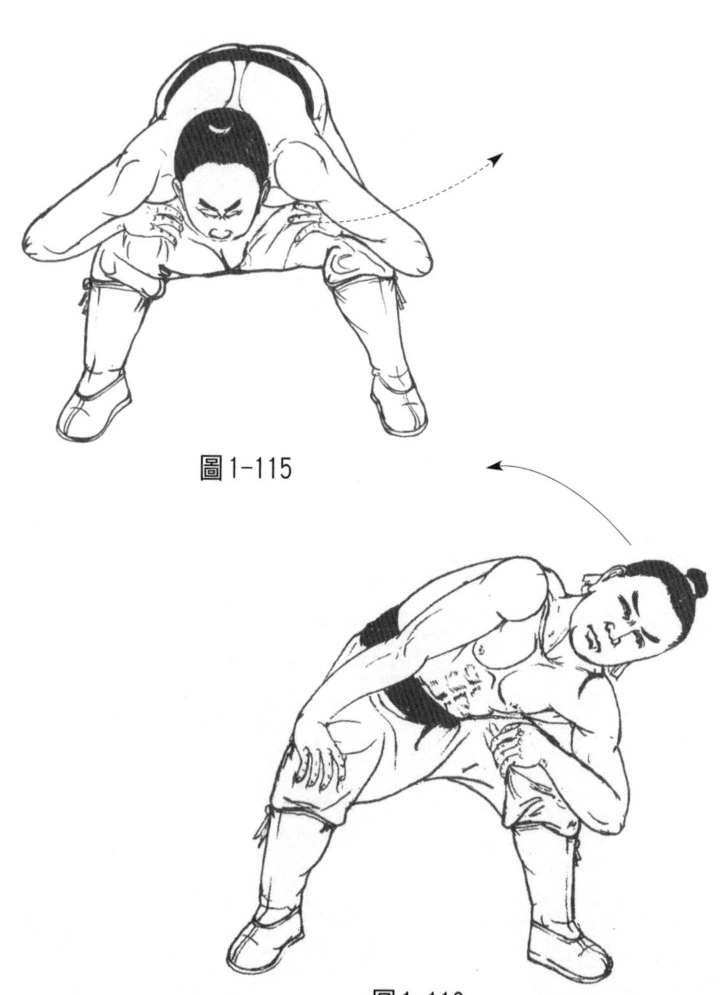

圖 1-115

圖 1-116

21. 聞「七」令：（**上體後屈。**）

與一八的「五」令相同。（圖1-117）

22. 聞「八」令：（**上體右屈。**）

與一八的「六」令相同。（圖1-118）

以上是三八動作完。

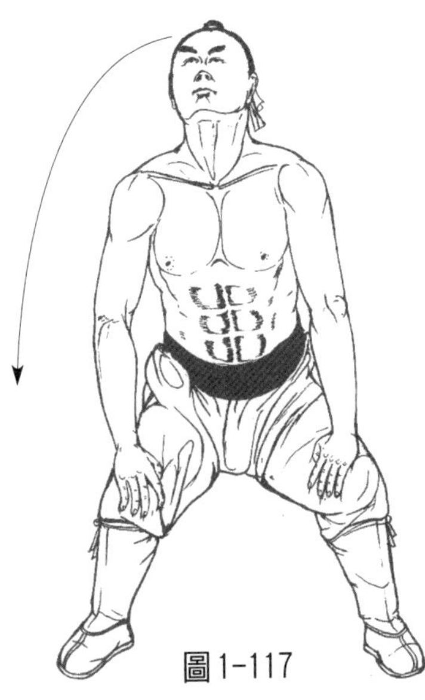

圖1-117

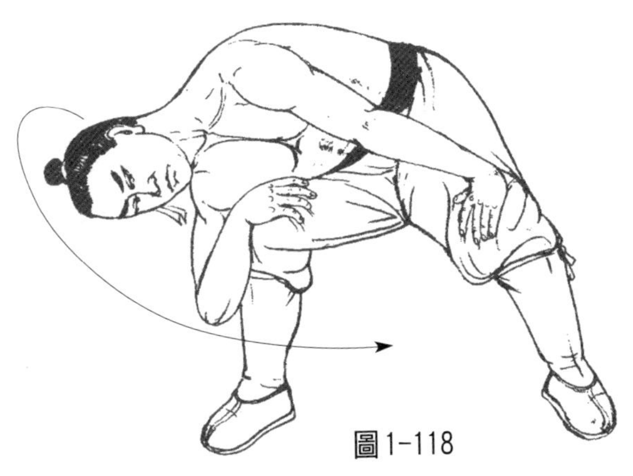

圖1-118

接下來做四八動作。

23. 聞「四」令：（上體前屈。）

與一八的「七」令相同。（圖 1-119）

24. 聞「二」令：（上體在前屈的部位上擺動。）

兩腿不動，仍做騎馬勢。上體及頭部在前屈的部位上，儘量地向前下擺動。（圖 1-120）

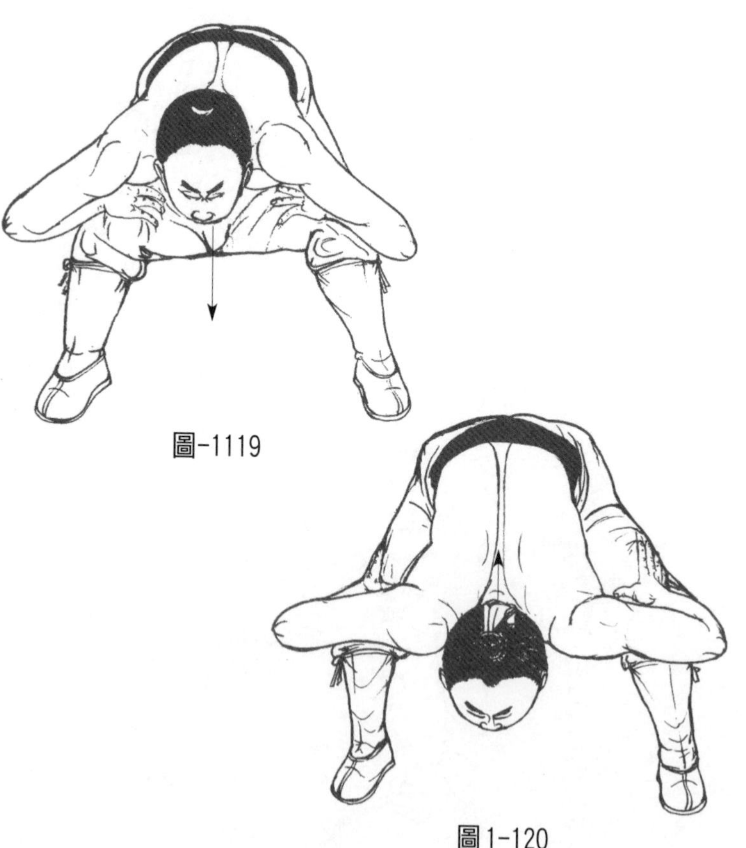

圖-1119

圖 1-120

隨即回復。（圖1-121）

25. 聞「三」「四」令：（上體再向前下擺動兩次。）

與本八的「二」令相同。（圖1-122）

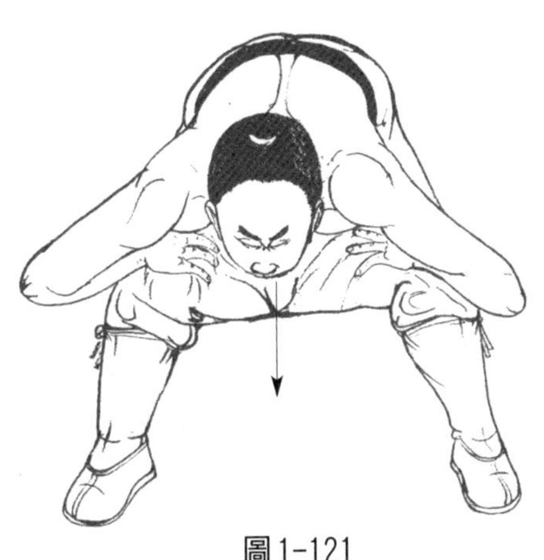

圖1-121

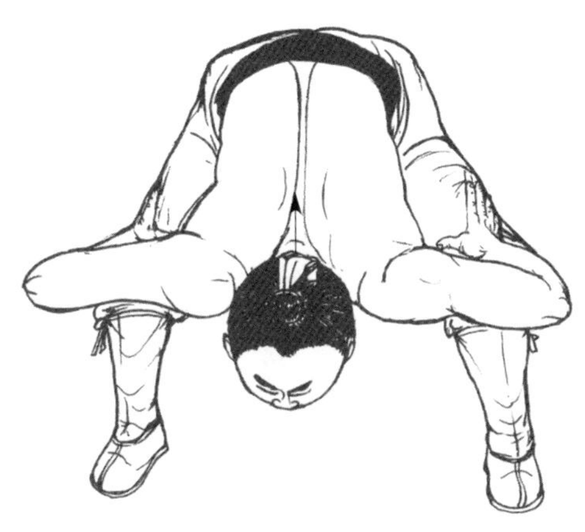

圖1-122

還復。（圖 1–123）

連續做兩次。

26. 聞「五」令：（上體左屈。）

與一八的「八」練相同。（圖 1–124）

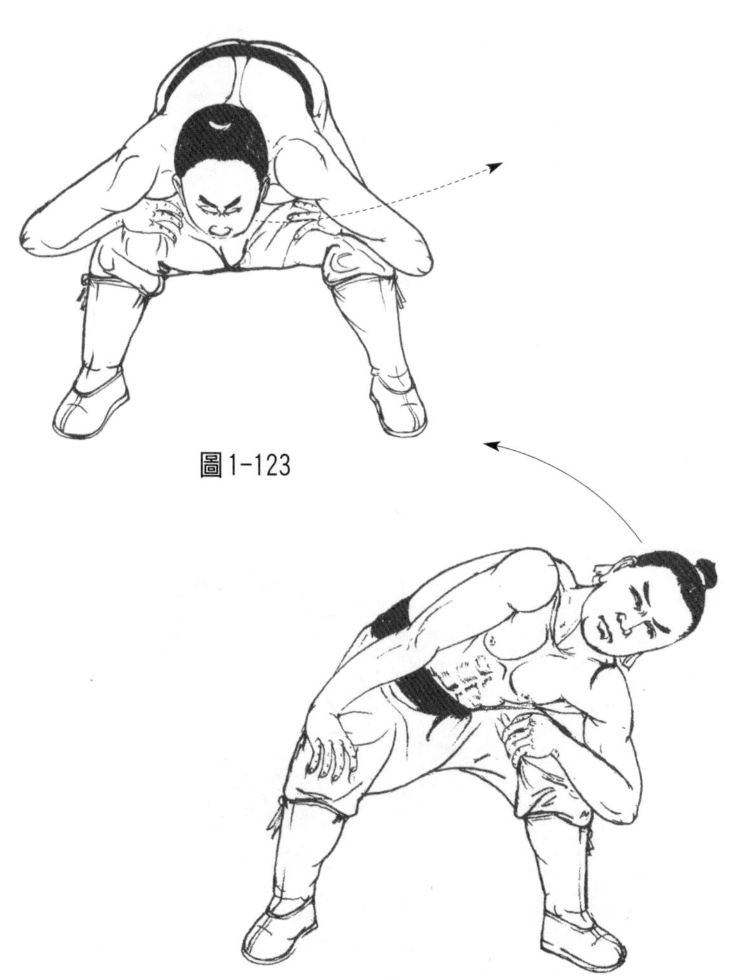

圖 1–123

圖 1–124

27. 聞「六」令：（**上體後屈。**）

與一八的「五」令相同。（圖 1-125）

28. 聞「七」令：（**上體右屈。**）

與一八的「六」令相同。（圖 1-126）

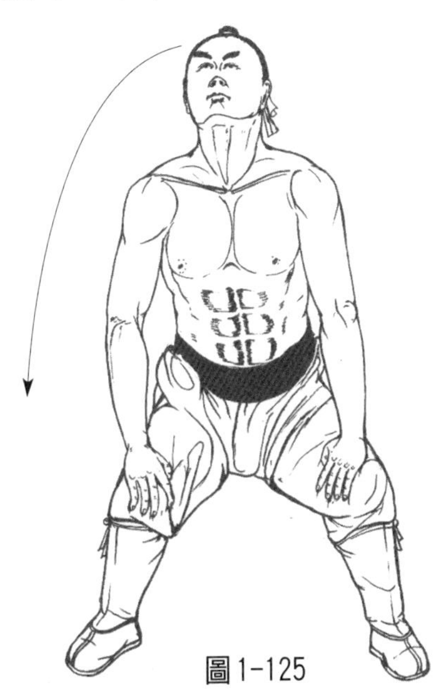

圖 1-125

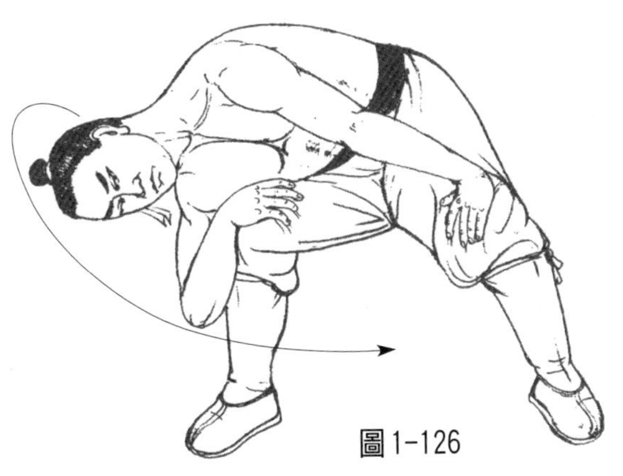

圖 1-126

29. 聞「八」令：（上體前屈。）

與一八的「七」令相同。（圖 1-127）

以上是四八動作完。

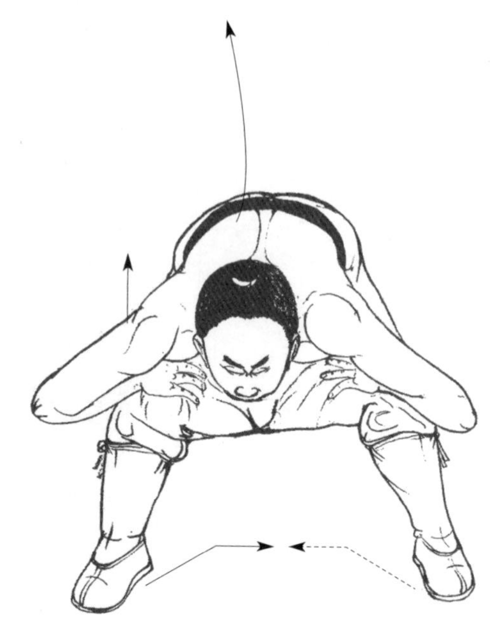

圖 1-127

【要旨】

本段運動的部分，最著力的在首胸、腹腰、脅肋、脊柱、臀部諸肌肉。兩臂雖用力屈伸，然而它的肌肉運動比較少些。

本段姿勢，是模仿獅虎蹲坐，既搖頭又要擺尾，動作姿勢不易演習。本八以本段與第二、第八三段，最不容易習練。倘使能夠多加上些功夫練習呢，沒有不「迎刃而解」的。

【矯正】

兩手叉在兩膝蓋上，胸部仍宜挺出，勿因受兩臂的壓迫，而使胸廓不易擴張。

1.「一」「三」「五」「七」，上體與頭部向側彎曲，需要儘量地做去。在側屈方的一臂，須屈到小臂與大臂的陰面相接觸。肘尖用力向下壓，使小臂貼近小腿的旁邊。相反的一臂，用力挺直，幫助上體與頭部向側方彎曲。頭部要側屈到耳朵貼近肩部。

2.「二」「六」，頭與胸部向後屈，兩臂肘用力挺直，使肩背儘量地挺向後。頭後屈，口宜閉合，呼吸照常，目注視上方。兩腿的姿勢不變，仍須保持騎馬勢。

3.「四」「八」，上體與頭部向前屈，臀部不宜抬起，宜將胸膛全部伏下，正對地面，腹部貼在兩大腿上。頭頂正向前方。兩臂屈到二頭肌與小臂相接觸，肘尖用力向前頂出。騎馬勢須注意到大腿，弗使蹲低或提高。

【注意】

學者初練本段，應該先練頭部向右、向後、向左、向前屈。次練腰部向右、向後、向左、向前屈。動作練到純熟後，將頭與腰部的動作，聯合來做。

六、第六段錦：背後七顛百病消

【術語】

「背後七顛百病消」。

【口令】

「背後七顛百病——消。」

「一、二、三、四、五、六、七、八。」

「二、二、三、四、五、六、七、八。」

「三、二、三、四、五、六、七、八。」

「四、二、三、四、五、六、七、八。」

【練法】

聞「背後七顛百病——消」令：（臂下垂，立正，閉趾，起踵。）

承上一段錦末一動「八」令的姿勢。身體起立，兩腳跳攏，膝直腿併，立正，腳尖腳跟併緊，腳跟離地提起。兩臂垂在背後，兩手掌心撫在臀部上，胸挺出。（圖1-128）

1. 聞「一」令：（向上高跳。）

兩腳跟落地，膝屈身向下蹲。兩手掌從臀部向下移，經大腿的後部按摩到腿彎。胸部隨之縮小，作勢向上跳起狀。（圖1-129）

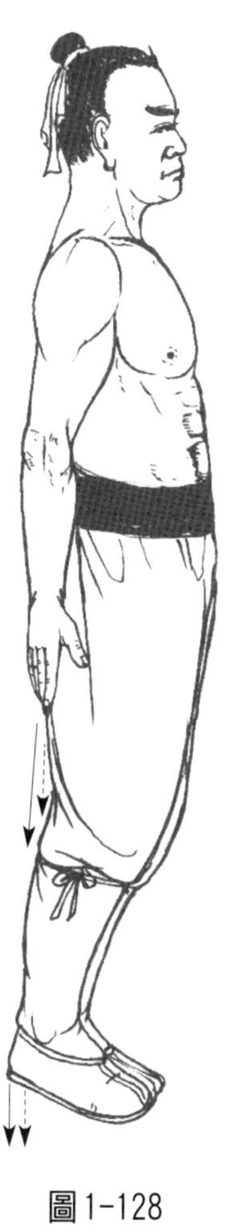

圖 1-128

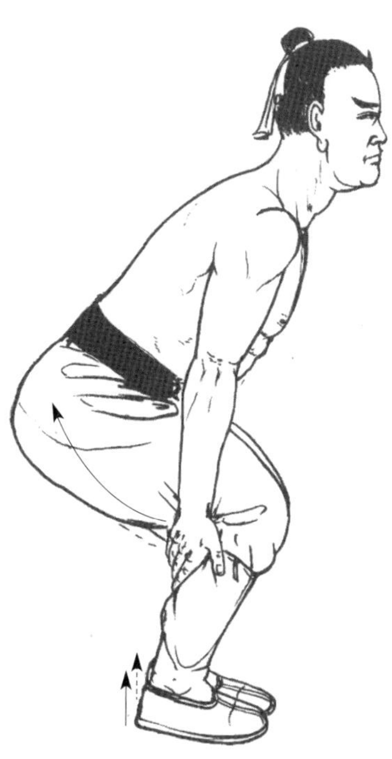

圖 1-129

隨即胸部挺出，頭衝向上頂，兩膝挺直，將身盡力向空中跳起。兩手掌心經大腿的後部向上移到臀部，掌尖向下。（圖1-130）

身體降落時，腳尖著地，腳跟仍提起。（圖1-131）

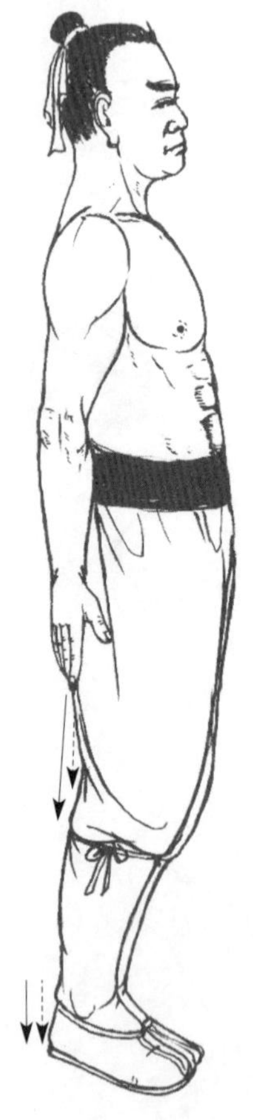

圖1-130

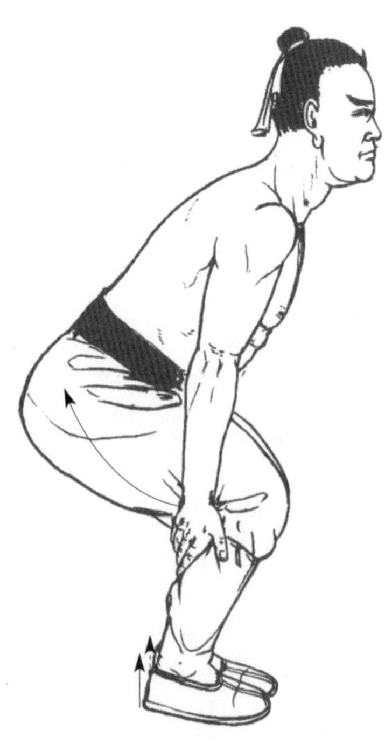

圖1-131

2. 聞「二」「三」「四」令：（再跳起三次。）

與「一」令相同。（圖1-132～圖1-134）

連做三次。

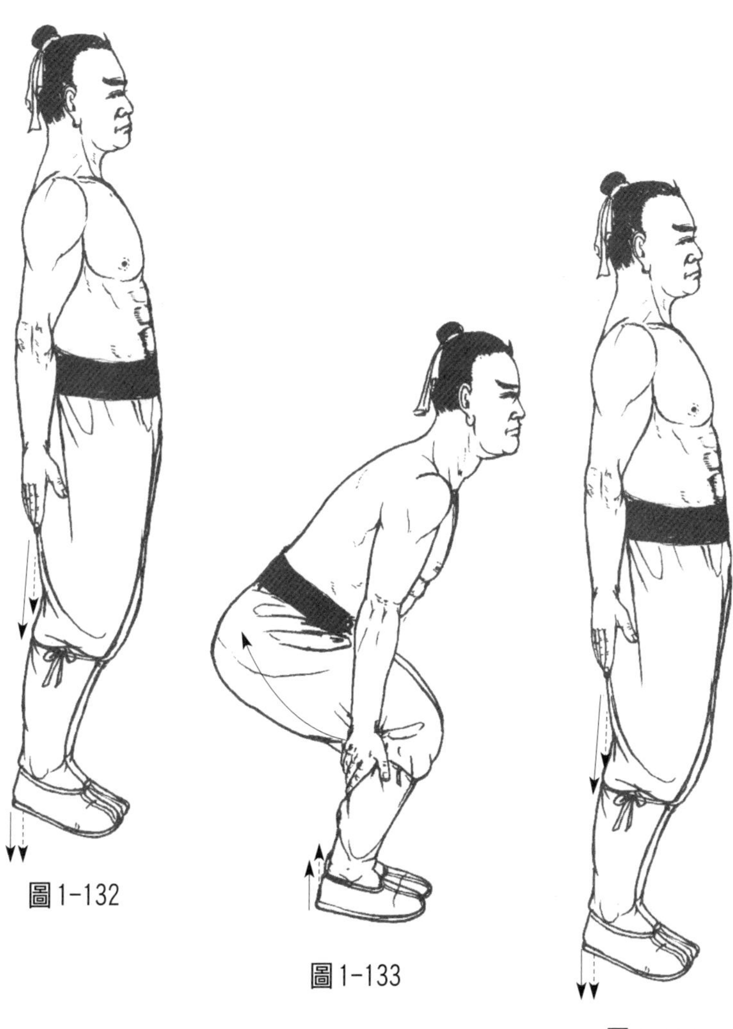

圖1-132

圖1-133

圖1-134

3. 聞「五」令：（顛動低跳。）

兩手手背伏在臀部上，兩大拇指鉤牢，接近尾骨處。兩膝挺直，頭向上頂起，用腳尖的勁力顛跳一下。（圖1-135、圖1-136）

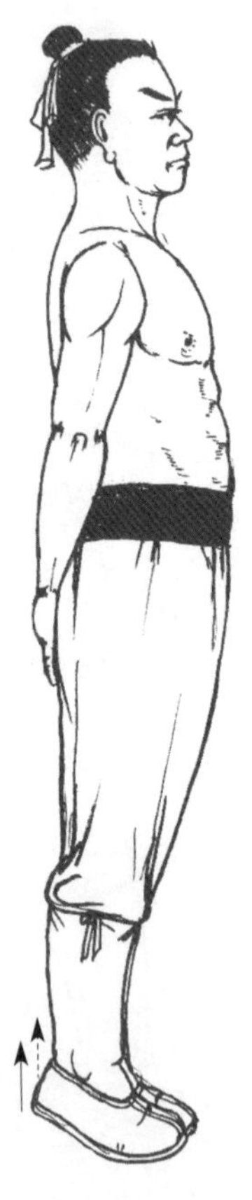

圖1-135

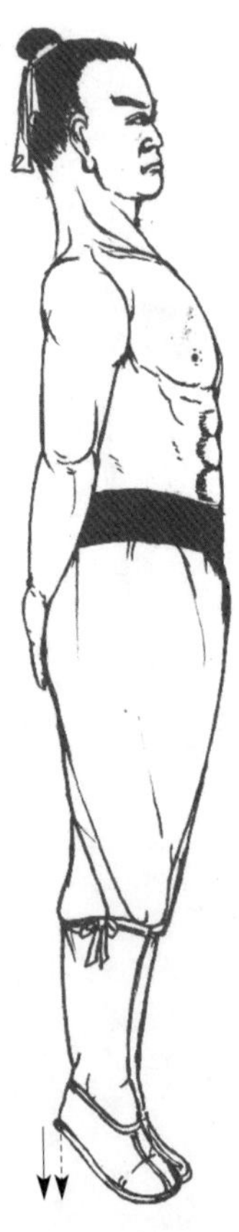

圖1-136

4. 聞「六」「七」「八」令：（再顛動低跳三下。）

與「五」令相同。（圖1-137、圖1-138）

連跳三次。

以上是一八動作完。

如法再行三次，完成四八動作。

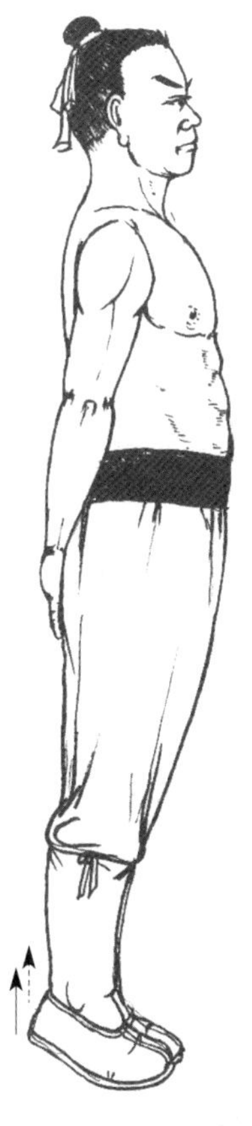

圖1-137

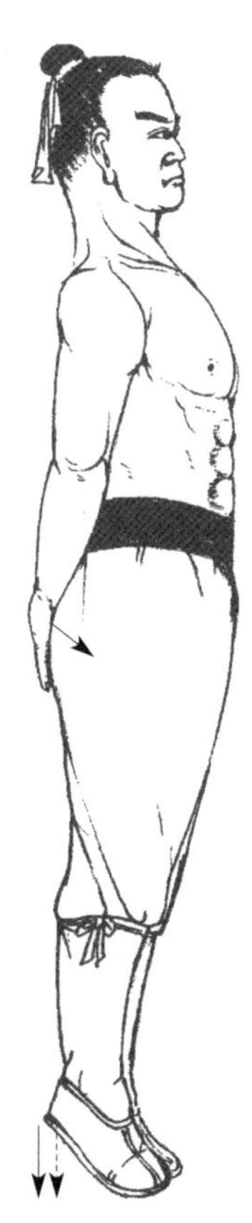

圖1-138

【要旨】

背後七顛，像柔軟體操中的跳躍運動，它的功效能發達全身的彈力性，增強腿部諸肌肉，促進呼吸力與消化機能。

【矯正】

腳跟提起的高度大約在四寸；還復原的時候，腳跟並不落地，仍須離地寸許。手背伏在臀部上，兩大拇指在尾骨處相接觸，或者兩相鉤住。胸部挺起，維持全身重心，避免在腳跟提高時，身體搖擺。兩膝始終挺直，腳跟高高地提起，全在腳趾上用力，並借頭向上頂的勢力來幫助。

【注意】

學者初練本段，不妨將腳尖張開立，嗣後將腳尖逐漸併合，因為腳尖的開立與合立，難易有分別。

七、第七段錦：攢拳怒目增力氣

【術語】

「攢拳怒目增力氣」。

【口令】

「攢拳怒目增力氣——。」

「一、二、三、四、五、六、七、八。」

「二、二、三、四、五、六、七、八。」

「三、二、三、四、五、六、七、八。」

「四、二、三、四、五、六、七、八。」

【練法】

聞「攢拳怒目增力氣——」令：（踵下閉趾。）

承接上一段錦末一動「八」令姿勢。兩腳跟輕輕地落地，兩臂垂在身旁，手握拳，腳跟與腳尖仍舊併緊。（圖1-139、圖1-140）

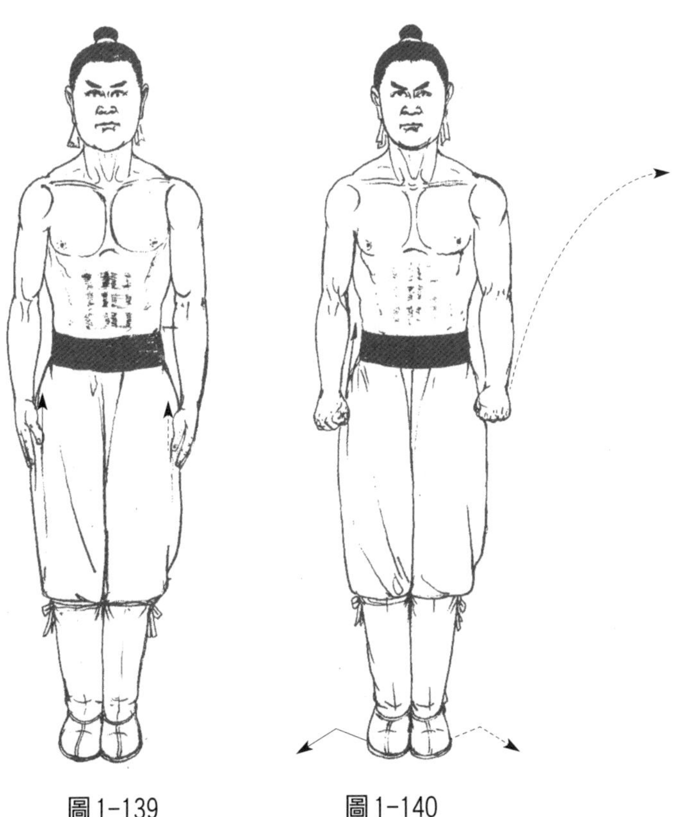

圖1-139　　圖1-140

1. 聞「一」令：（**大開立，右拳右伸。**）

兩腳向左右跳開一大步。左臂拳向左伸，拳背向上。右臂引肘向後，右拳貼在右腰間，拳背向下。怒目虎視前方，像有敵人立在面前的一般。（圖1-141）

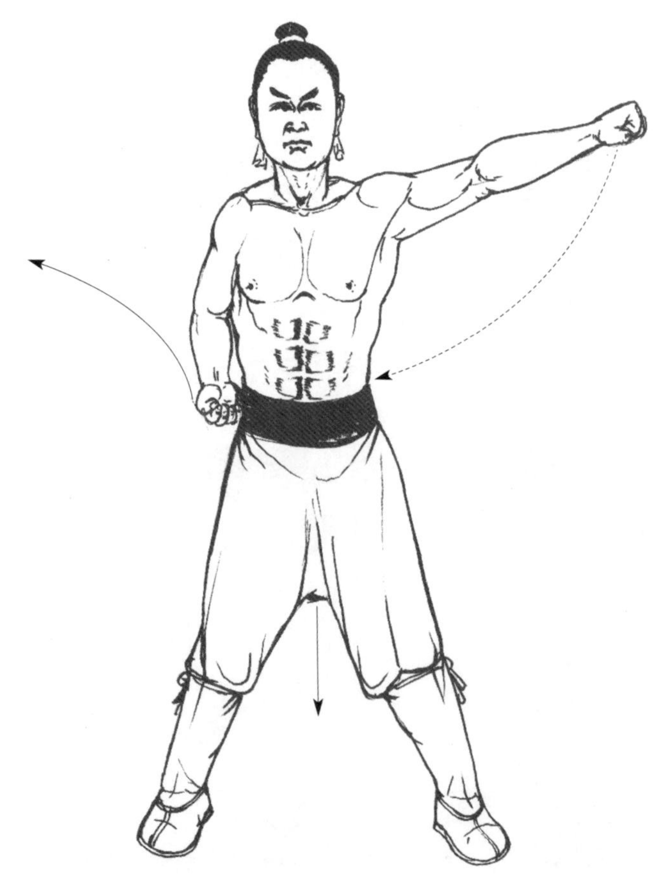

圖1-141

2. 聞「二」令：（兩拳交換側伸屈一次，膝也伸屈一次。）

兩腿屈做騎馬勢。左臂拳從左收回到腰間，拳背向下，引肘向後。右臂拳向右伸出，拳背翻向上。（圖 1–142）

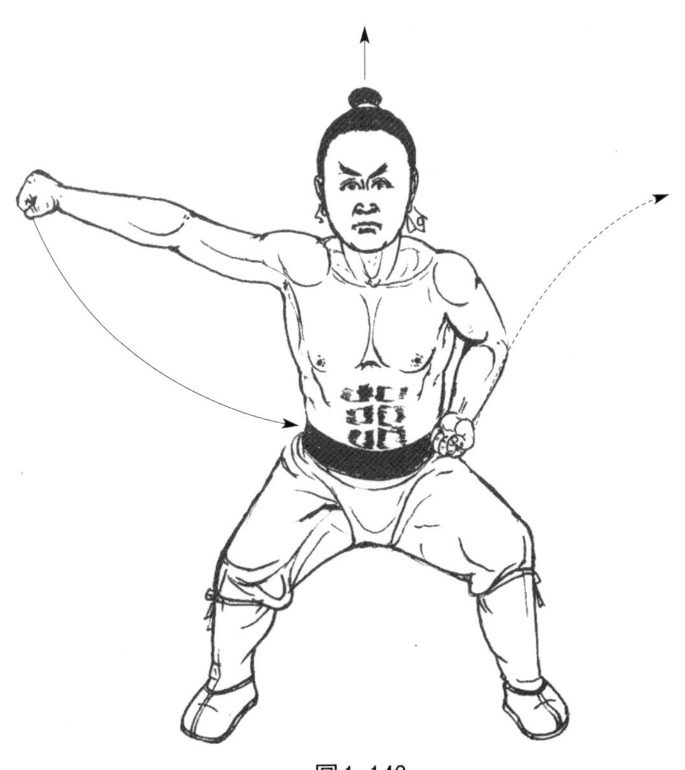

圖 1–142

隨即還復。（圖 1–143）

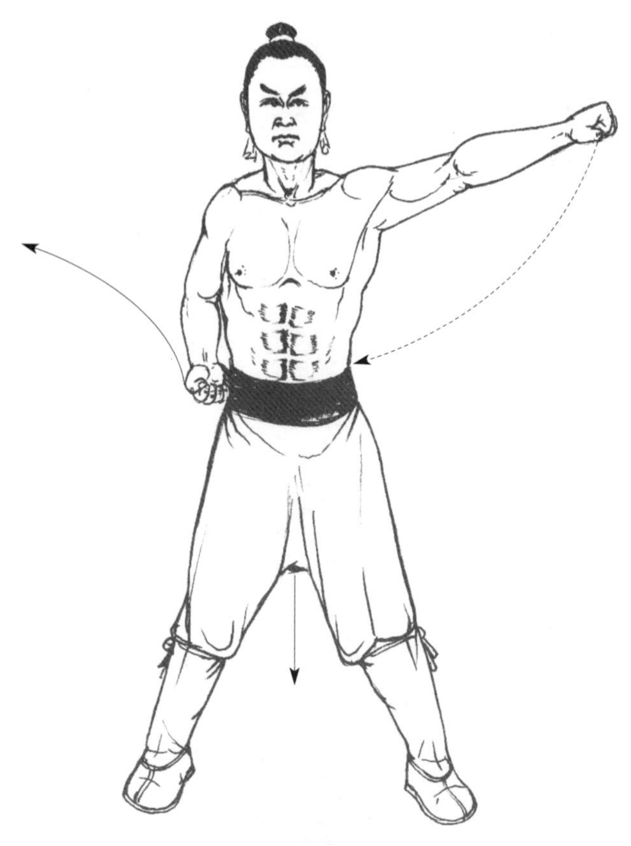

圖1–143

3. 聞「三」令：（兩拳再交換側伸屈一次，膝也再屈伸一次。）

與「二」令相同。（圖1–144）

隨即還復。（圖1–145）

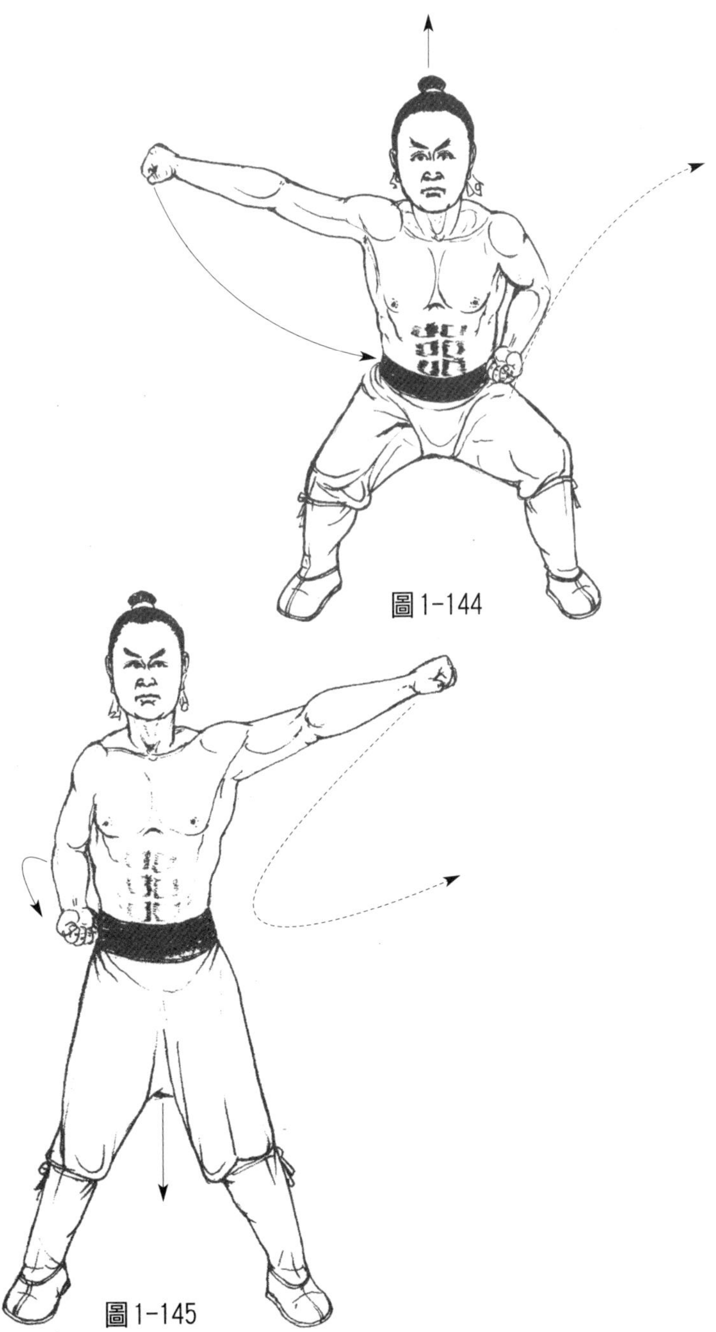

圖1-144

圖1-145

4. 聞「四」令：（馬勢，拳再交換側伸屈一次。）

拳的動作與「二」令相同。不過兩腿屈做騎馬勢，不再還復到」一」令的姿勢。（圖 1–146）

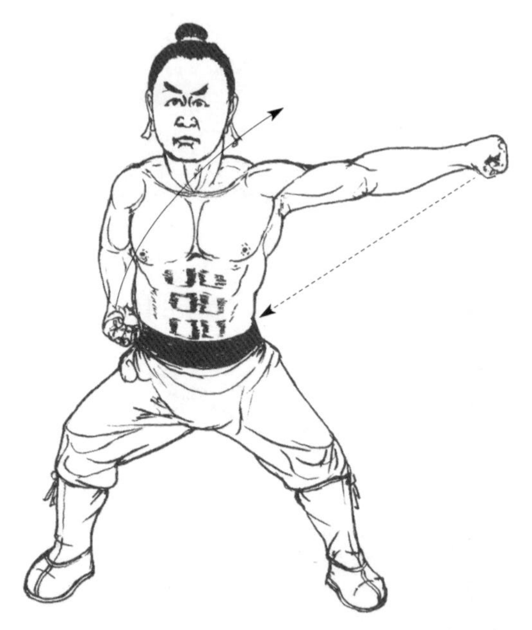

圖 1–146

5. 聞「五」令：（馬勢，右拳前伸。）

兩腿不動，仍做騎馬勢。左臂拳從左收回到左腰間，拳背向下，引肘向後。右臂拳向前平伸，拳背翻向上。目仍虎視前方。（圖 1–147）

6. 聞「六」令：（馬勢，左拳前伸。）

兩腿不動，仍做騎馬勢。右臂拳從右側方收回到

右腰間，拳背向下，引肘向後。左臂拳向前平伸，拳背翻向上。目仍虎視前方。（圖1-148）

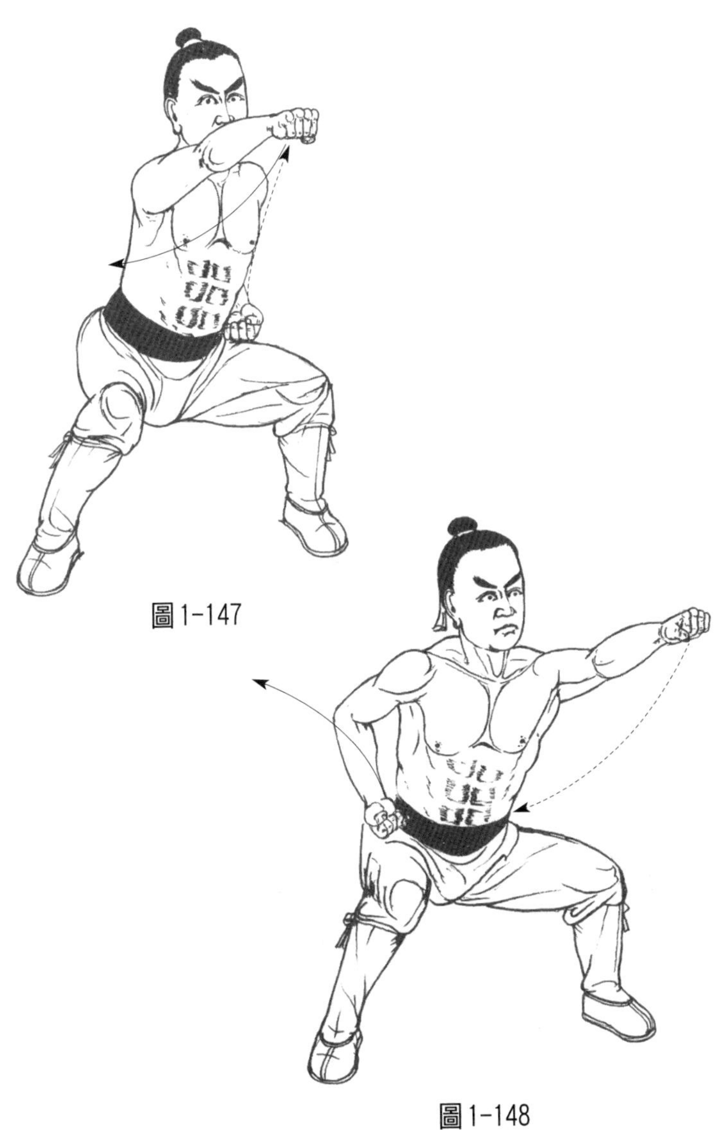

圖1-147

圖1-148

7. 聞「七」令：（馬勢，右拳右伸。）

兩腿不動，仍做騎馬勢。左臂拳從前方收回到左腰間，拳背向下，引肘向後。右臂拳向右伸，拳背翻向上。目仍虎視前方。（圖 1-149）

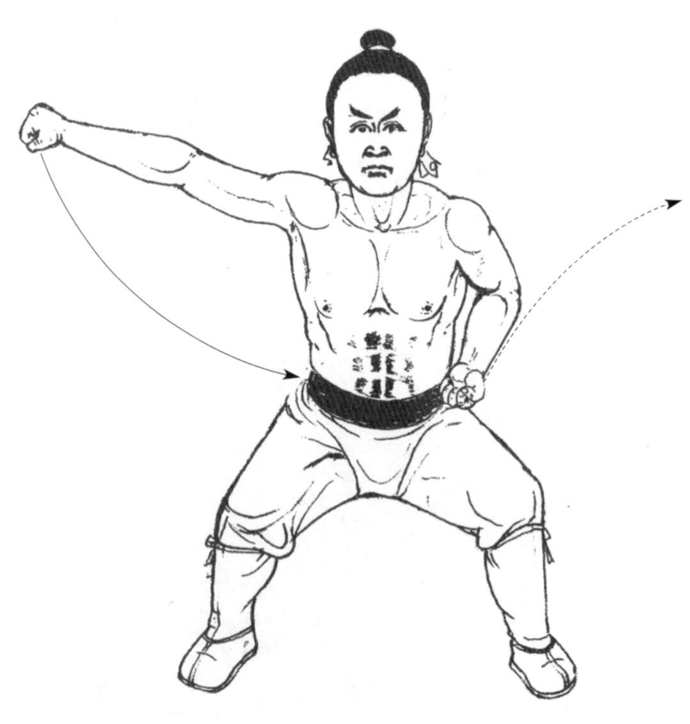

圖 1-149

8. 聞「八」令：（馬勢，左拳左伸。）

兩腿不動，仍做騎馬勢。右臂拳從右方收回到右腰間，拳背向下，引肘向後。左臂拳向左平伸，拳背翻向上。目仍虎視前方。（圖1－150）

以上是一八動作的完。

接下來做二八的動作。

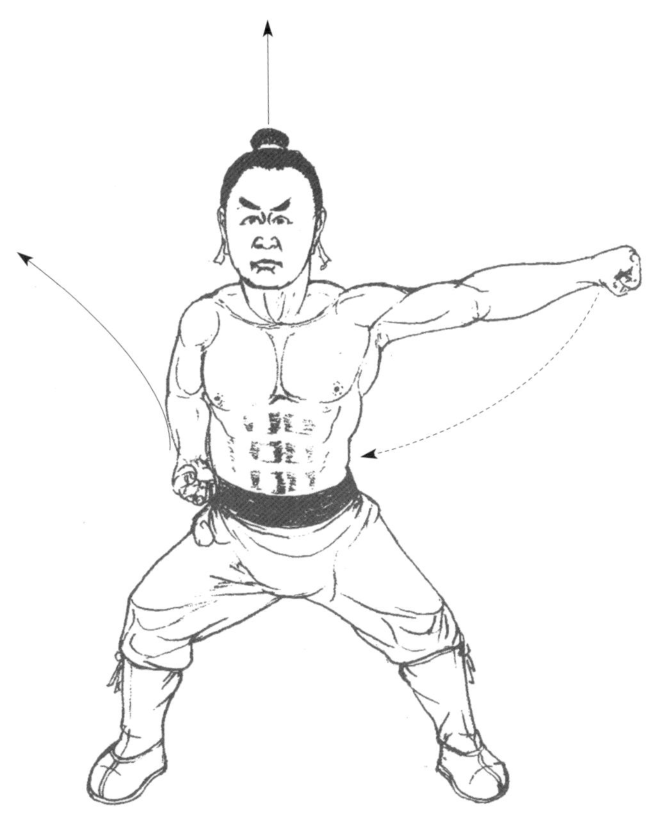

圖1－150

9. 聞「二」令：（大開立，右拳右伸。）

身體起立，兩膝伸直。右臂拳向右平伸，拳背翻向上。左臂拳從左方收回到左腰間，拳背向下，引肘向後。目仍虎視前方。（圖 1-151）

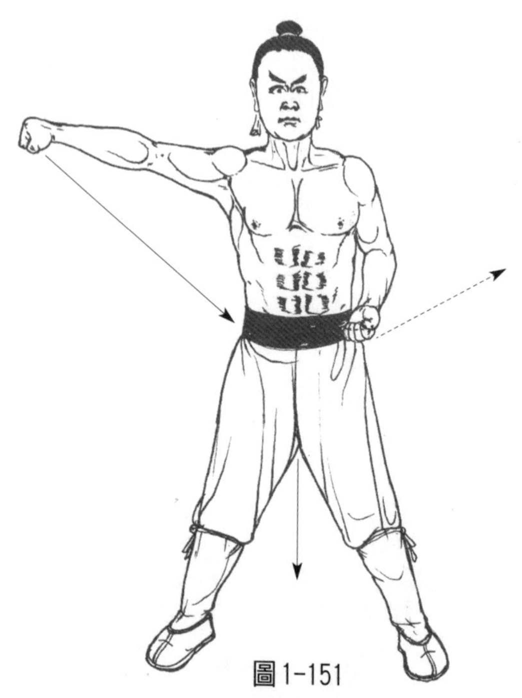

圖 1-151

10. 聞「二」令：（兩拳交換側伸屈一次，膝也伸屈一次。）

兩腿屈做騎馬勢。右臂拳從右方收回到右腰間，拳背向下，引肘向後。左臂拳向左平伸，拳背翻向上。（圖 1-152）

隨即還復。（圖 1-153）

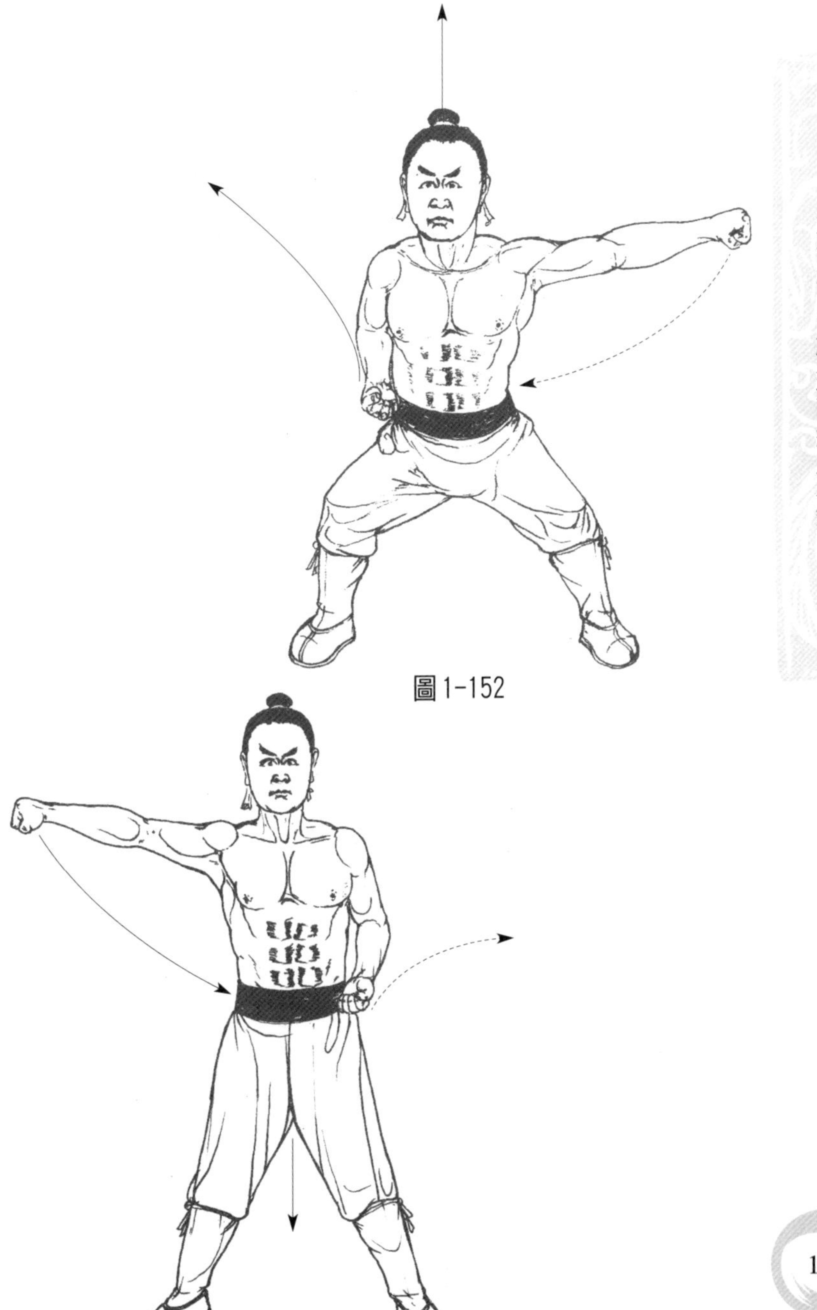

圖1-152

圖1-153

11. 聞「三」令：（兩拳再交換側伸屈一次，膝也再屈伸一次。）

與本八第二動的「二」令相同。（圖1-154）

隨即還復。（圖1-155）

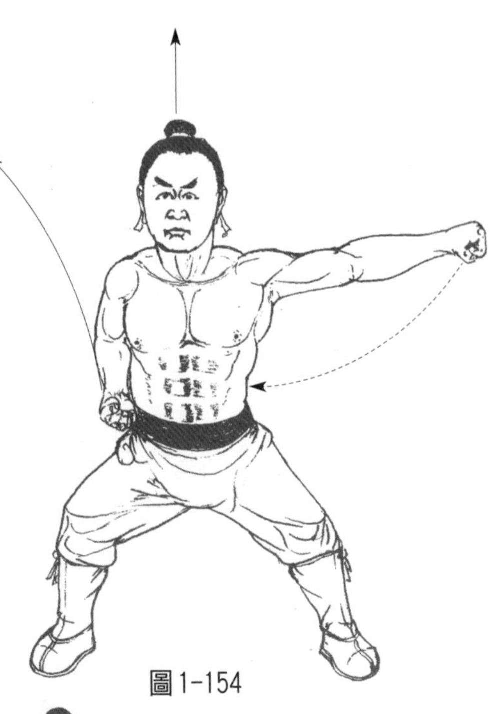

圖1-154

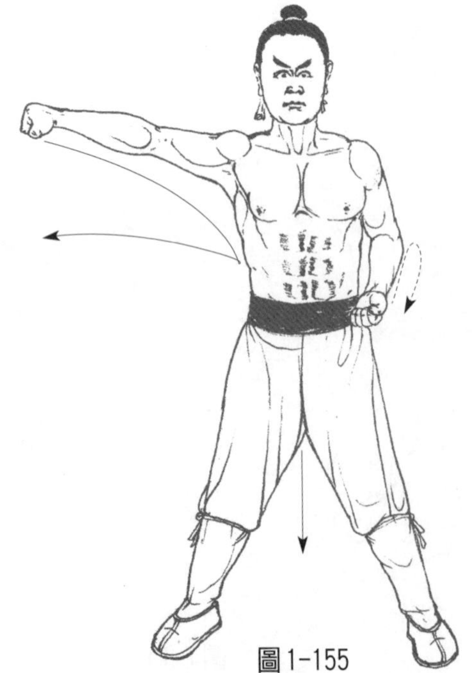

圖1-155

12. 聞「四」令：（馬勢，兩拳再交換側伸屈一次。）

兩臂拳的動作，與本八第二動的「二」令相同。不過，兩腿屈做騎馬勢，不再還復到本八第一動「二」令的姿勢。（圖1-156）

13. 聞「五」令：（馬勢，左拳前伸。）

與一八的「六」令相同。（圖1-157）

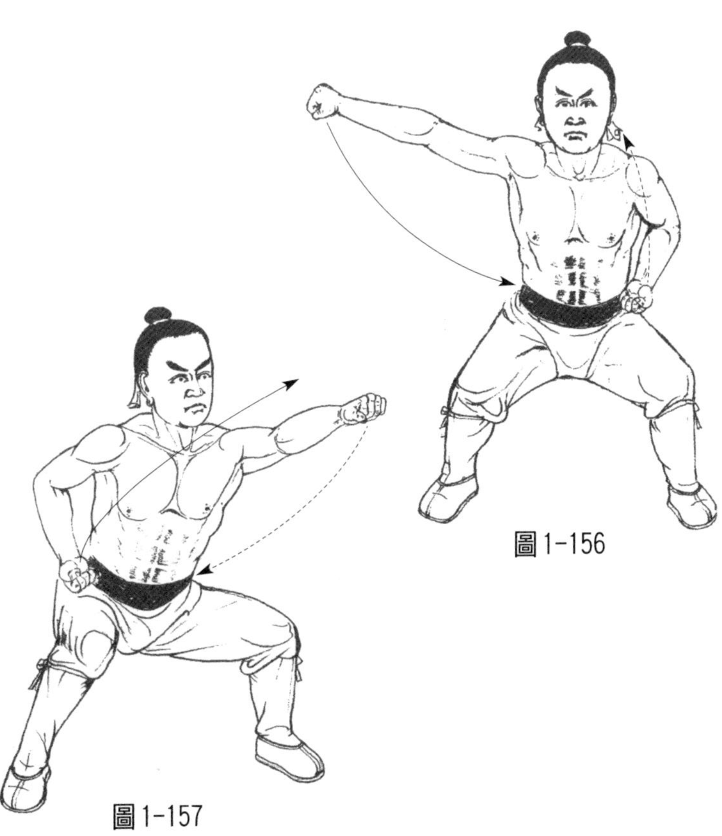

圖1-156

圖1-157

14. 聞「六」令：（馬勢，右拳前伸。）
與一八的「五」令相同。（圖1-158）
15. 聞「七」令：（馬勢，左拳左伸。）
與一八的「八」令相同。（圖1-159）

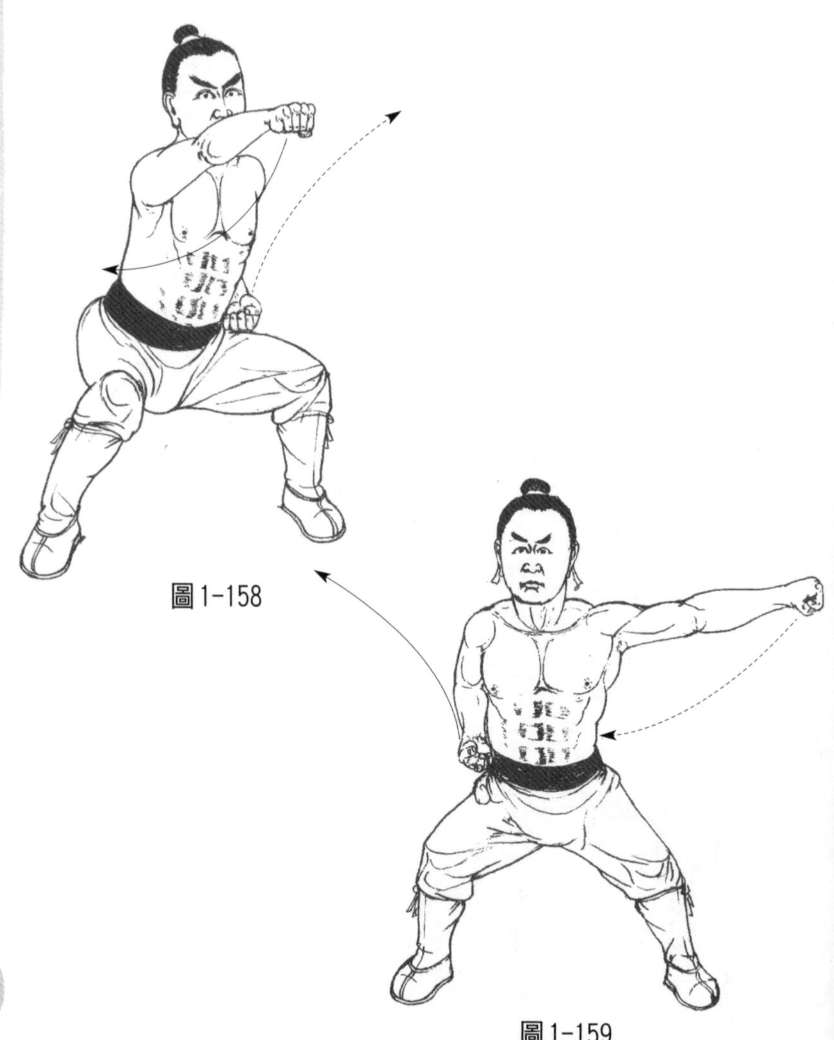

圖1-158

圖1-159

16. 聞「八」令：（馬勢，右拳右伸。）

與一八的「七」令相同。（圖 1-160）

以上是二八動作的完。

接下來做三八動作。

17. 聞「三」令：（大開立，左拳前伸。）

身體起立，兩膝伸直。左臂拳向前平伸，拳背翻向上。右臂拳從右方收回到右腰間，拳背向下，引肘向後。目仍虎視前方。（圖 1-161）

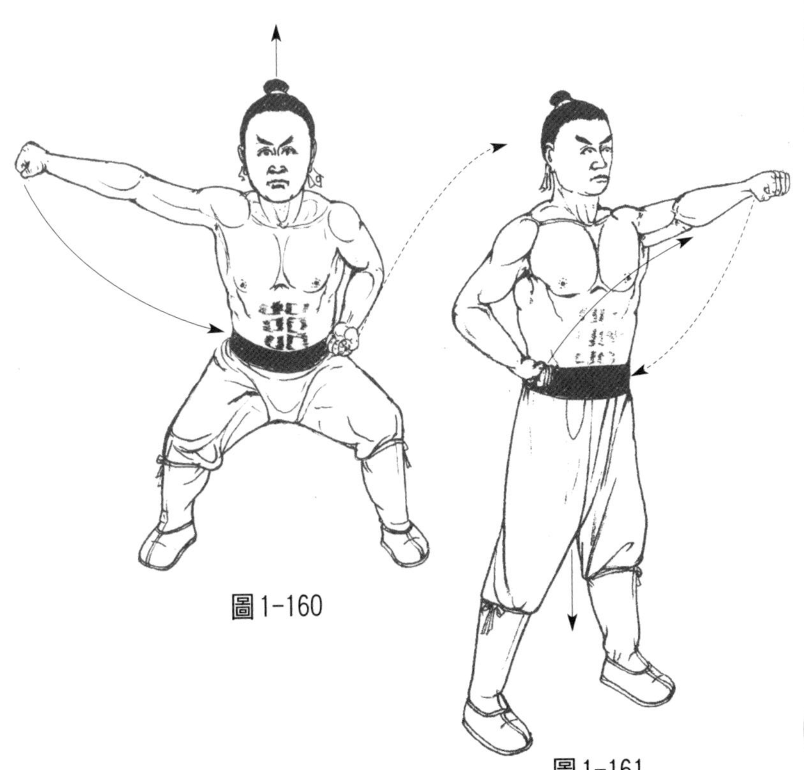

圖 1-160

圖 1-161

18. 聞「二」令：（兩拳交換前伸屈一次，膝也伸屈一次。）

兩腿屈做騎馬勢。右臂拳向前平伸，拳背翻向上。左臂拳從左方收回到左腰間，拳背向下，引肘向後。（圖1-162）

隨即還復。（圖1-163）

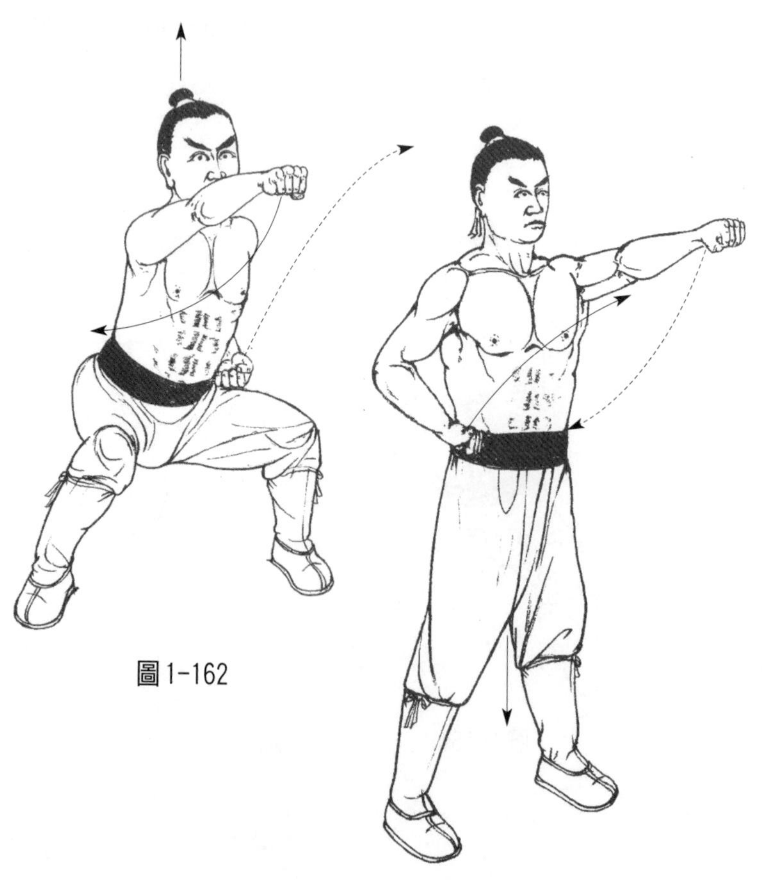

圖1-162

圖1-163

19. 聞「三」令：（兩拳再交換前伸屈一次，膝也伸屈一次。）

與本八第二動的「二」令相同。（圖 1-164）

隨即還復。（圖 1-165）

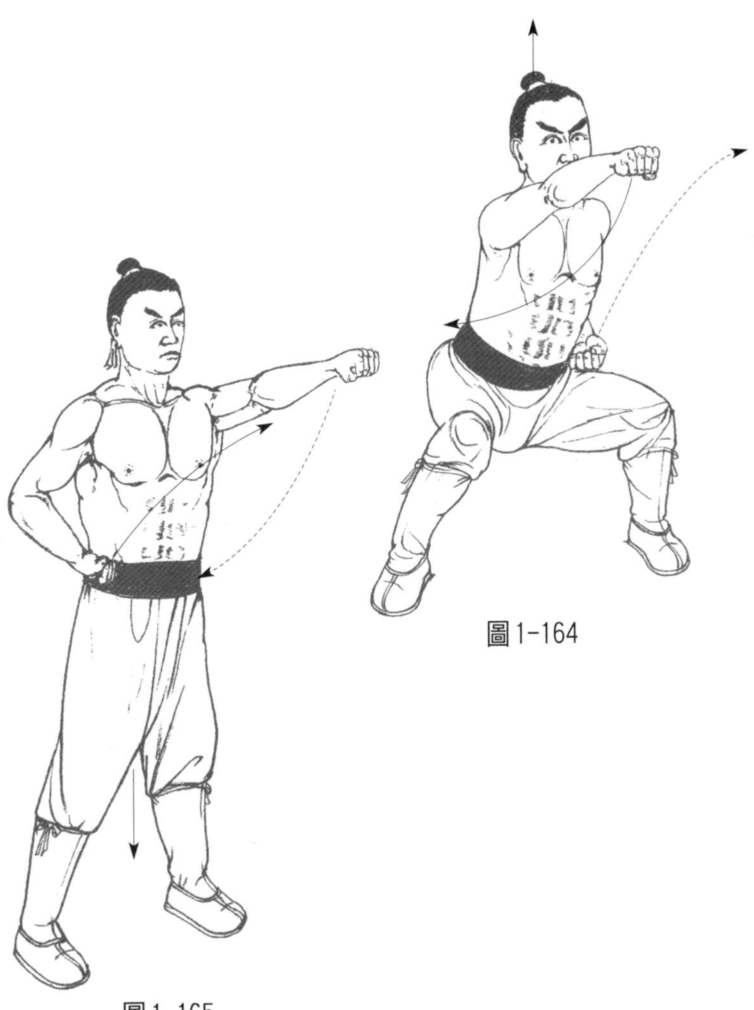

圖 1-164

圖 1-165

20. 聞「四」令：（馬勢，兩拳再交換前伸屈一次。）

兩臂拳的動作，與本八第二動的「二」令相同。不過，兩腿屈做騎馬勢，不再還復到本八第一動的「三」令的姿勢。（圖1-166、圖1-167）

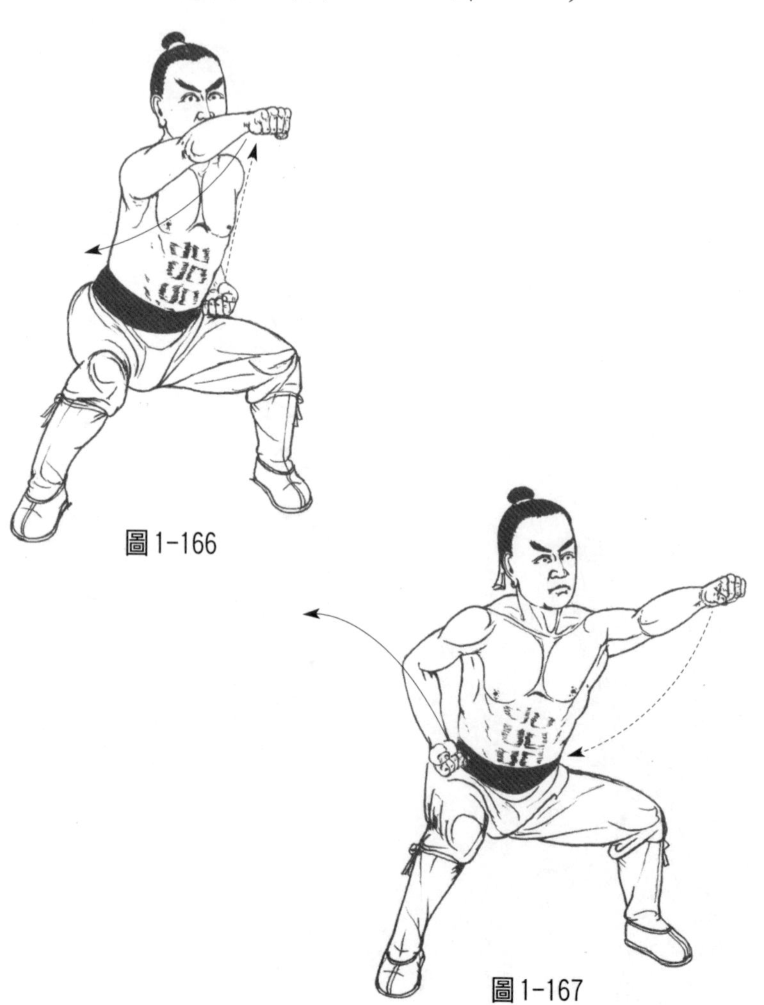
圖1-166

圖1-167

21. 聞「五」令：（馬勢，右拳右伸。）

與一八的「七」令相同。（圖 1-168）

22. 聞「六」令：（馬勢，左拳左伸。）

與一八的「八」令相同。（圖 1-169）

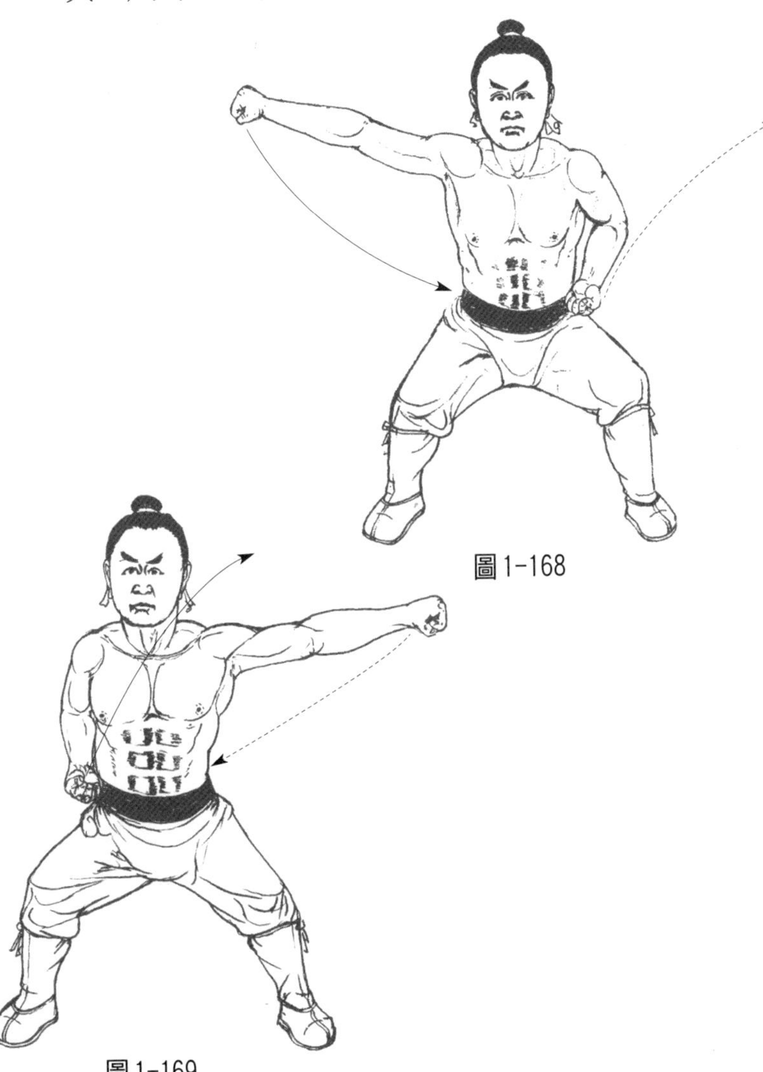

圖 1-168

圖 1-169

23. 聞「七」令：（馬勢，右拳前伸。）

與一八的「五」令相同。（圖1-170）

24. 聞「八」令：（馬勢，左拳前伸。）

與一八的「六」令相同。（圖1-171）

以上是三八動作的完。

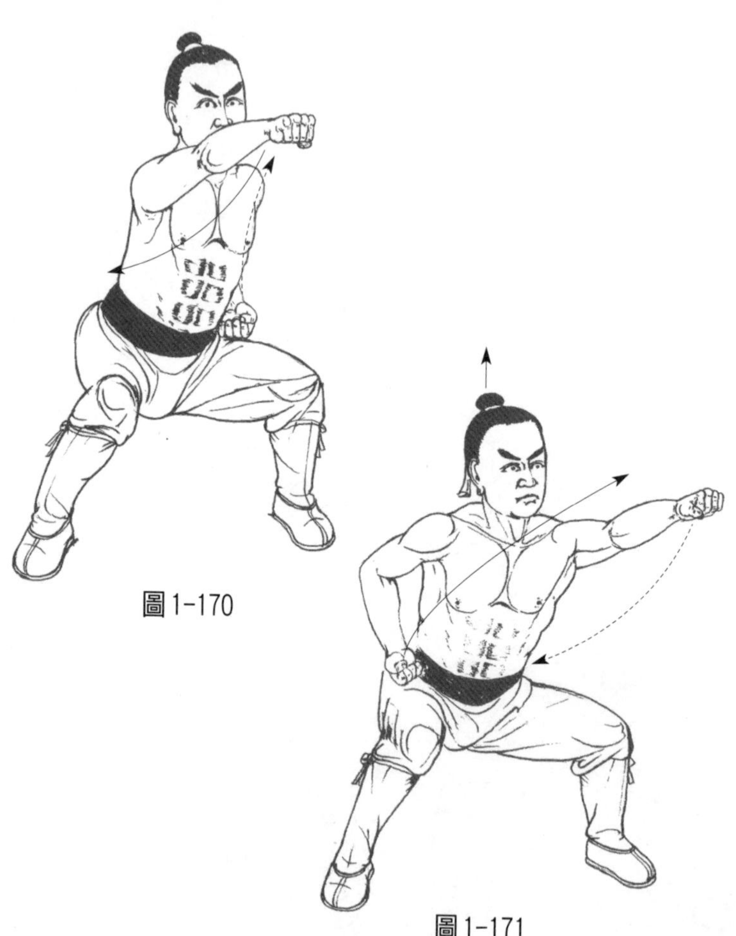

圖1-170

圖1-171

接下來做四八動作。

25. 聞「四」令：（大開立，右拳前伸。）

身體起立，兩膝伸直。右臂拳向前下平伸，拳背翻向上。左臂拳從左方收回到左腰間，拳背向下，引肘向後。目仍虎視前方。（圖 1-172）

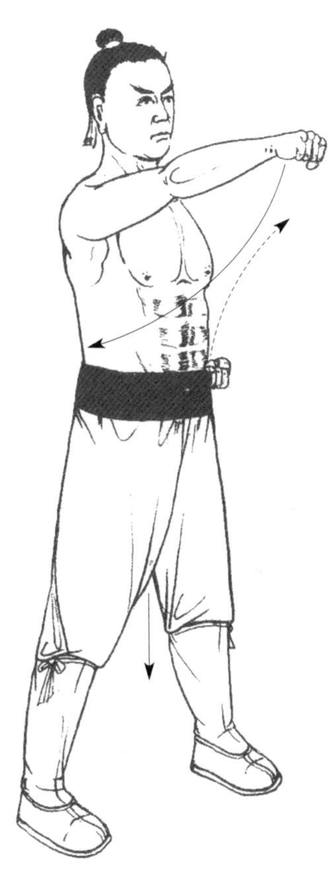

圖 1-172

26. 聞「二」令：（兩拳交換前伸屈一次，膝也屈伸一次。）

兩腿屈做騎馬勢。左臂拳向前平伸，拳背翻向上。右臂拳從前方收回到右腰間，拳背向下，引肘向後。（圖 1-173）

隨即還復。（圖 1-174）

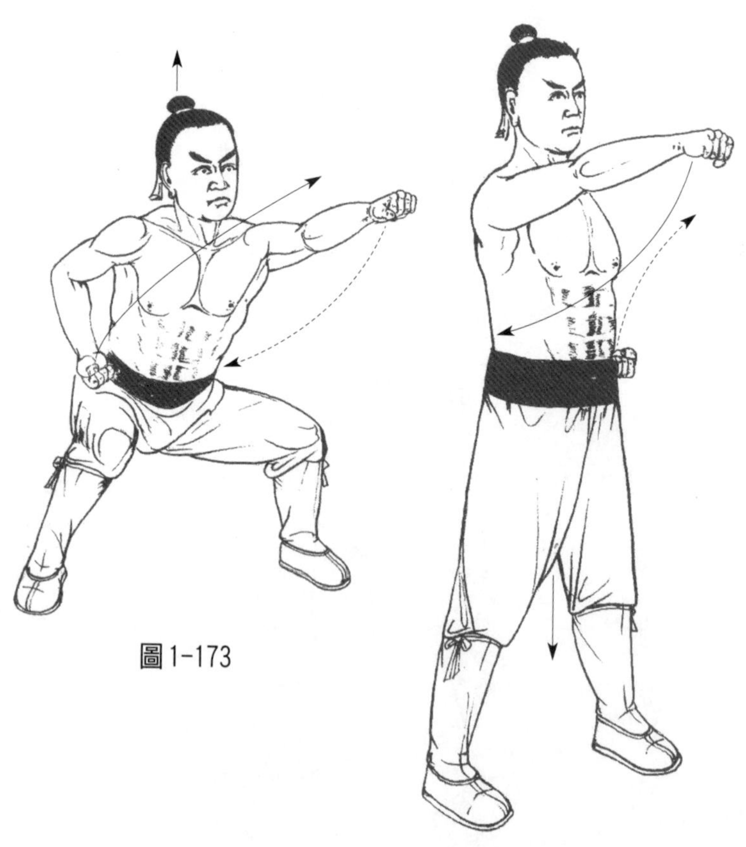

圖 1-173

圖 1-174

27. 聞「三」令：（兩拳再交換前伸屈一次，膝也再屈伸一次。）

與本八第二動的「二」令相同。（圖 1–175）

隨即還復。（圖 1–176）

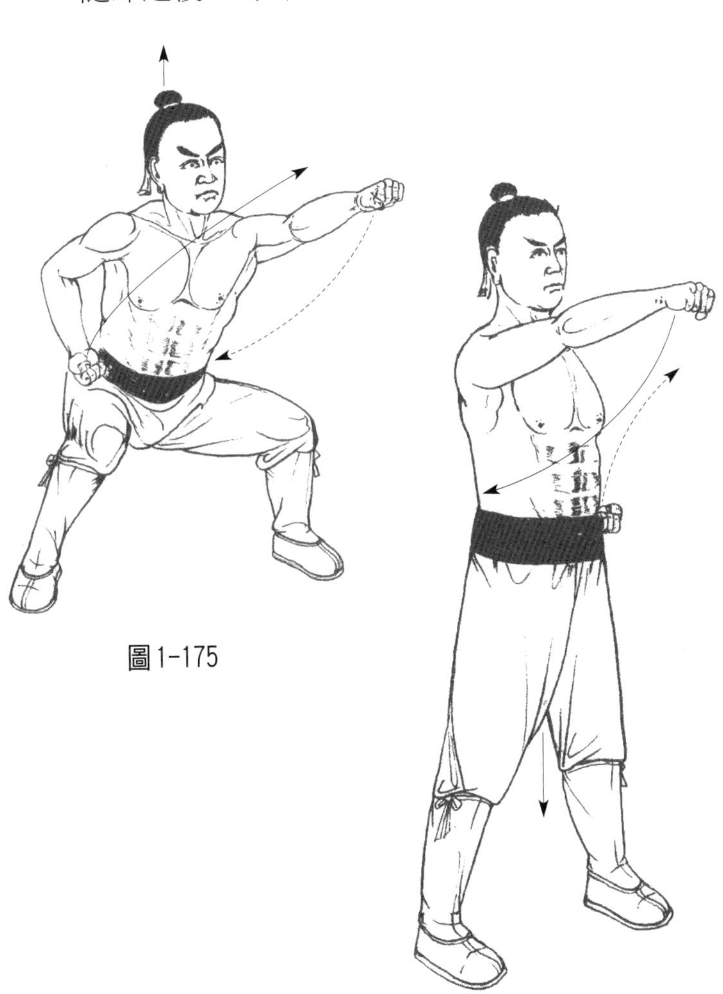

圖 1–175

圖 1–176

28. 聞「四」令：（馬勢，兩拳再交換前伸屈一次。）

兩臂拳的動作與本八第二動的「二」令相同。不過兩腿屈做騎馬勢，不再還復到本八第一動的「四」令的姿勢。（圖1-177、圖1-178）

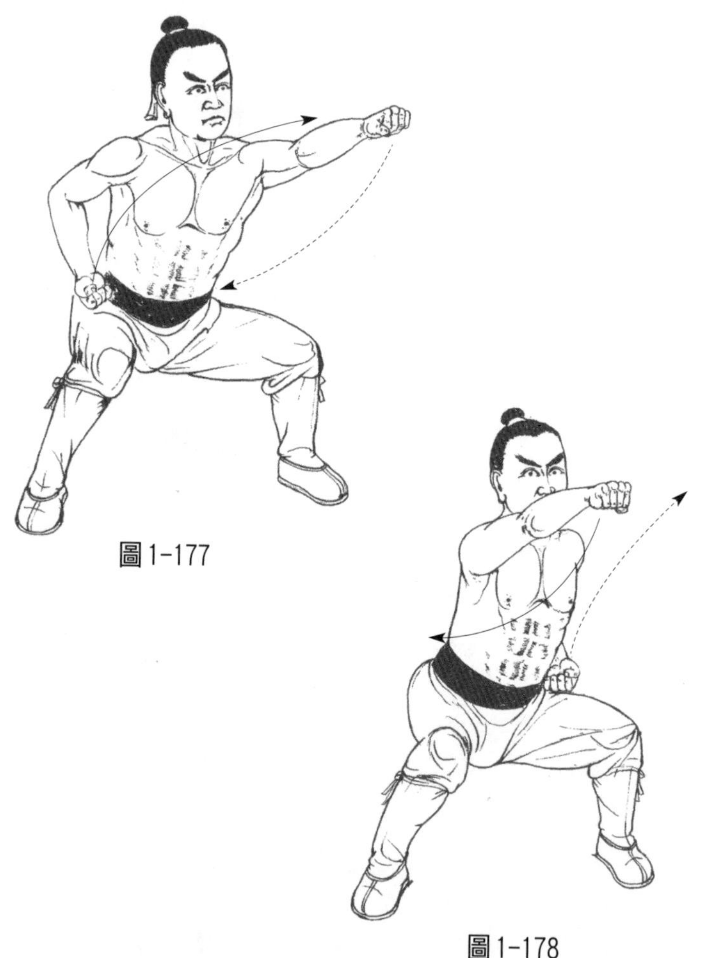

圖1-177

圖1-178

29. 聞「五」令：（馬勢，左拳左伸。）

與一八的「八」令相同。（圖1-179）

30. 聞「六」令：（馬勢，右拳右伸。）

與一八的「七」令相同。（圖1-180）

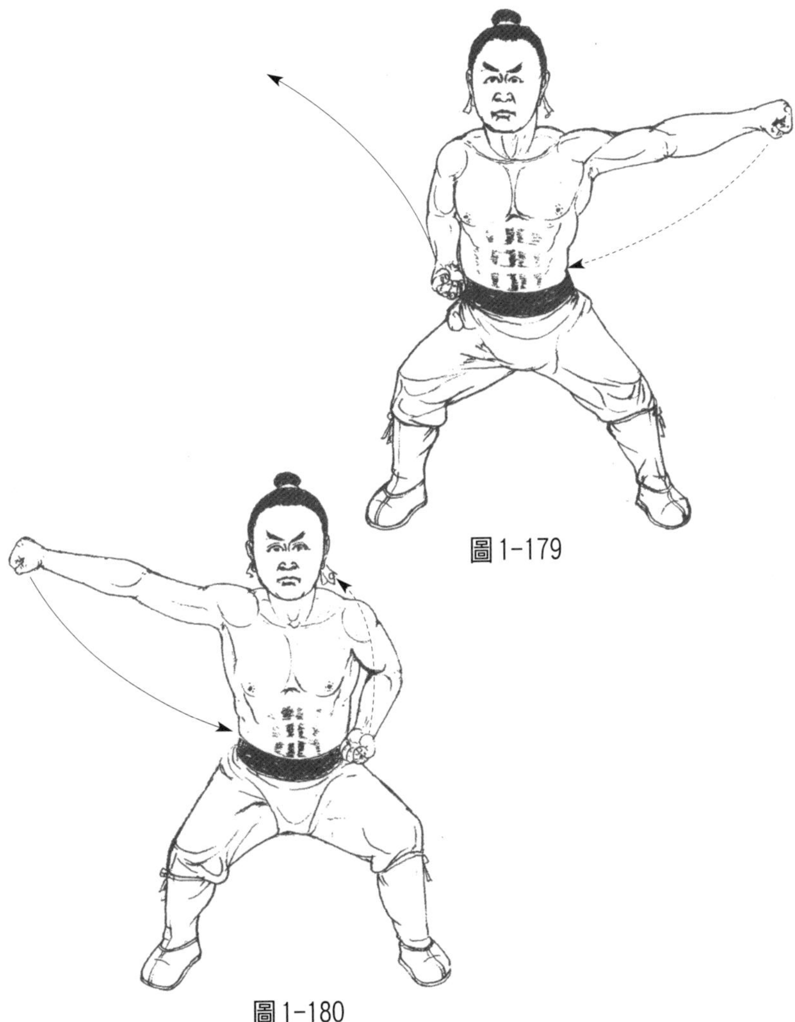

圖1-179

圖1-180

31. 聞「七」令：（馬勢，左拳前伸。）

與一八的「六」令相同。（圖1-181）

32. 聞「八」令：（馬勢，右拳前伸。）

與一八的「五」令相同。（圖1-182）

以上是四八動作的完。

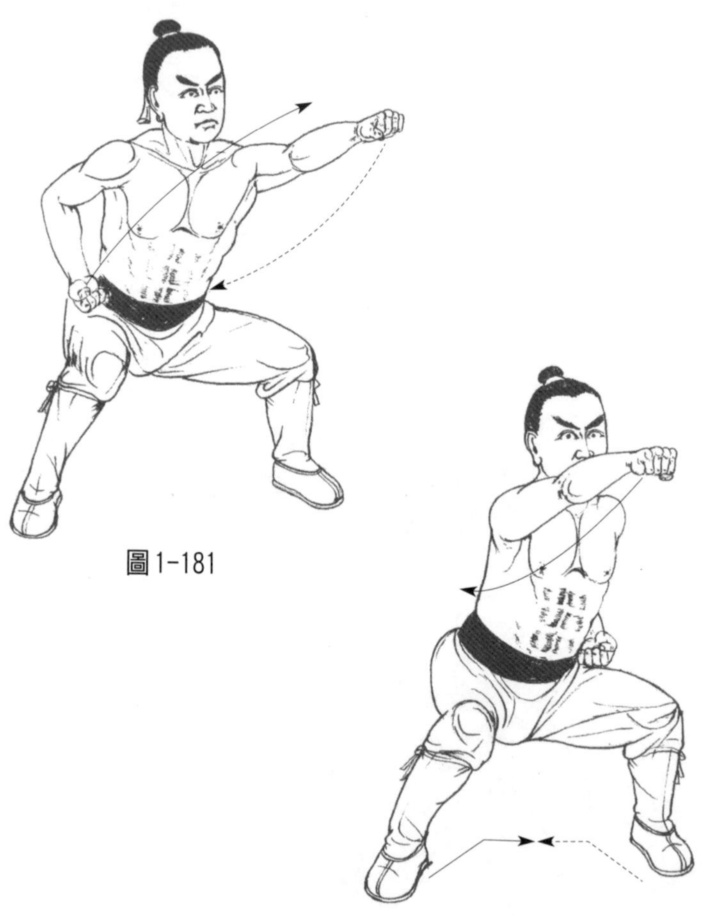

圖1-181

圖1-182

【要旨】

怒目注視，是鍛鍊目力的一法。所以練習本段的動作，皆應雙目圓睜，像虎目般的凶視，像金剛神像般的怒目，注視前方。呼吸宜照常，切勿將氣閉住。

【矯正】

伸拳與收拳，最緊要的是在用柔軟勁，切忌用剛勁猛力；臂的一伸一屈，快慢要平均。

拳伸出時，先拳掌向上，從肩膀的平線伸出，到臂將伸直時，拳掌隨即旋向下，在國術中名稱叫做「陰翻陽」。臂前伸時，肩勿隨前傾，頸直胸挺。

拳收回時，先將拳掌旋向上，引肘向後，拳收到腰間，小指緊貼在肋下。兩肩要平正，勿抬起。

【注意】

初練本段，先練兩臂屈在兩旁，拳放在腰間，怒目前視，兩膝屈做騎馬勢。次練一臂伸屈。練到姿勢正確，動作純熟，即可照法練習。

八、第八段錦：兩手攀足固腎腰

【術語】

「兩手攀足固腎腰」。

國醫方亮臣先生按：《醫經》稱腎為封藏之本，精之處也，蓋以腎為生殖系主宰；今知其為排泄器官。唯腰腎部位有生殖諸器官之繫著。兩手攀足，著力在腰；腰之活動，影響生殖系諸器官之發育，所謂固腎腰者，即殆指此耳。

【口令】

「兩手攀足固腎——腰。」

「一、二、三、四、五、六、七、八。」

「二、二、三、四、五、六、七、八。」

「三、二、三、四、五、六、七、八。」

「四、二、三、四、五、六、七、八。」

【練法】

聞「兩手攀足固腎——腰」令：(臂下垂，立正。)

承接上一段錦末一動「八」令的姿勢。身體起立，兩腳跳攏，膝直腿併，兩臂下垂，立正。（圖 1-183、圖 1-184）

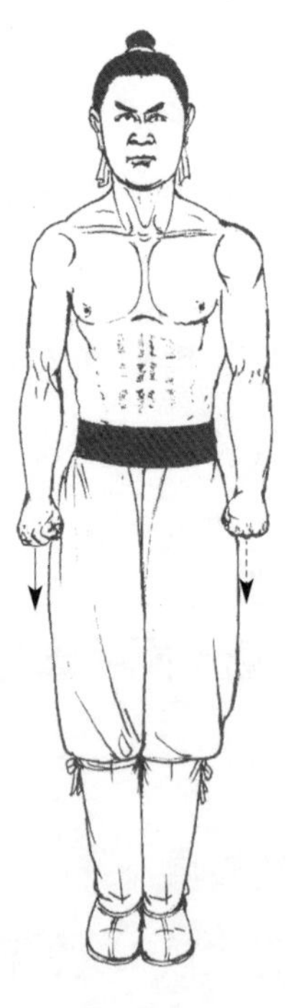

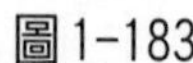

圖 1-183

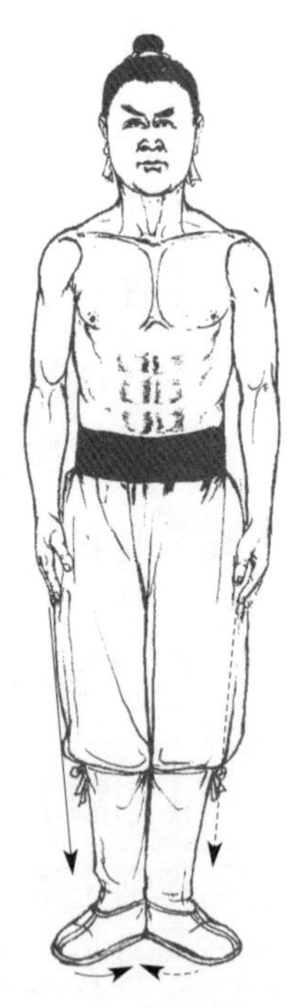

圖 1-184

1. 聞「一」令：（上體前屈擺動，兩手向小腿後伸動。）

上體向前深屈的部位上擺動，膝蓋挺直勿屈；兩臂跟隨上體下垂，從小腿的兩旁，儘量地向後伸動，掌心向上。（圖1－185、圖1－186）

頭略為抬起。（圖1－187）

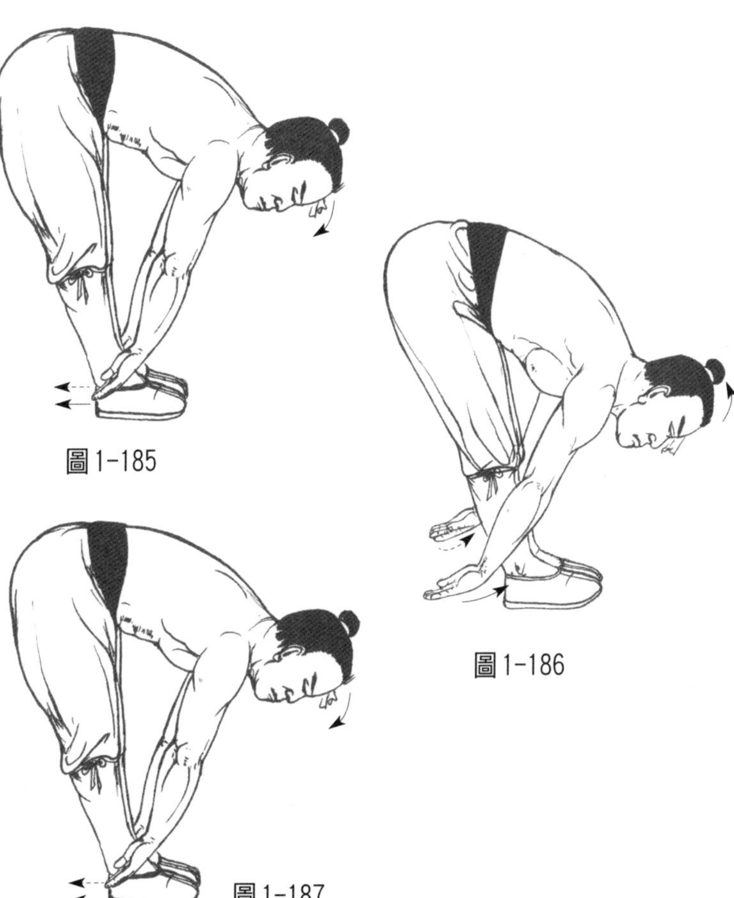

圖1－185

圖1－186

圖1－187

2. 聞「二」令：（上體再向前擺動，兩手再向小腿後伸動。）

與「一」令相同。（圖1–188、圖1–189）

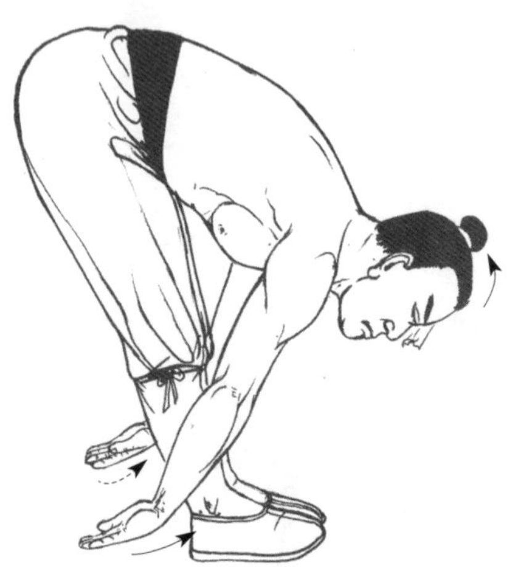

圖1–188

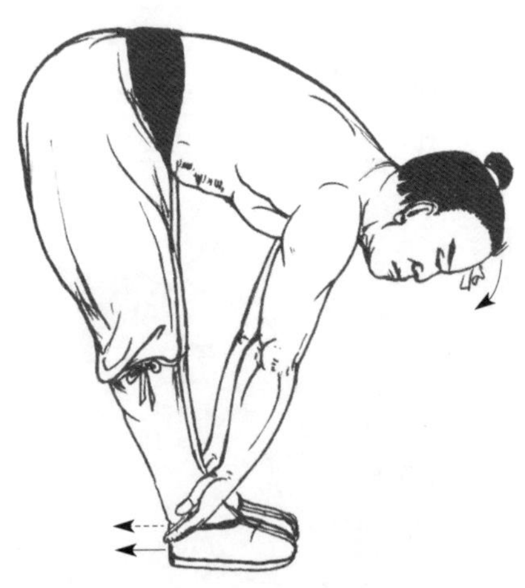

圖1–189

3. 聞「三」「四」令：（兩手攀住腳尖，上體再向前擺動兩次。）

兩腳尖略為翹起；兩手掌心向內，握住腳尖，虎口向前。上體再向前深屈的部位上擺動兩次。（圖1－190、圖1－191）

隨即還復。（圖1－192）

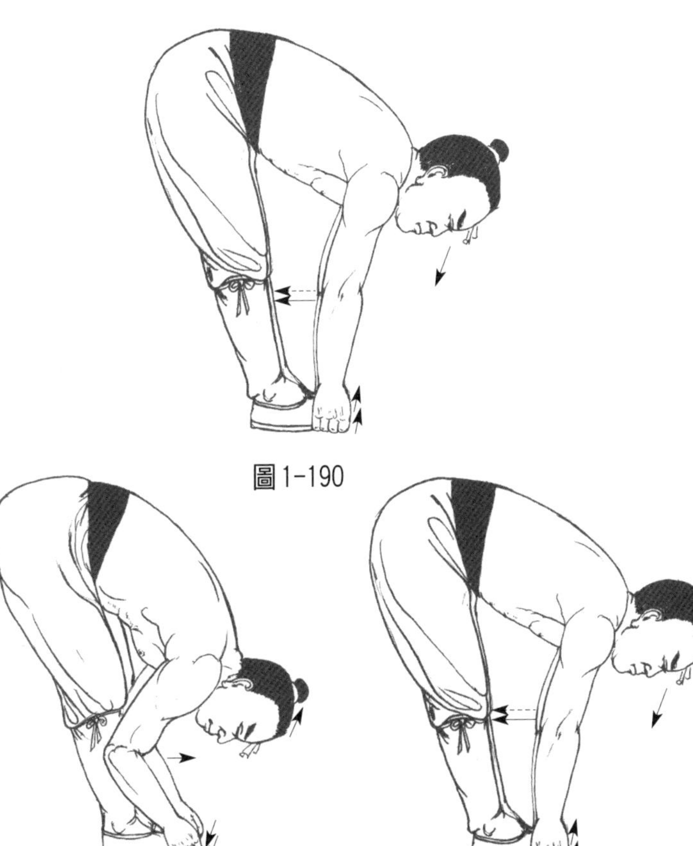

圖1－190

圖1－191

圖1－192

4. 聞「五」令：（兩手叉在背後，上體後屈擺動。）

兩手叉在背後，兩臂肘引向後。兩大拇指併緊向上，指尖抵住脊柱；兩小指邊相接觸，八指向下，指尖抵住臀部。上體照圖1-191，從前方起向後屈部位上擺動，頭隨體下，與胸部成弧形。（圖1-193、圖1-194）

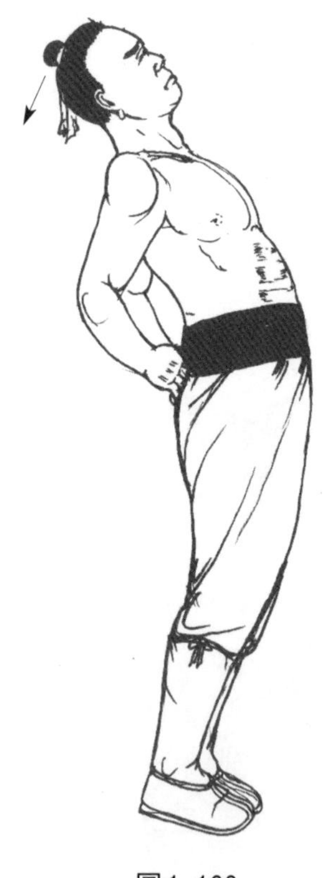

圖1-193

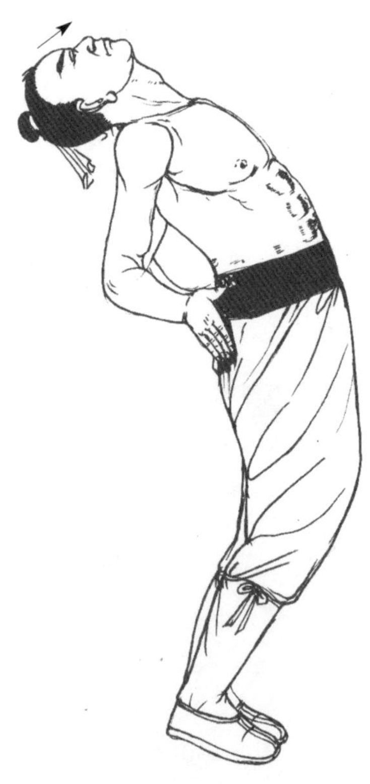

圖1-194

隨即還復。（圖 1-195）

5. 聞「六」「七」「八」令：（上體再向後擺動三次。）

與「五」令相同。（圖 1-196、圖 1-197）

連續做三次。以上是一八動作的完。

如法再練三次，完成四八的動作。

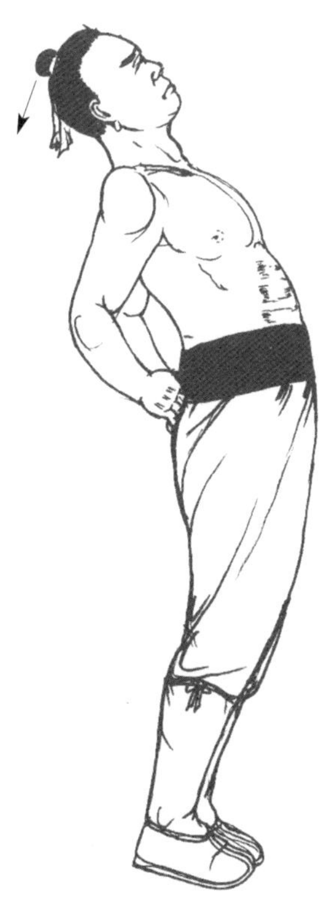
圖 1-195

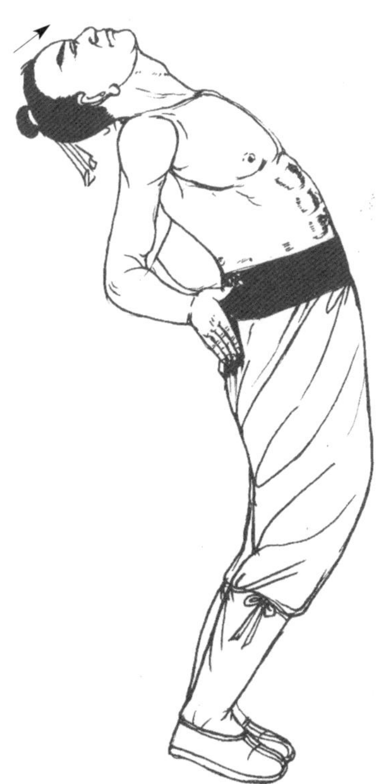
圖 1-196

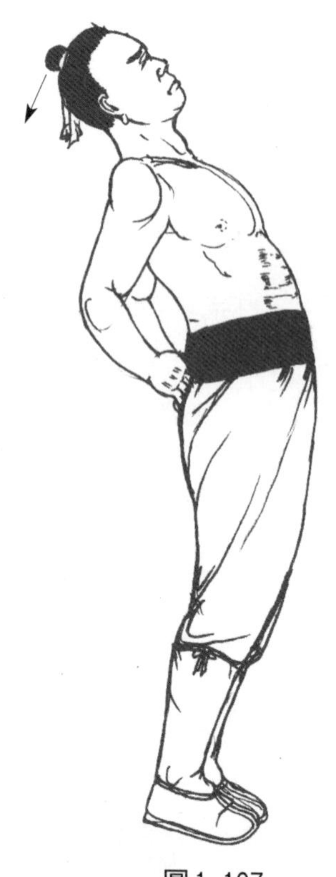

圖1-197

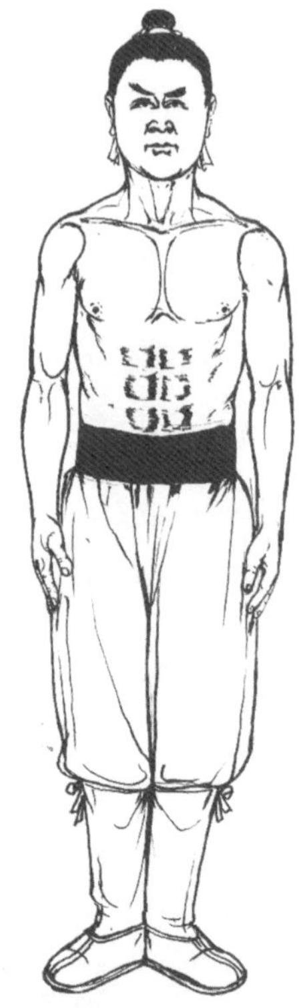

圖1-198

6. 聞「還——原」令：（立正。）

上體復正，兩臂下垂，立正，還復預備姿勢。（圖1-198）

然後，緩行數十步，再行深呼吸十數次。

【要旨】

本段的動作，在初練的時候，一定不能依照方法做得到的。因為平常人的兩膝關節，大都彎曲，膝彎韌帶缺少向上伸長的機會。所以上體前屈，膝蓋挺直，用手攀住腳尖，初學的人，是一件不容易做到的事。不過練習有久，不難如願，諺云：「若下工夫深，鐵杵磨成針。」

【矯正】

上體前屈，頭抬起，目注視腳尖前的二尺地面。兩手手心相對，虎口向前，握住腳尖。上體再向前屈動，兩肘尖引向側方。上體後屈，頭應當跟著上體向後，下頦縮緊，兩臂肘尖引向後。兩大拇指併合在上，抵住脊柱，幫助腹部向前凸出；小指邊併緊在一處，八指的指尖向下，抵住臀部，維持上體向後彎勢。

【注意】

初練本段，設如攀不到腳尖，不妨改為兩腳向左右分開一步立，兩手握著小腿；或者握著腳踝骨；或者用指尖觸地。不過膝蓋仍須挺直。

練習有久，腹部、腿部諸筋絡伸縮靈動，兩手自然能攀住腳尖。然後，兩腳的距離逐漸縮小，上體後屈。

初練時，用手撐在椅背上面，或者案桌邊沿上做，是亦維持後屈的一法。

第四節　八段錦互助練習法

「八段錦互助練習法」，比較練「鋼絲繩」與「彈簧啞鈴」，還要有興味。因為「鋼絲繩」「彈簧啞鈴」都是受物力來強引體力的，所以力弱的人，收效不易。八段錦互助練習法則否，是一種人與人彼此互助借力來練體力的，所以它的興味濃厚，良友相敘，興來共同練習，互證進步。

二人互練時，身材最好一般長短，使互助便利。二人者，一為操練員，一為助練員。每練過一段，兩相調換。助練員需要體會到操練員的體力，施以相當的柔勁來幫助和牽止操練員的動作，切忌任用猛力，致使操練員無力抵抗筋骨感覺苦痛，減少二人互練的興趣，失掉二人互練的效益。

【第一段】

助練員兩腳開立，靠近立在操練員的背後，兩手掌輕輕按在操練員的兩小臂的中段上面，用柔勁牽止操練員的兩臂向上舉起。

在「二」的時候，助練員握住操練員的脈腕，幫助操練員的兩掌心向上翻托和兩腳跟提起。

「三」至「六」，助練員用柔勁牽止操練員的兩掌心翻托，和兩腳跟放下提起。

「七」，助練員的兩手托住操練員的兩小臂，用柔勁牽止操練員兩臂從左右兩旁垂下。

「八」，助練員握住操練員的兩大臂，牽止兩腳跟落地。

【第二段】

助練員仍兩腳分開，靠近立在操練員的背後，兩手從操練員的肩上伸出，向前執住他的兩腕。

「一」至「四」，助練員隨著操練員蹲下和起立，幫助他向右開弓。

「五」至「八」，助練員上體略向前傾，幫助操練員做左右開弓。

【第三段】

操練員併腳立在操練員的背後，雙手執住操練員的雙手，四指貼在他的掌心上，大拇指貼在他的掌背上，幫助他彎腕。

「一」，助練員提起腳跟，右手仍執住操練員的右手，幫助他向上托起，左手執住操練員的左手向下按。

「二」至「四」，助練員腳跟落地和提起，兩手執住操練員的手掌，牽止他兩臂屈伸。

「五」至「八」，助練員幫助操練員的兩臂交換上舉和下垂。

【第四段】

「一……八」和「三……八」的首四動作，助練員開腳立在操練員的右旁邊，右手執住操練員的左手掌心，同第三段勢，左手執住右手，牽止和幫助操練員的兩掌向前後推出和交叉在胸前。

「五」至「八」，助練員立在操練員的背後，兩手執住操練員的兩大臂的上段，在操練員頭向側轉時，幫助他挺胸。

「二……八」和「四……八」的首四動作，助練員立在操練員的左旁邊，「與一……八」和「二……八」相反行之。

【第五段】

助練員開腳立在操練員的背後，左腳或者右腳向前抵近操練員的尾骨。

「一」至「四」，用右手托在操練員的右脅下，左手按在操練員的左大臂上，幫助操練員的上體向右屈的部位上擺動。

「五」，助練員攀住操練員的兩肩，幫助他上體向後屈，用膝蓋抵住操練員的臀部，以防他向後倒下。

「六」和「一」相反。

「七」，助練員上體略向前傾，兩手按在操練員的背上，幫助他上體向前屈。

【第六段】

助練員開腳立在操練員的背後，雙手執住操練員的兩大臂，幫助他向上跳起。

【第七段】

助練法與第二段相同，不過操練員拳向前伸時，助練員仍舊執住操練員的小臂，上體向前傾，幫助他拳向前伸和屈在腰旁。

【第八段】

助練員立在操練員的右旁邊，或者左旁邊，右（左）手按在操練員的背上，左（右）手從操練員的脅下伸出，托住操練員的胸膛，幫助操練員上體向前屈的部位上擺動。

操練員上體向後屈時，助練員用（左）手托住操練員的背上，左（右）手從操練員的脅下伸出，托住操練員的胸膛，幫助操練員上體向前屈的部位上擺動。

操練員上體向後屈時，助練員用（左）手托住操練員的背部，左（右）手輕按操練員的胸的上部，幫助上體向後屈的部位上擺動。

第二章
王懷琪簡易八段錦

南宋洪邁《夷堅志》曰：「政和七年，李似矩為起居郎……常以夜半時起坐，噓吸按摩，行所謂八段錦者。」說明八段錦在北宋已流傳於世，並有坐勢和立勢之分。

王懷琪，字思梅，生於1892年，江蘇吳縣人；著名體育教育家，一生著作近百。他精於民族傳統體育，非常擅長發掘中國體育遺產。他悉心研究《八段錦》《五禽戲》《易筋經》等古籍，以近代體育觀點加以整理，完成了多套具有民族特色的健身功法；八段錦即屬其中精品。

王懷琪八段錦，由於格式新穎，易於學習掌握，很受社會歡迎。先在上海進行推廣，漸漸傳習全國，並付刊印行，影響很大。

鑒於「王懷琪高級八段錦」動作較多，練法複雜，故今取精用宏，刪繁就簡，試行簡化，名為「王懷琪簡易八段錦」。

第一節　兩手擎天理三焦（一段錦）

1. 兩腿挺直併緊，腳跟靠近立正，腳尖向外張開，如「人」字形。兩臂取自然姿勢，垂在身旁，肩向後引，兩掌心附在兩大腿旁。目平視前方。呼吸自然。（圖2-1）

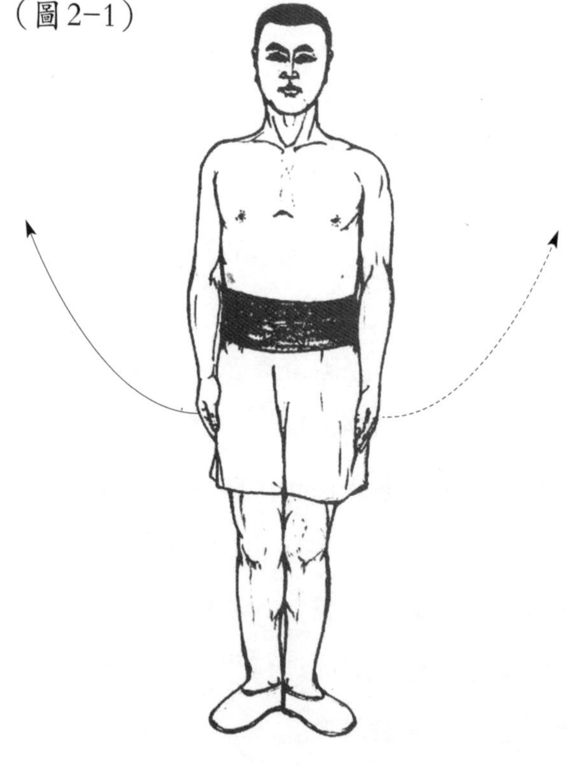

圖2-1

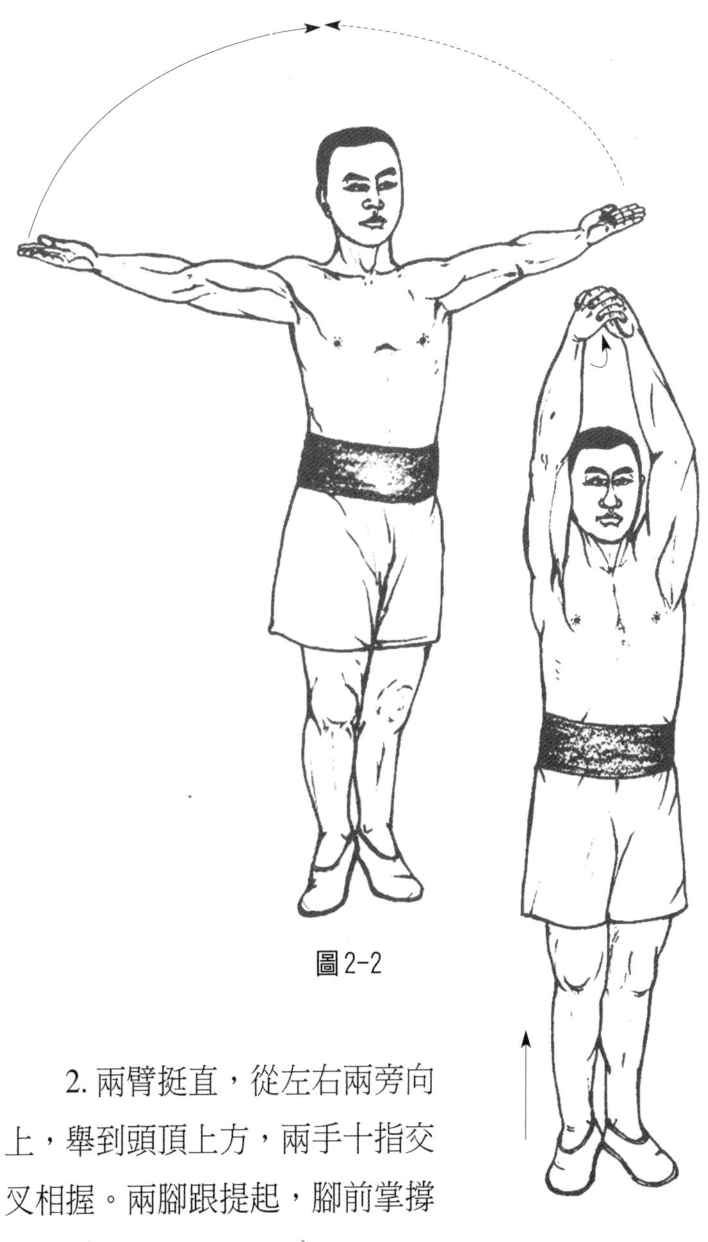
圖2-2

2. 兩臂挺直，從左右兩旁向上，舉到頭頂上方，兩手十指交叉相握。兩腳跟提起，腳前掌撐地。（圖2-2、圖2-3）

圖2-3

3.翻轉掌心向上托舉，臂肘儘量挺直。同時，兩腳跟儘量提起。（圖2-4）

4. 兩臂肘屈，引肘尖向側，翻轉掌心向下，輕輕按著頭頂。兩腳跟輕輕落地。（圖2-5）

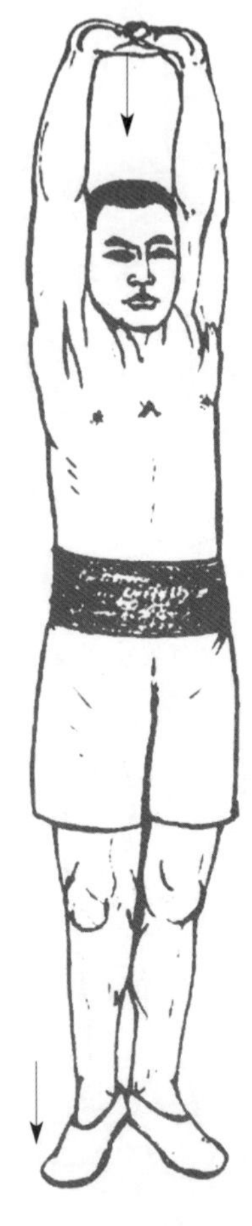

圖2-4

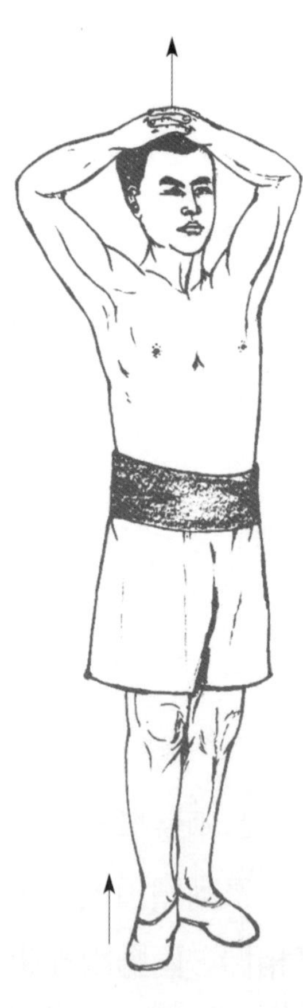

圖2-5

5. 再翻轉兩掌，伸臂向上托舉。腳跟隨之提起。（圖2-6）

如法練習，次數自定。

按：簡化練法，簡便易學，且每段獨立，如不想一次全練八段，故亦可單選某一段，或某幾段，反覆多次練習，更利操作。

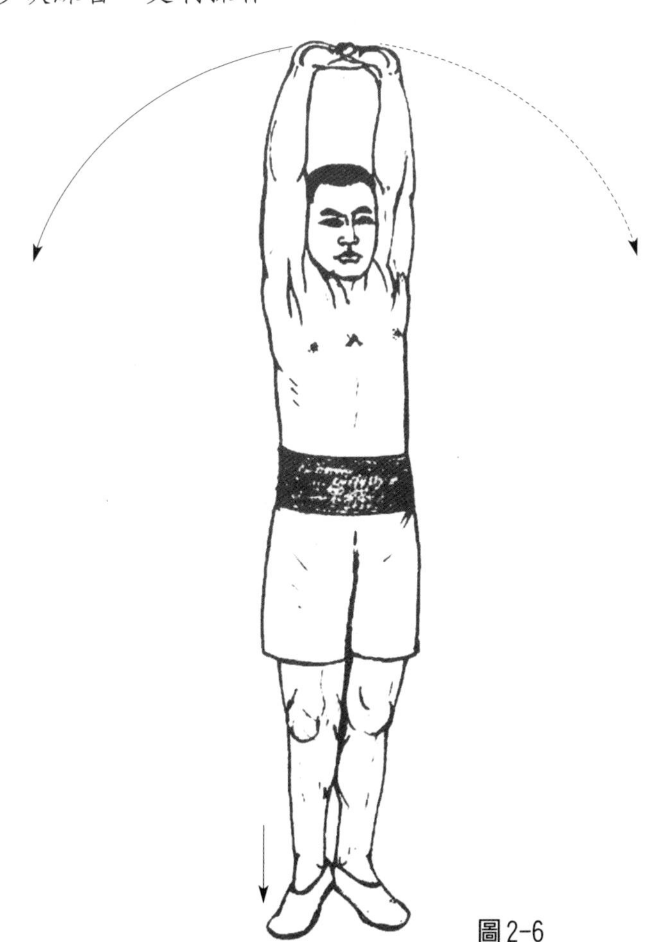
圖2-6

6. 十指放開，掌心向下，兩臂從左右下垂，掌心附在兩大腿旁。腳跟仍提起不動，胸膛挺出。（圖2–7、圖2–8）

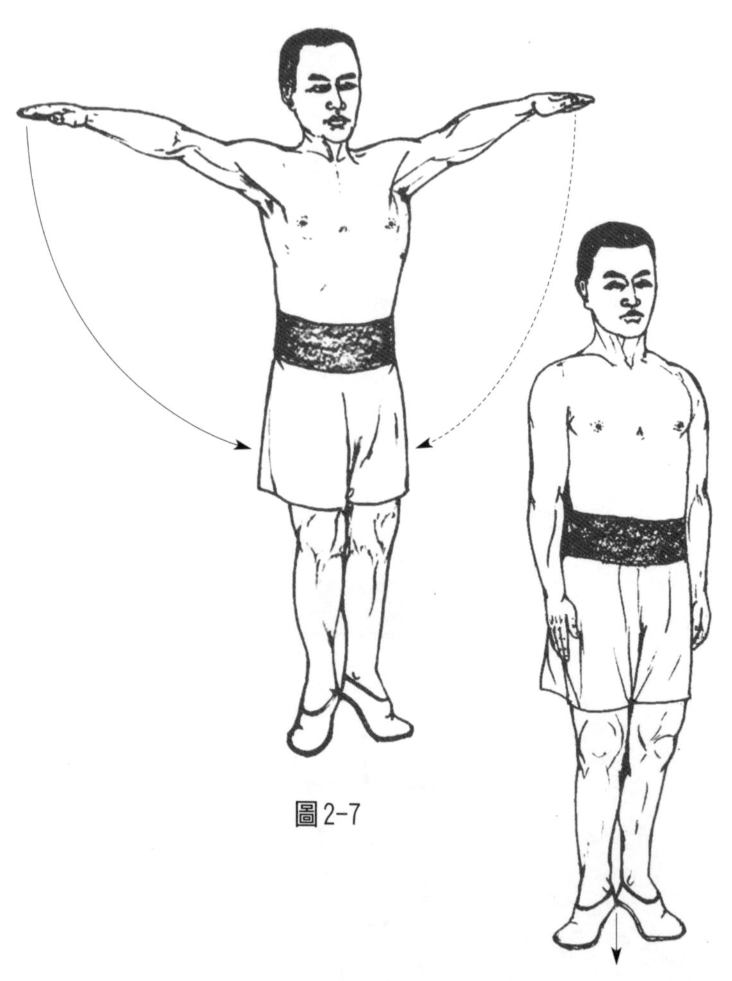

圖2–7

圖2–8

第二節　左右彎弓似射鵰（二段錦）

1. 兩腳併步，正身直立，兩臂下垂於體側，兩掌心貼於大腿外側。目視前方。（圖2-9）

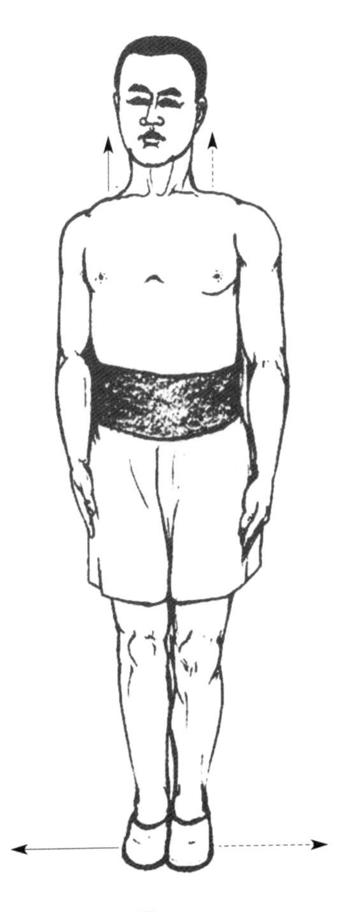

圖2-9

2. 兩腳向左右跳開一大步，間距比肩部約寬，腳尖向正前方。兩大臂向左右平舉，小臂屈在大臂前，右手五指用力張開，彎曲第一、二兩指節，像抓住鐵球的模樣，掌心向右，虎口向上，仿做執住弓弦狀；左手握拳，食指向上翹起，大拇指貼附在中指上，仿做推住弓背狀。目注視左手食指。（圖 2-10）

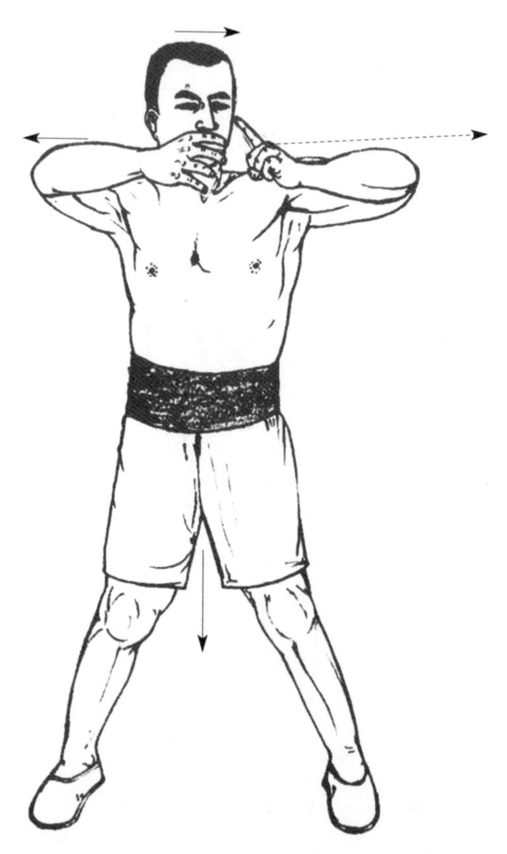

圖2-10

3. 兩腿屈膝成馬步，上體正直。左拳心向左，從肩的平線向左推出，臂伸直，仿做推住弓背向左張開狀；右手握拳，拳背向前，仿做執住弓弦拉開勢，臂肘儘量地向右側挺出，使胸膛展開。頭隨左拳向左轉，目注左手食指。（圖2-11）

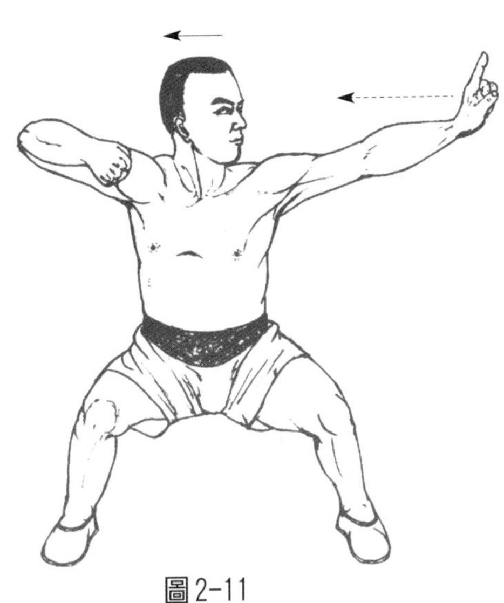

圖2-11

圖2-12

4. 左拳五指張開，左臂從左經前方向左胸前收回。（圖2-12）

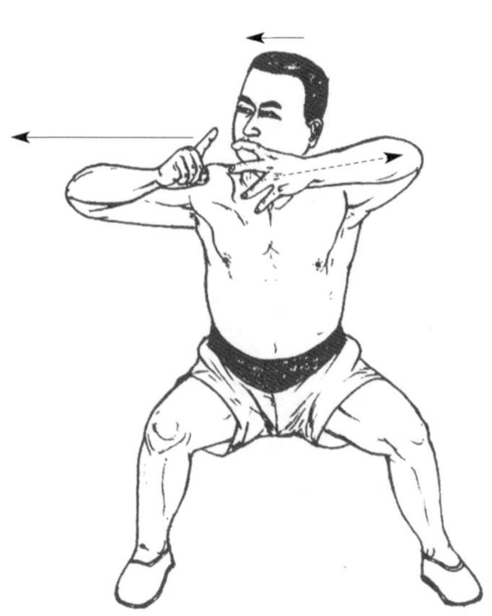

圖2-13

5. 左大臂還復到左平舉的部位，小臂平屈在大臂前，臂肘儘量地向左側挺出，使胸膛開展；右拳食指向上翹起，大拇指貼附在中指上。頭略向前傾，目注視右手食指。（圖2-13）

6. 然後，右拳心向右，從肩的平線上向右推出，臂也伸直，仿做推弓狀。頭隨右拳向右轉，目注視右手食指。（圖2-14）

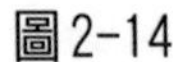

圖2-14

7. 右拳五指張開，右臂從右經前方向右胸前收回。（圖 2-15）

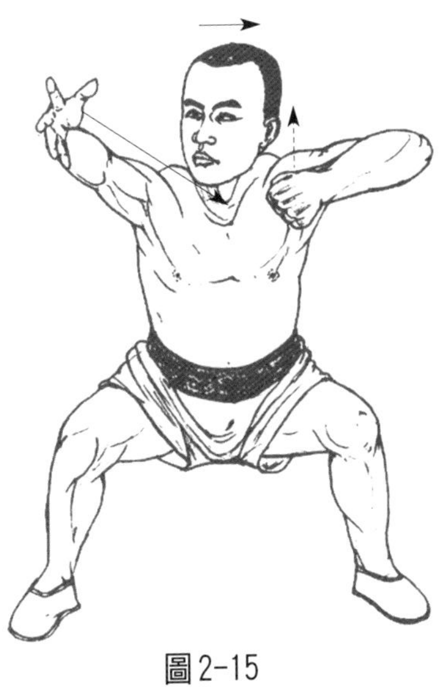
圖 2-15

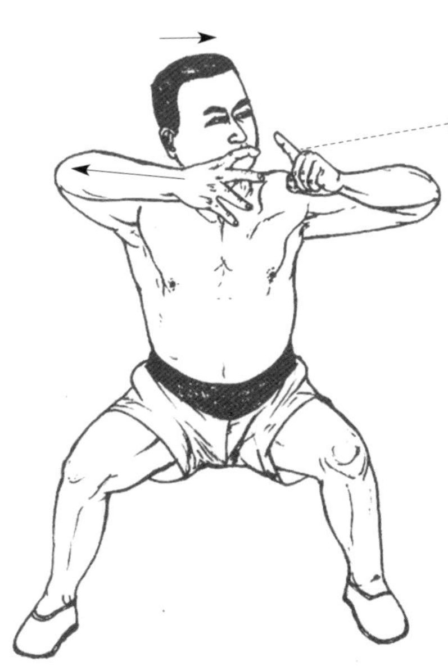
圖 2-16

8. 右大臂還復到右平舉的部位，小臂屈在大臂前；左拳食指向上翹起，大拇指貼附在中指上。頭略前傾，目注視左手食指。（圖 2-16）

9. 左拳心向左，從肩的平線向左推出，臂伸直，仿做推住弓背向左張開狀；右手握拳，拳背向前，仿做執住弓弦拉開勢，臂肘儘量向右側挺出，使胸膛展開。頭隨左拳向左轉，目注左手食指。（圖 2-17）

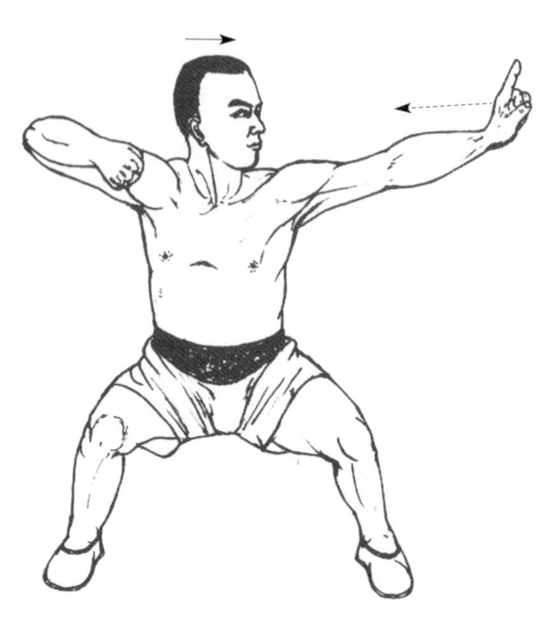

10. 兩膝伸直，將身起立。左拳五指張開，第一、二指節彎曲，臂從左側經前方收回，大臂還復到左平舉的部位，小臂平屈在大臂前；右拳食指向上翹起，大拇指貼附在中指上。頭略前傾，目注視右手食指。（圖 2-18）

一左一右為一遍，練習遍數自定。

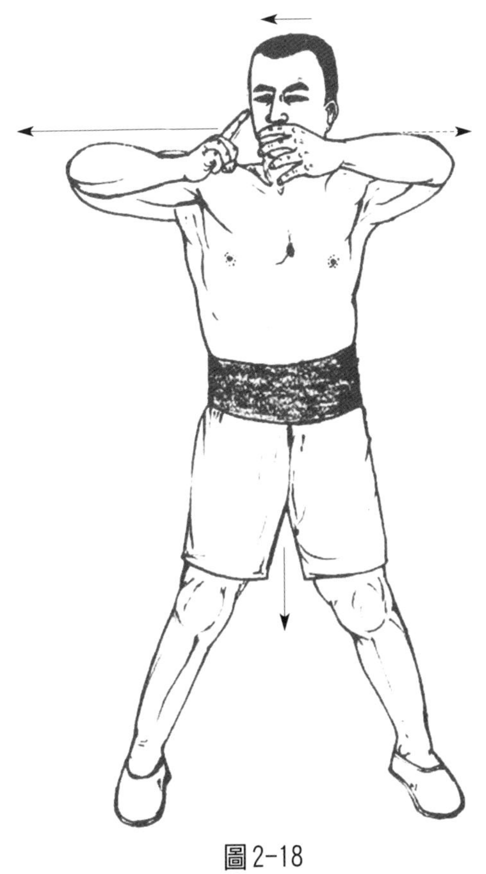

圖2-18

第三節　調理脾胃單舉手（三段錦）

1. 併步正身直立，兩臂垂在身體兩旁，手指併緊，掌尖翹起向前，與小臂成九十度的直角，掌心向下，大拇指貼附在大腿旁。（圖2-19）

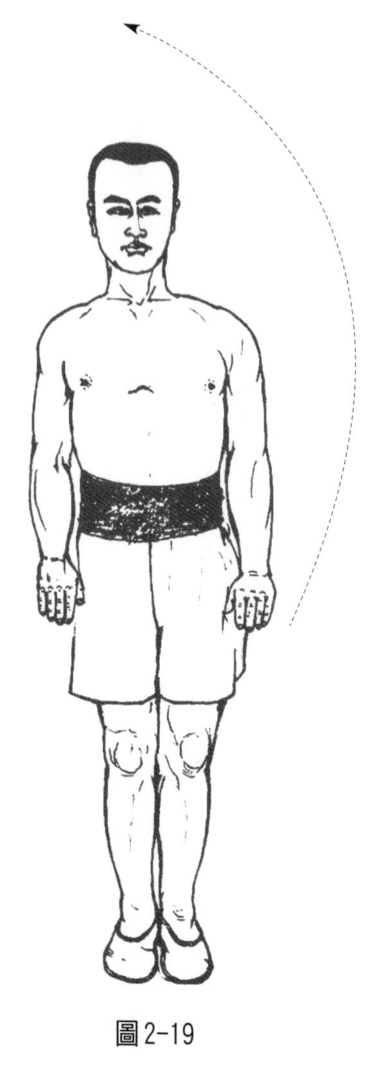
圖 2-19

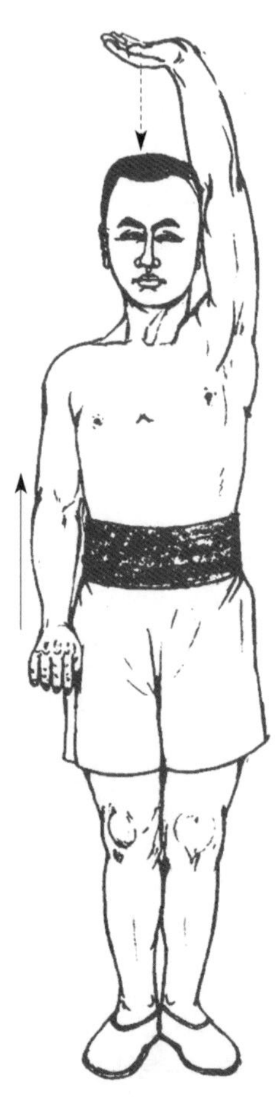
圖 2-20

2. 左臂從左旁向上高舉，五指併緊，指尖向右；右臂不動，仍垂在身體右旁。（圖 2-20）

3. 兩掌保持原狀，兩臂肘引向側屈，左臂屈到掌背貼近頭頂，右臂屈到手背貼近脅下。（圖 2–21）

4. 隨即兩臂挺直，上托下按。（圖 2–22）

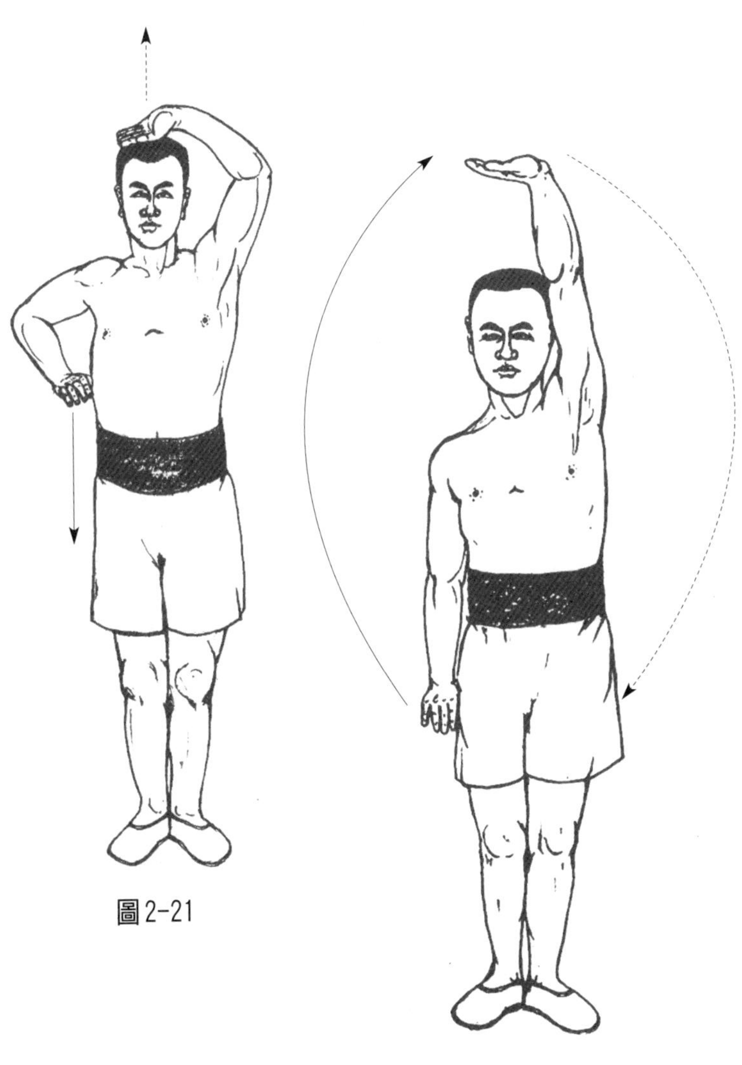

圖 2–21

圖 2–22

5. 左臂從左旁下垂，掌心向下，掌尖向前，大拇指緊貼在左大腿旁；同時，右臂從右旁向上高舉，掌心向上，掌尖向左。目視前方。（圖 2-23）

6. 兩掌屈伸一次後，兩掌仍舊保持原狀，兩臂肘引向側屈，右臂屈到手背貼近頭頂，左臂屈到手背貼近脅下。（圖 2-24）

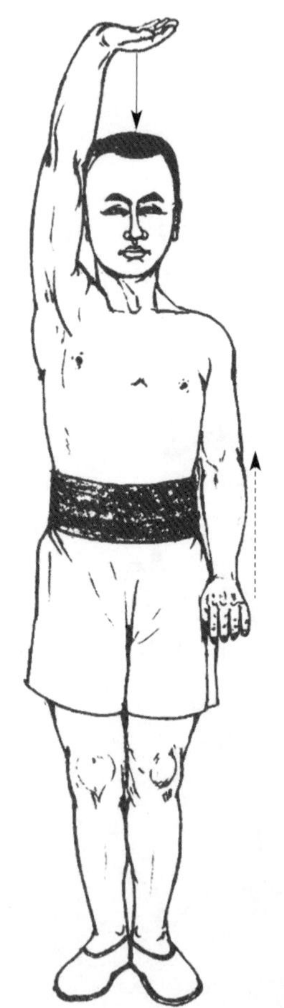

圖2-23

圖2-24

7. 隨即兩臂挺直，上托下按。（圖 2-25）

8. 左臂不動；右臂從右旁下垂，掌心向下，掌尖向前，大拇指緊貼在左大腿旁，還原成立正勢。（圖 2-26）

上托下按左右為一遍，練習遍數自定。

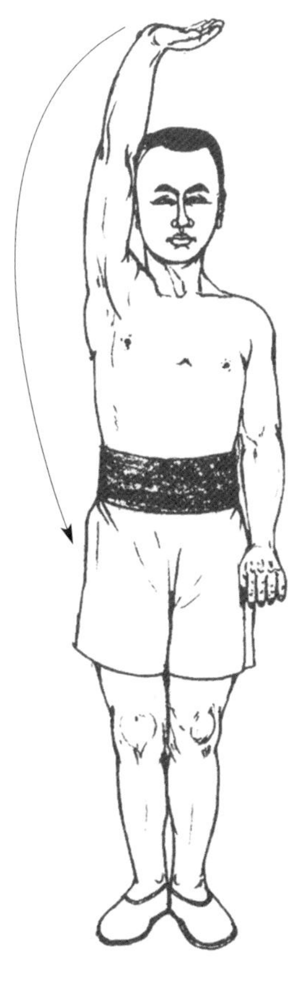
圖 2-25

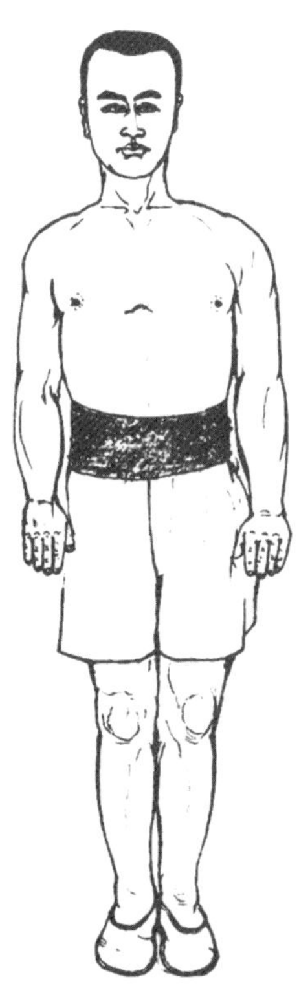
圖 2-26

第四節　五勞七傷望後瞧（四段錦）

1. 承接上勢。兩臂屈在胸前，右手掌心正對面部，相距尺許，像照鏡子模樣；左掌在右掌背的外面，相距寸許。兩掌成交叉形。（圖 2-27）

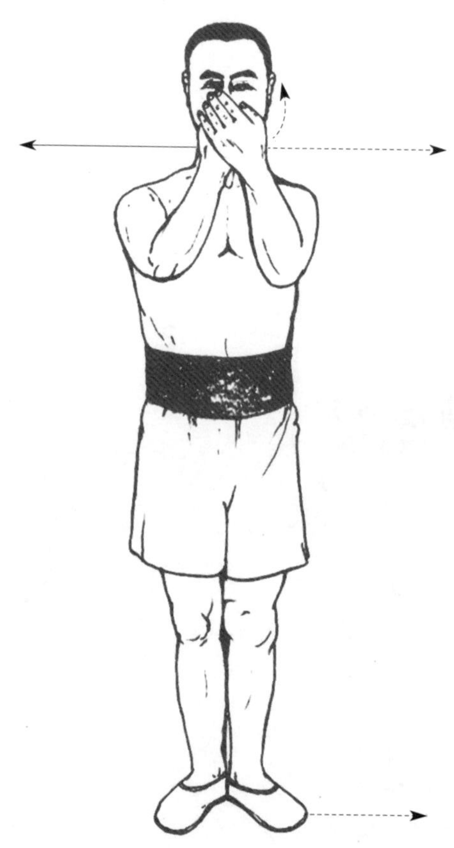

圖2-27

2.左腳向左側分開一步，兩腳的距離與肩同寬。上體轉向左方，左手豎掌向後平肩推出，右手豎掌向前平肩推出，兩臂成一直線。頭隨左掌向左轉，目注視左手背。（圖2-28）

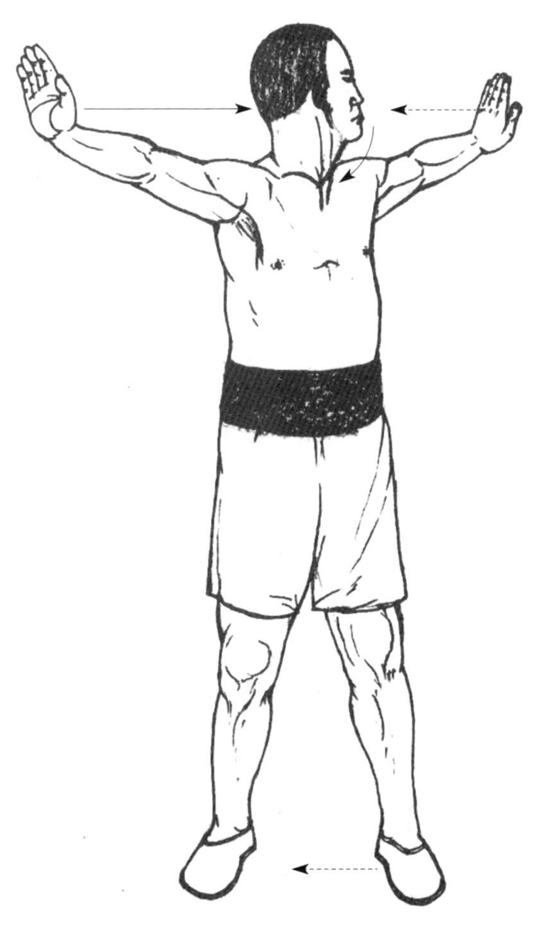

圖2-28

3. 左腳收回，雙腳併攏，上體及頭復正。兩臂屈在胸旁，左掌心正對面部，相距尺許，像照鏡子模樣；右掌在左掌背的外面，相距寸許，兩掌成交叉形。（圖 2-29）

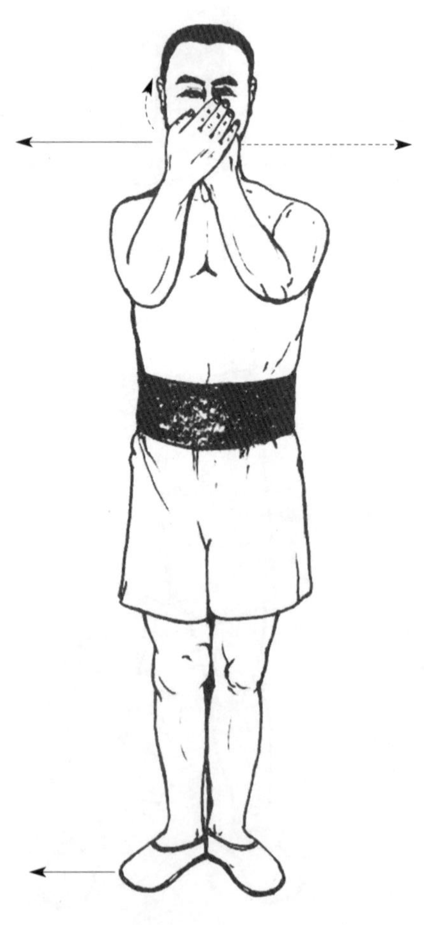

圖 2-29

4. 然後，右腳向右側分開一步，兩腳的距離與肩等寬。上體向右轉，右手豎掌向後平肩推出，左手豎掌向前平肩推出，兩臂成一直線。頭向右轉，目注視右手背。（圖 2-30）

5. 左腳收回，雙腳併攏，上體及頭復正。兩臂下垂，兩手掌心緊貼在兩大腿旁，兩肩引向後，胸部挺出。頭慢慢地儘量轉向左方，目視左後方。（圖 2-31）

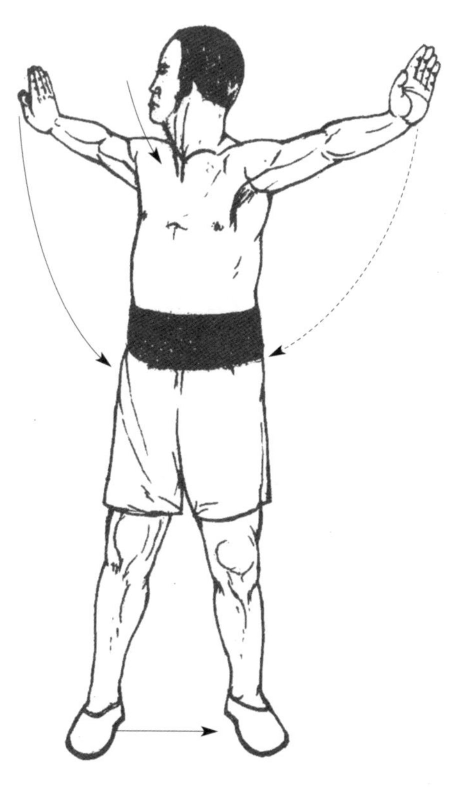

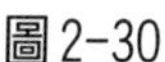

圖 2-30

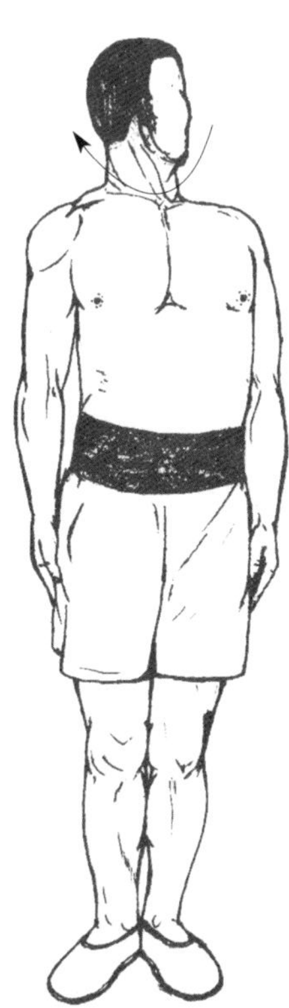

圖 2-31

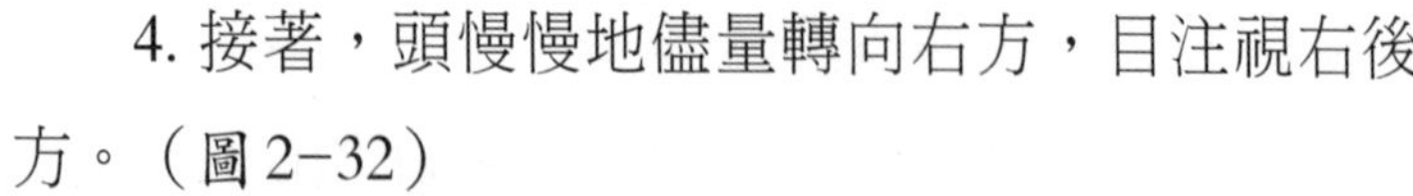

4. 接著，頭慢慢地儘量轉向右方，目注視右後方。（圖 2–32）

5. 上體及頭復正。目視前方。（圖 2–33）

上述動作為一遍，練習遍數自定。

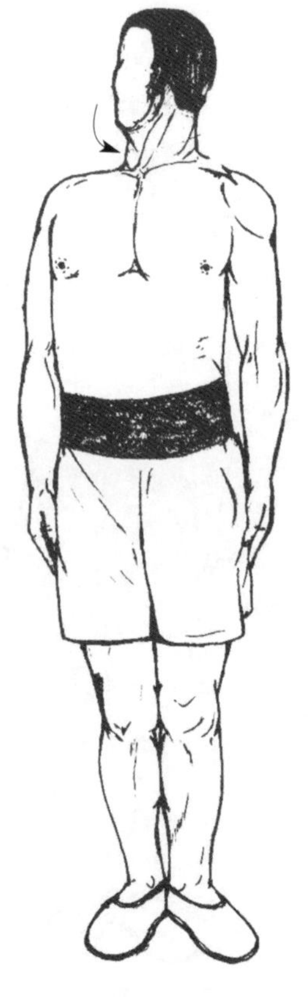

圖2–32

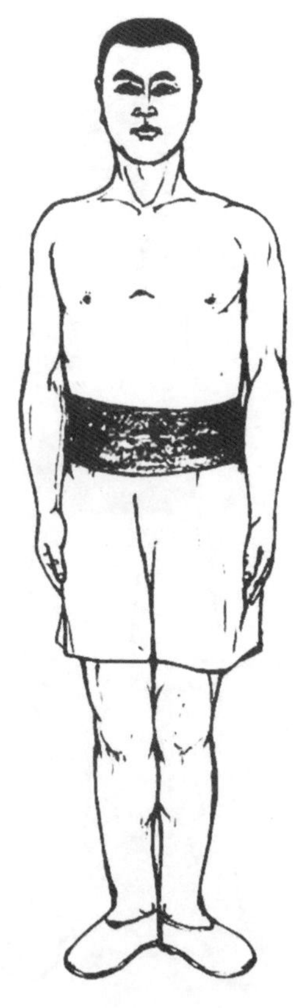

圖2–33

第五節　搖頭擺尾去心火（五段錦）

1. 接上勢。兩腳向左右跳開一大步，屈膝蹲成馬步。兩掌扶在兩膝蓋上，虎口向內。目視前方。（圖 2-34）

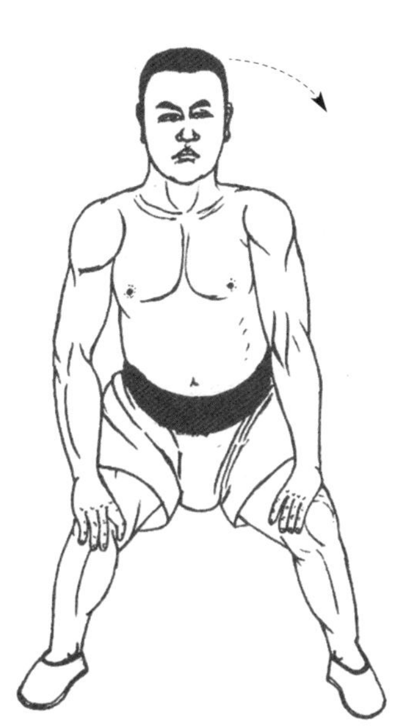

圖 2-34

2. 左臂彎曲，肘尖向左下壓；右臂挺直，上體及頭向左深屈，臀部略向右擺。（圖 2-35）

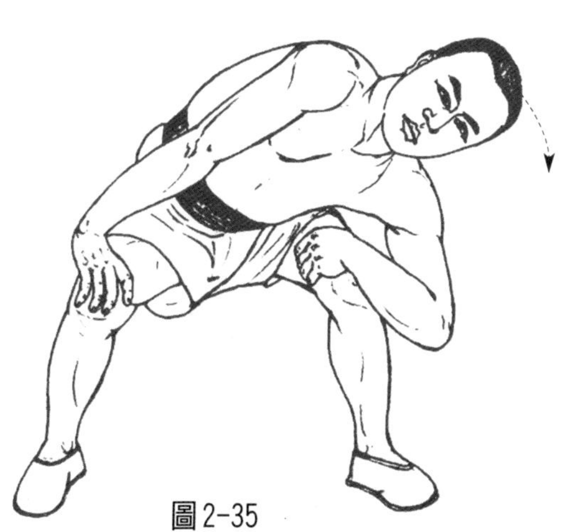

圖 2-35

3. 馬步不變，左臂肘用力向左下壓，右臂用力推，上體及頭同時向左下擺動，臀部向右擺動。（圖2-36）

4. 上體及頭部從左繞向後仰，臀部復原，兩臂肘挺直，幫助上體後屈。（圖2-37）

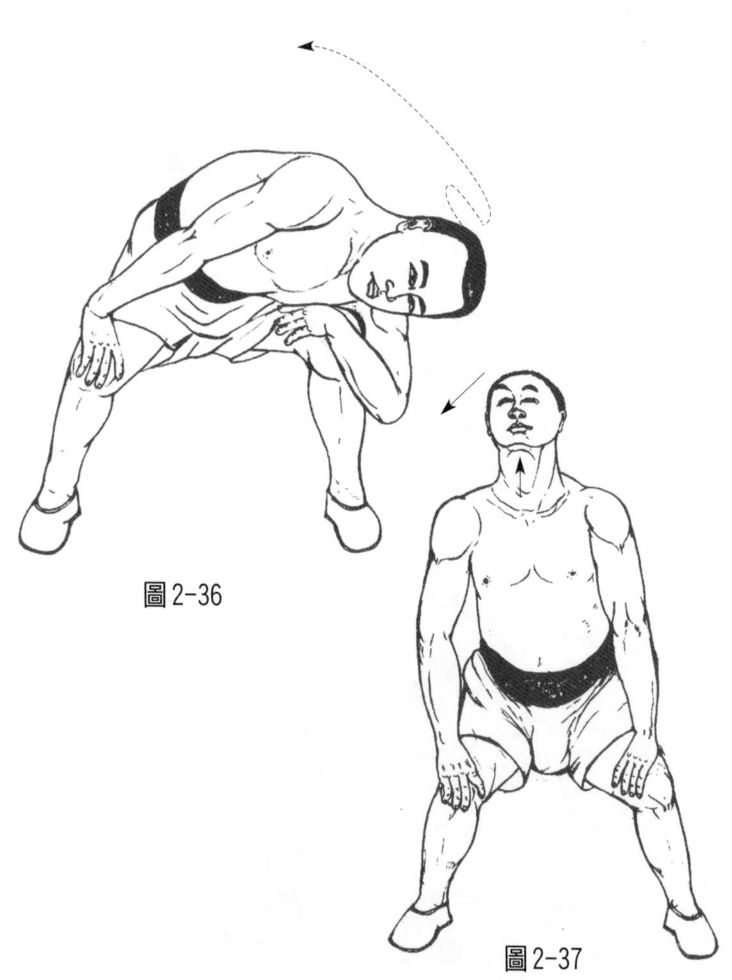

圖2-36

圖2-37

5. 接著，上體及頭部從後繞向右深屈，與左側練法相同，唯方向相反。（圖 2−38～圖 2−40）

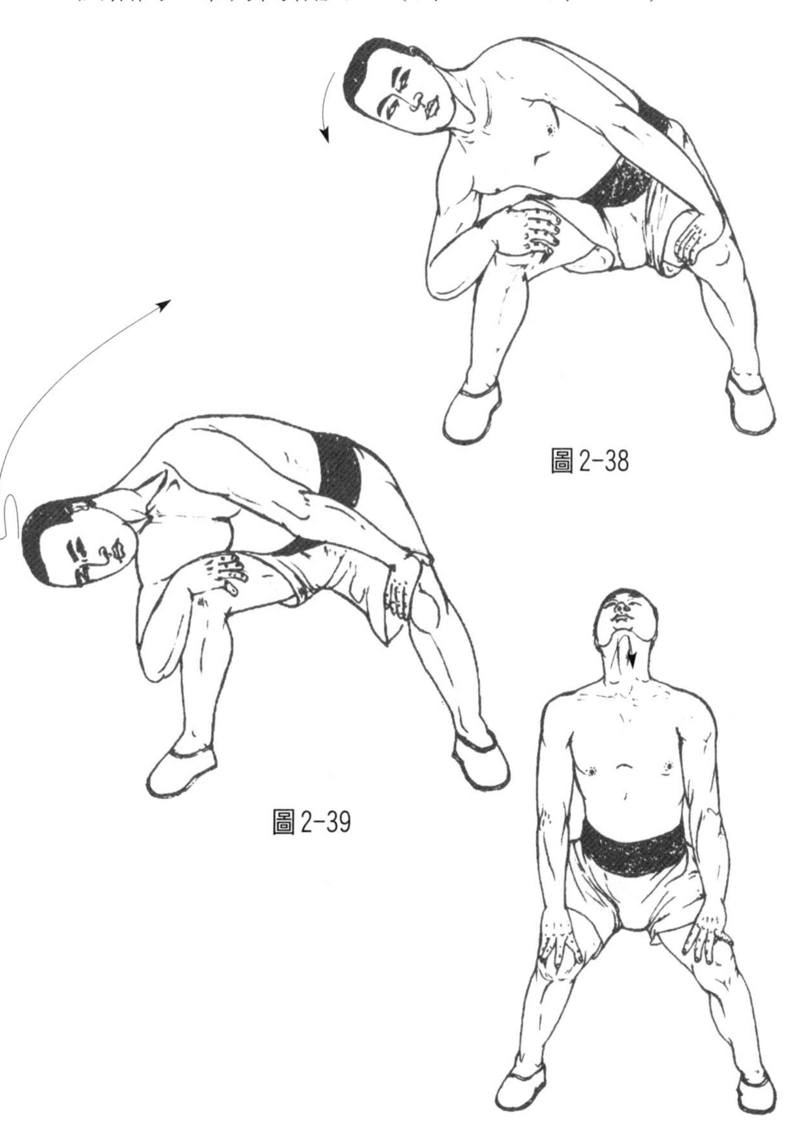

圖 2−38

圖 2−39

圖 2−40

6. 上體及頭部在前屈的位置上儘量地向前下探伸。（圖 2-41、圖 2-42）

7. 然後恢復成馬步正身。（圖 2-43）

上述動作為一遍，練習遍數自定。

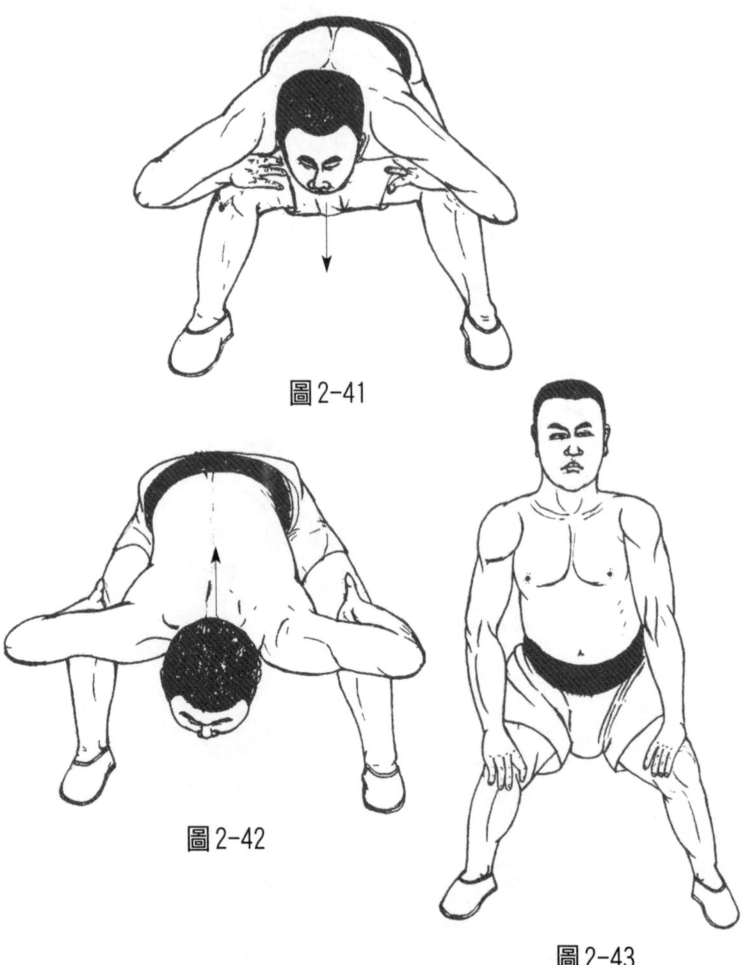

圖 2-41

圖 2-42

圖 2-43

第六節　背後七顛百病消（六段錦）

1. 身體起立，兩腳併攏，膝直腿併，腳跟離地提起。兩臂垂在背後，兩手掌心撫在臀部上。目視前方。（圖2-44）

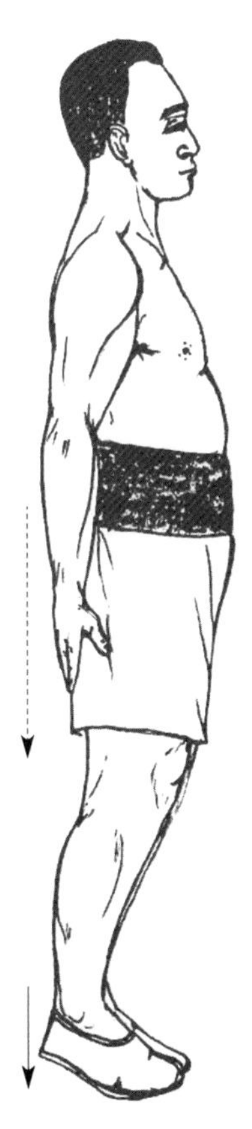

圖2-44

2. 兩腳跟落地，膝屈，身向下蹲。兩掌從臀部向下移，經大腿的後部按摩到腿彎，胸部隨之內收，作向上跳起狀。（圖2-45）

3. 隨即胸部挺出，頭向上頂，兩膝挺直，儘量向空中跳起。兩掌心經大腿的後側向上移到臀部，掌尖向下。目視前方。（圖2-46）

練習次數自定。

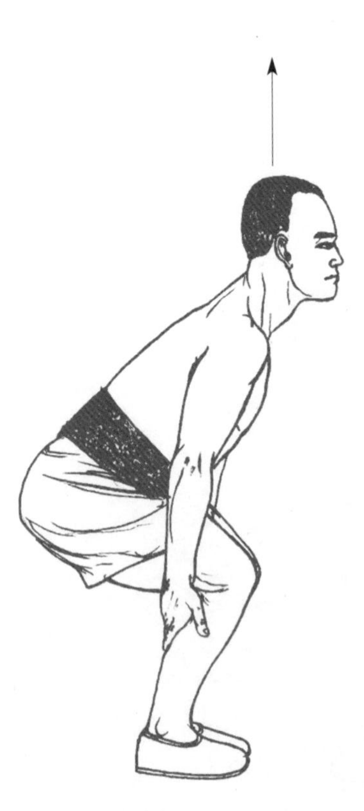

圖2-45

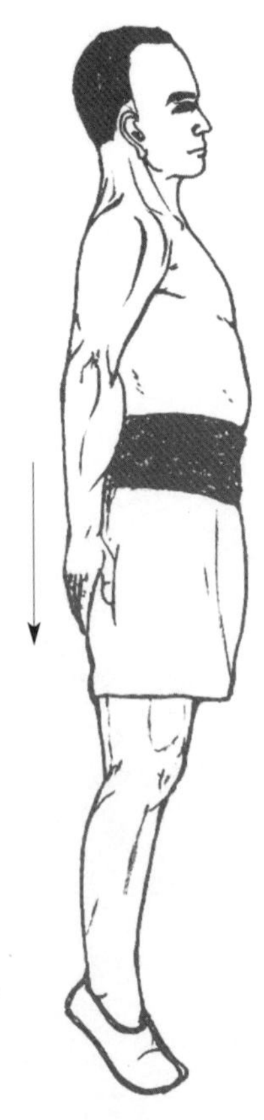

圖2-46

4. 兩手掌背附在臀部上，兩大拇指鉤牢，接近尾骨處；兩膝挺直。頭向上頂起，用腳尖的勁力顛跳一下。（圖2-47、圖2-48）

連跳幾次，次數自定。

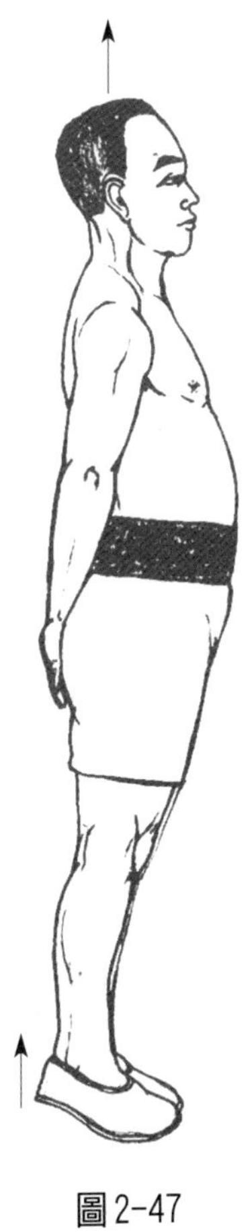

圖2-47

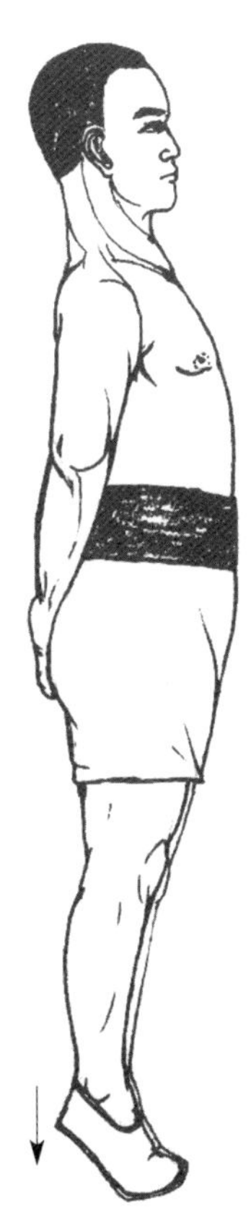

圖2-48

第七節　攢拳怒目增力氣（七段錦）

1. 承接上勢。兩腳跟輕輕地落地，兩臂垂在身旁，雙手握拳，腳跟與腳尖仍舊併緊。（圖 2-49）

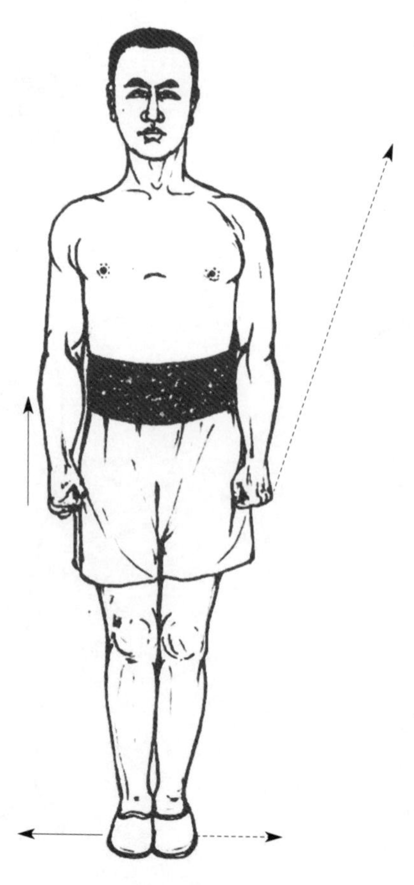

圖2-49

2. 兩腳向左右跳開一大步。左拳向左伸出，拳背向上，高與耳平。右臂引肘向後，屈在脅旁，右拳貼在右腰間，拳背向下。怒目虎視前方。（圖 2-50）

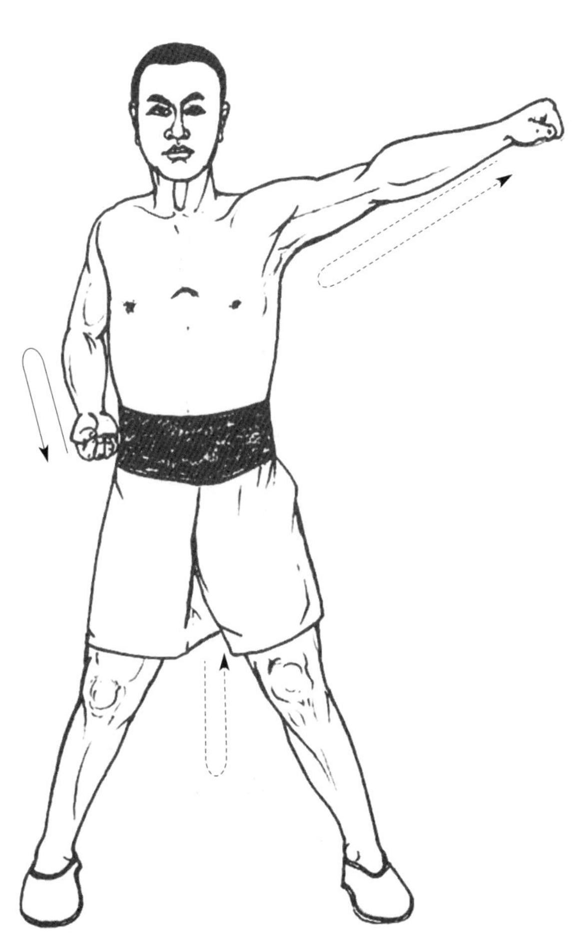

圖 2-50

3. 兩腿屈膝成馬步。同時，左拳從左收回到腰間，拳背向下，引肘向後；右拳向右側方衝出，拳背向上。（圖 2-51）

4. 收右拳到腰間，左拳向左側衝出。（圖 2-52）

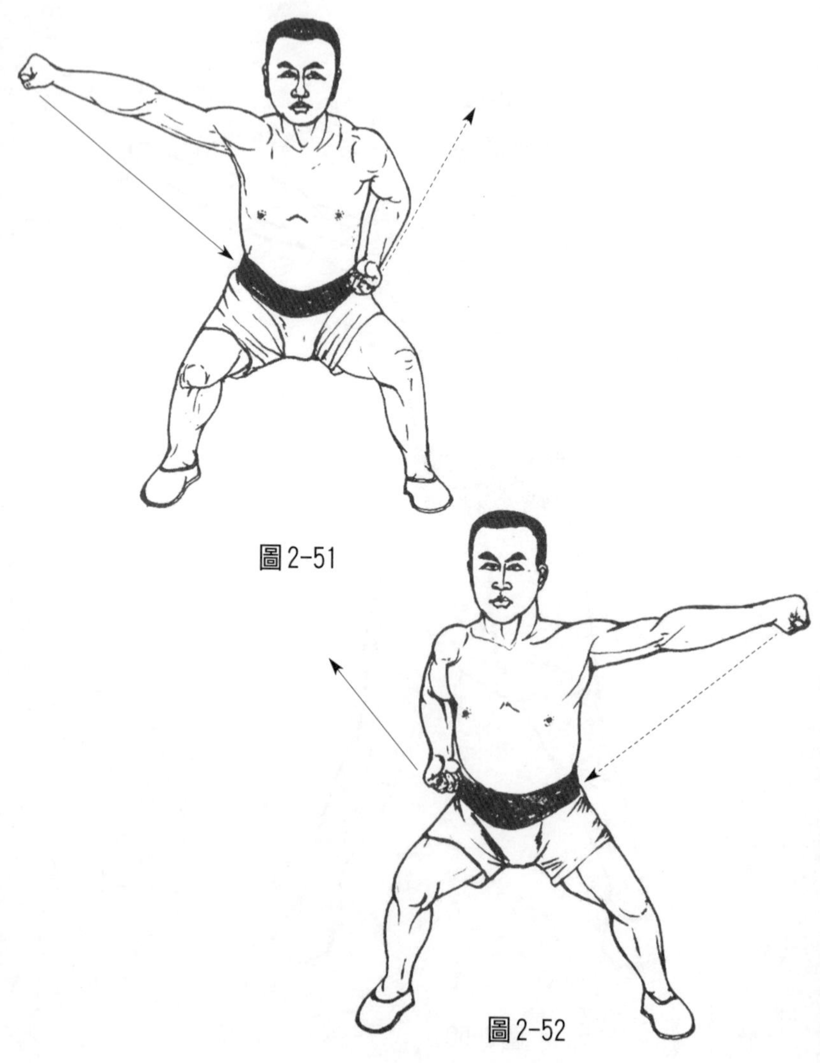

圖 2-51

圖 2-52

5. 接著，左拳從左收回到左腰間，拳背向下，引肘向後；右拳向前衝出，拳背向上。兩目瞪視前方。（圖 2–53）

6. 右拳從右收回到右腰間，拳背向下，引肘向後；左拳向前衝出，拳背向上。兩目瞪視前方。（圖 2–54）

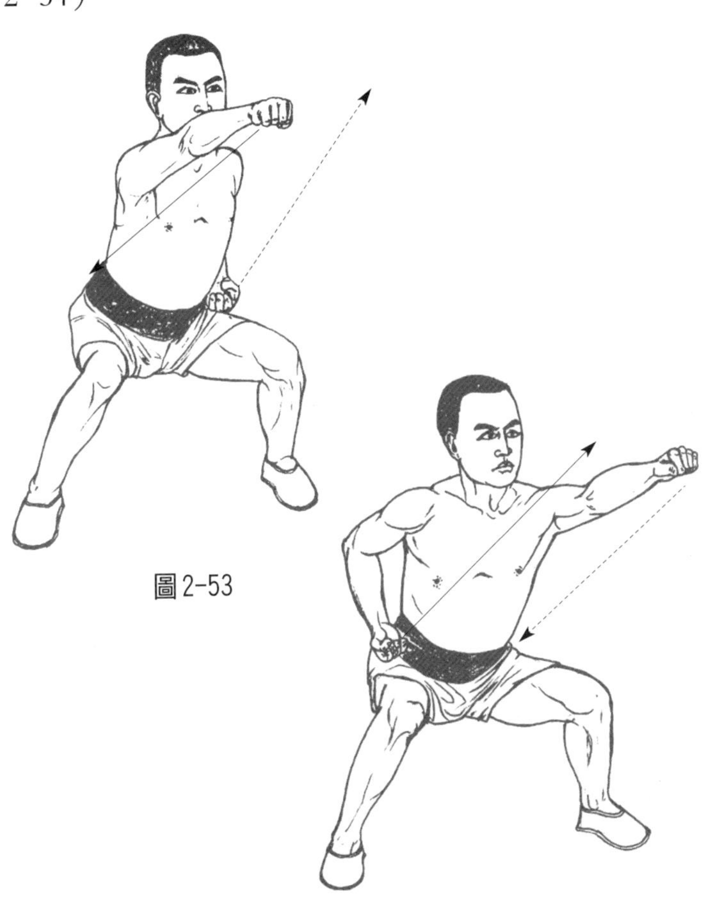

圖 2–53

圖 2–54

7. 起立，兩膝伸直。右拳向右平伸，拳背向上；左拳從左收回到左腰間，拳背向下，引肘向後。目瞪視前方。（圖 2–55）

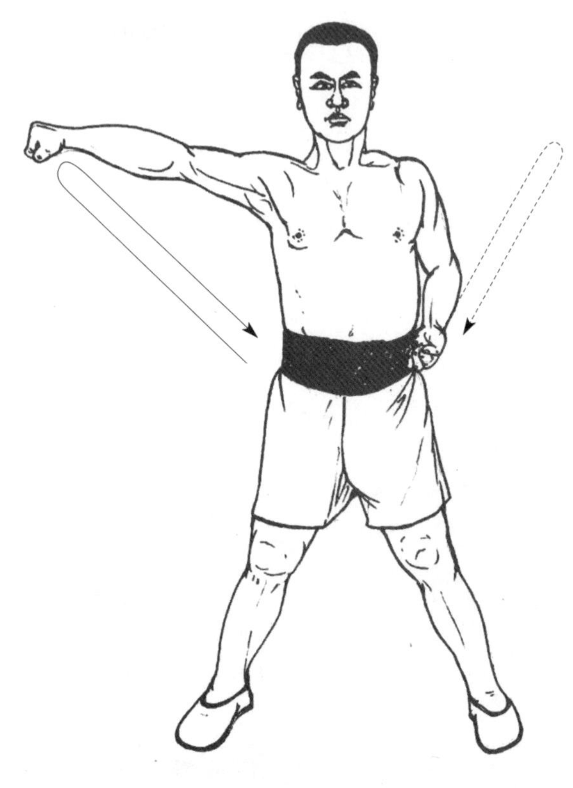

圖 2–55

8. 開立步不變。左拳向前平伸，拳背向上；右拳從右收回到右腰間，拳背向下，引肘向後。目瞪視前方。（圖 2–56）

9. 右拳向前衝出，拳背向上；左拳從左收回到左腰間，拳背向下，引肘向後。目瞪視前方。（圖2-57）

上述動作為一遍，習者根據體力，練習遍數自定。

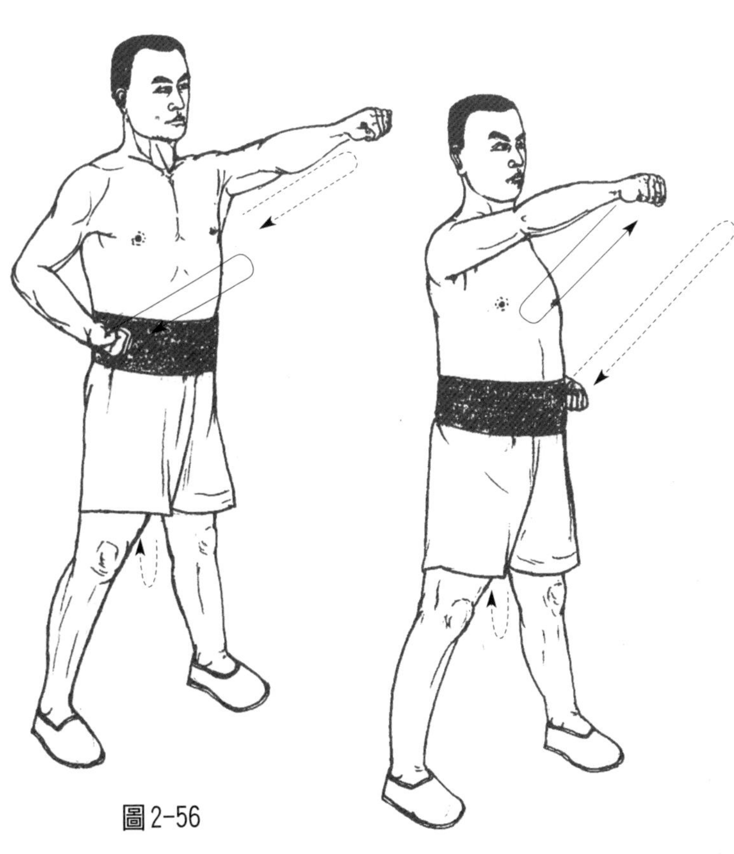

圖2-56

圖2-57

第八節　兩手攀足固腎腰（八段錦）

1. 承接上勢。兩腿併步，正身直立。然後，上體向前深屈，膝蓋挺直，兩臂跟隨上體下垂，從小腿的兩旁儘量地向後伸動，掌心向上。（圖 2–58、圖 2–59）

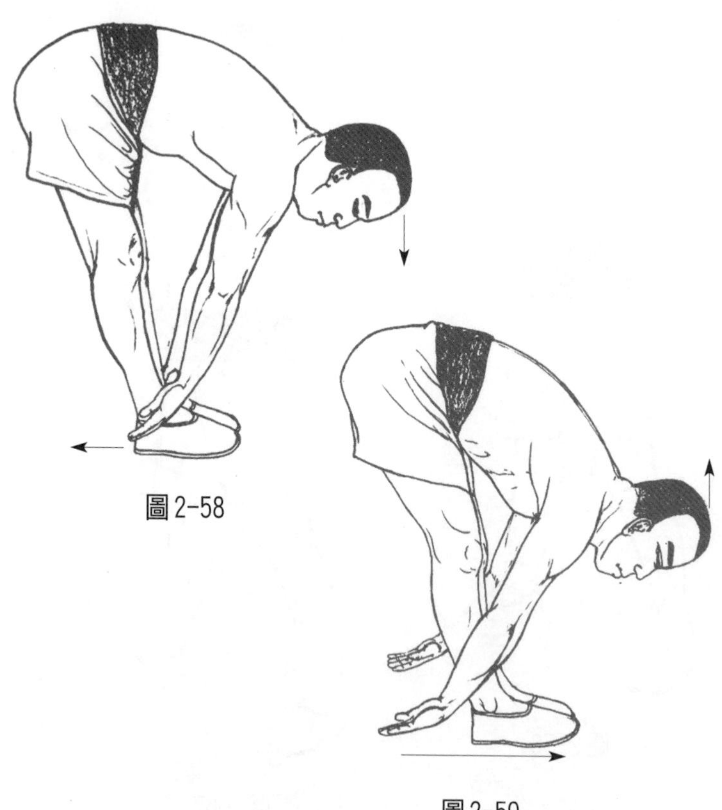

圖 2–58

圖 2–59

2. 兩腳尖略為翹起，兩手掌心向內，握住腳尖，虎口向前。（圖 2-60）

3. 上體再向前深屈，兩肘屈收貼於兩小腿前脛外側，下頜及面部向下伸動兩次。（圖 2-61）

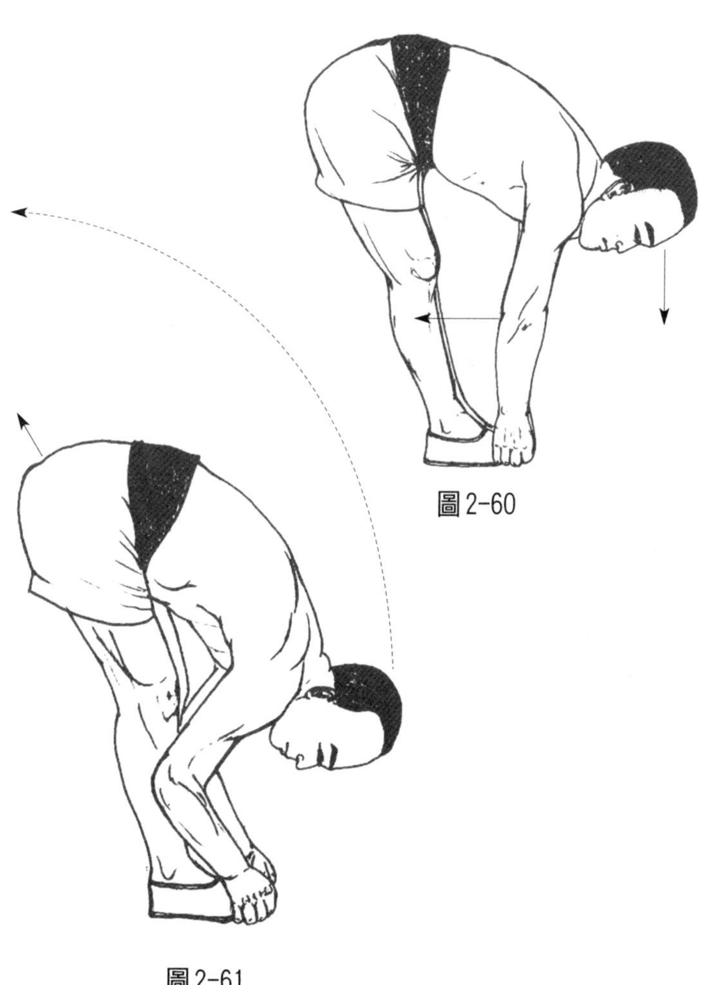

圖 2-60

圖 2-61

4. 起身，兩大拇指指腹抵住後腰脊柱，兩掌背貼住後腰，掌尖向下，胸腹前挺。（圖2-62）

5. 隨後，兩掌掌心按貼後腰，掌尖向下，虎口向外；上體後仰，兩肩胛骨向脊柱靠近，展肩擴胸。（圖2-63）

隨即復原，連續練習幾次，次數自定。

6. 最後，緩行數十步，舒鬆身體，調勻呼吸，全段收功。

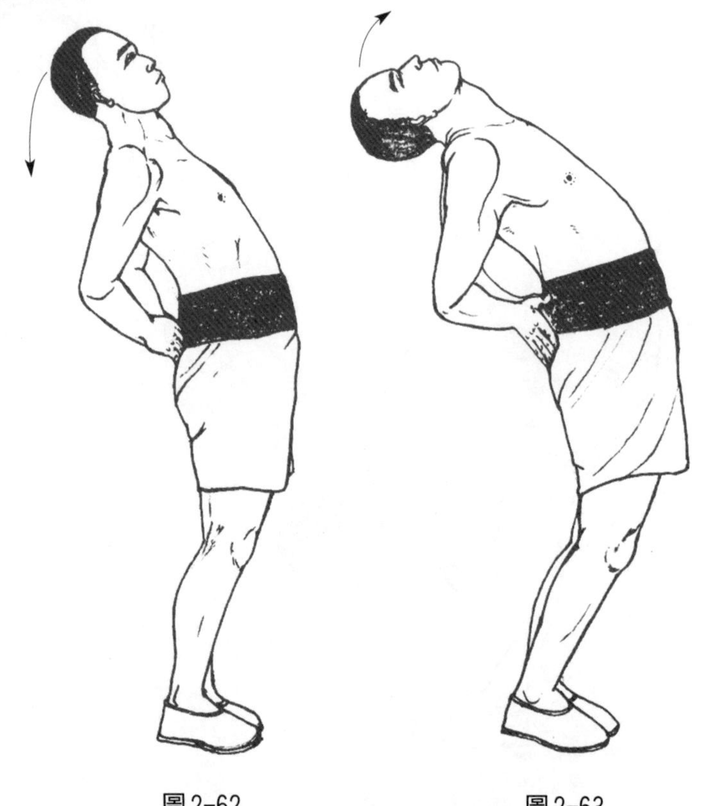

圖2-62　　圖2-63

第三章
王懷琪八段錦參考圖譜

一段錦：兩手擎天理三焦

如圖3-1～圖3-10所示。

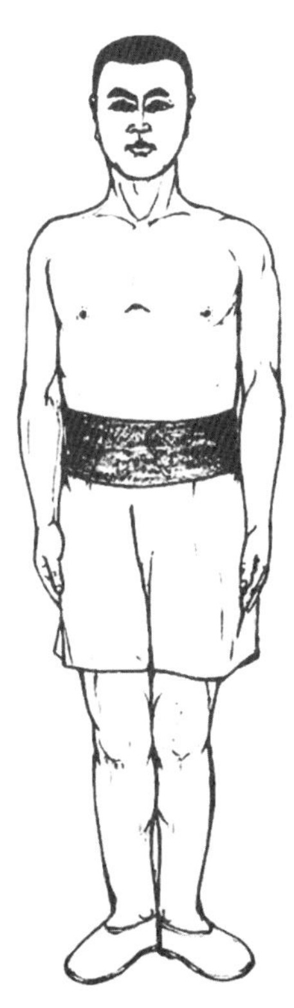

圖3-1

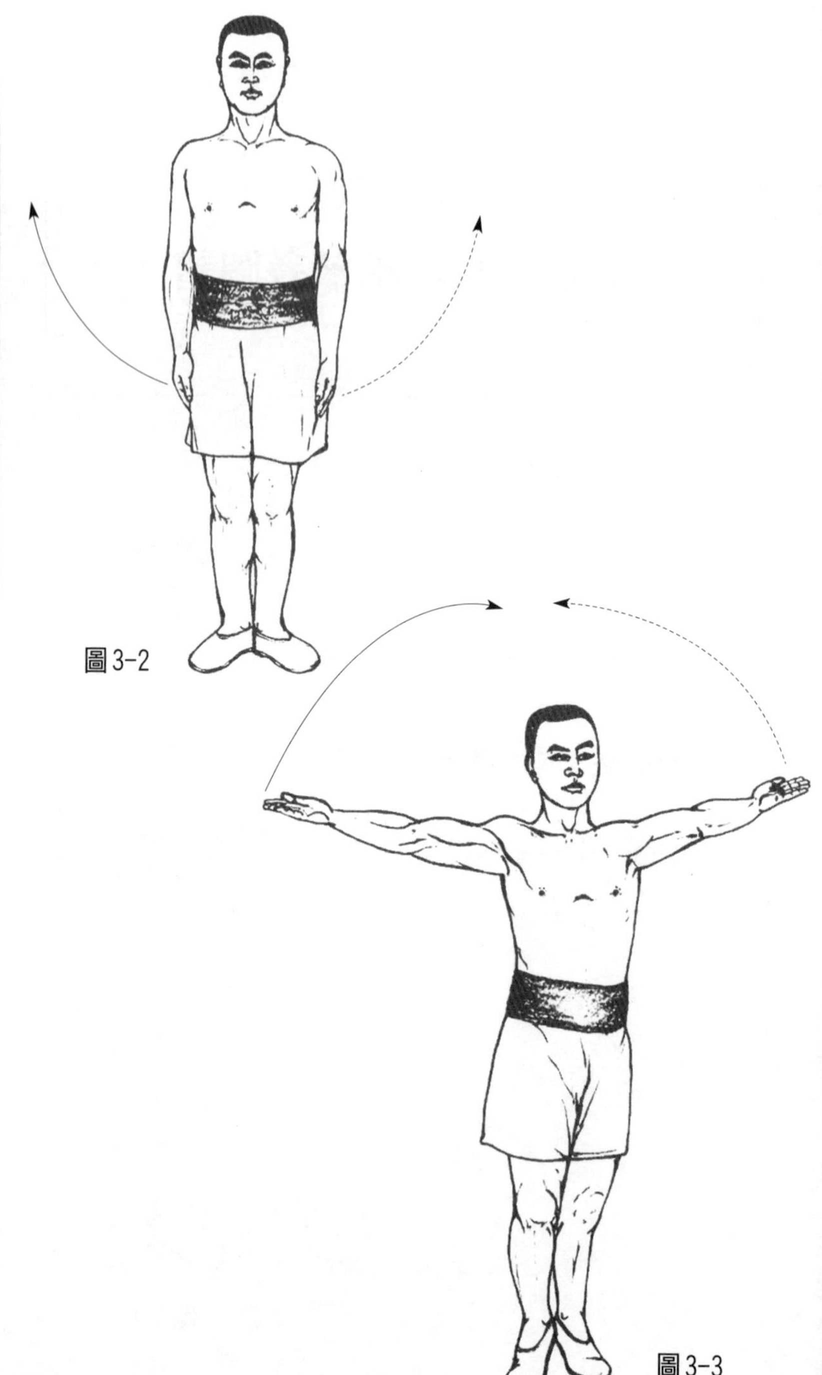

圖3-2

圖3-3

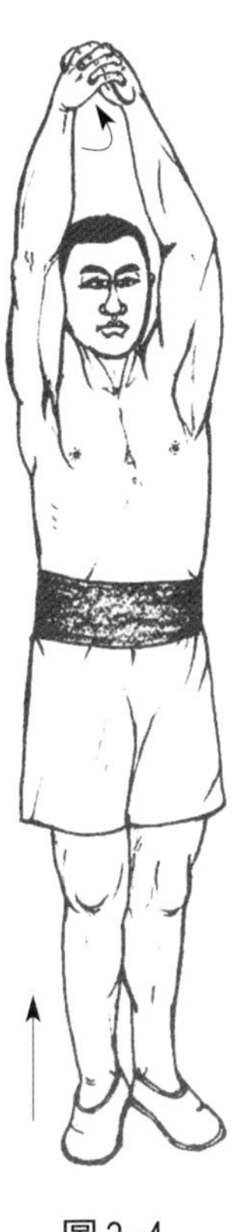

圖 3-4

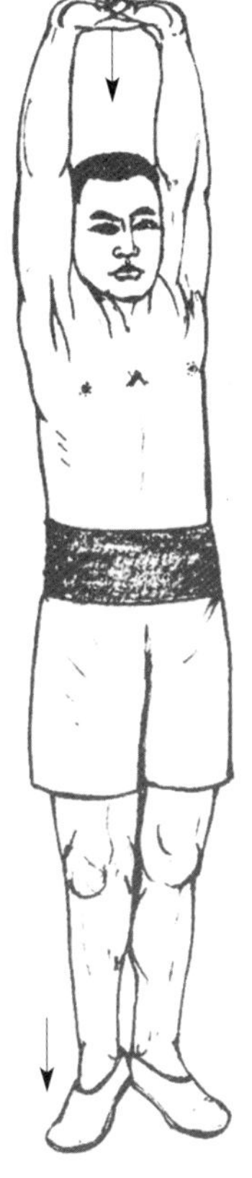

圖 3-5

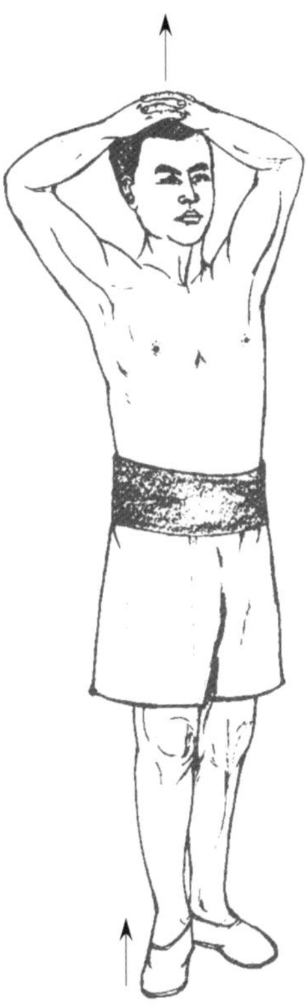

圖 3-6

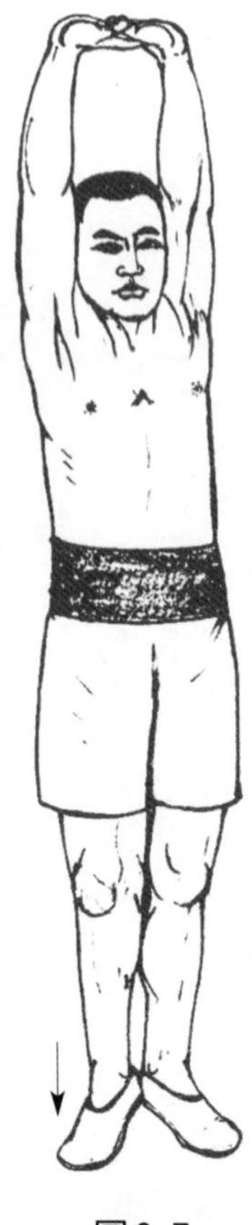

圖3-7

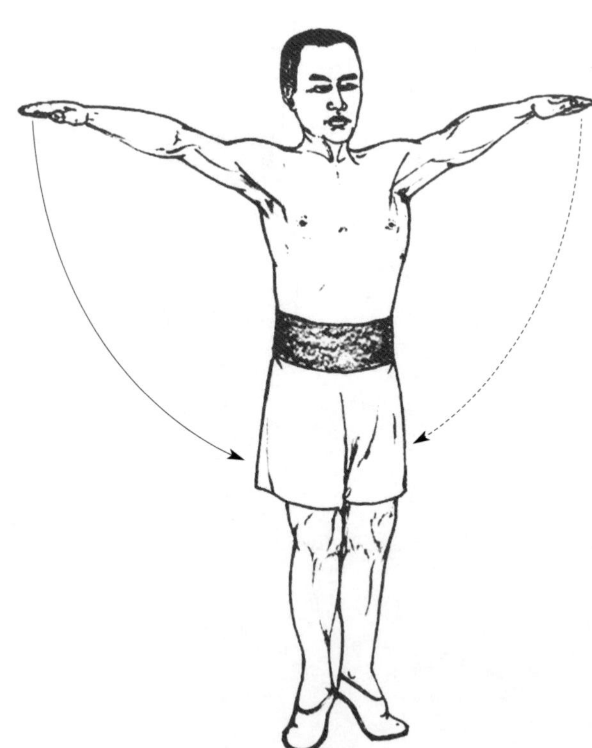

圖3-8

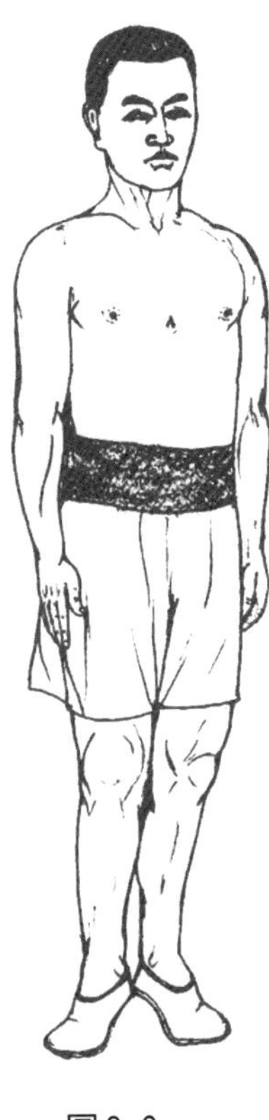

圖3-9

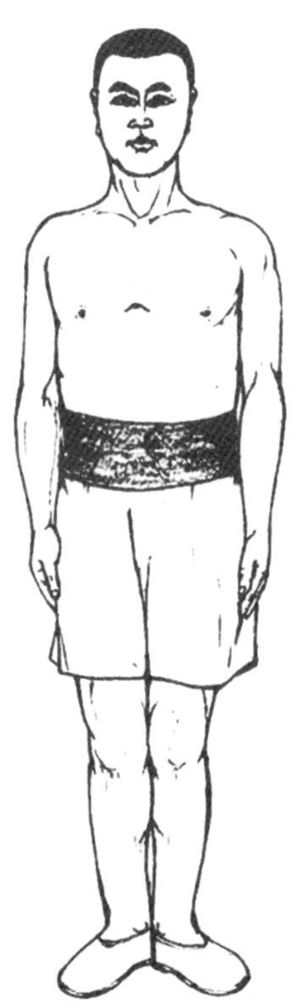

圖3-10

二段錦：左右彎弓似射鵰

如圖3-11～圖3-44所示。

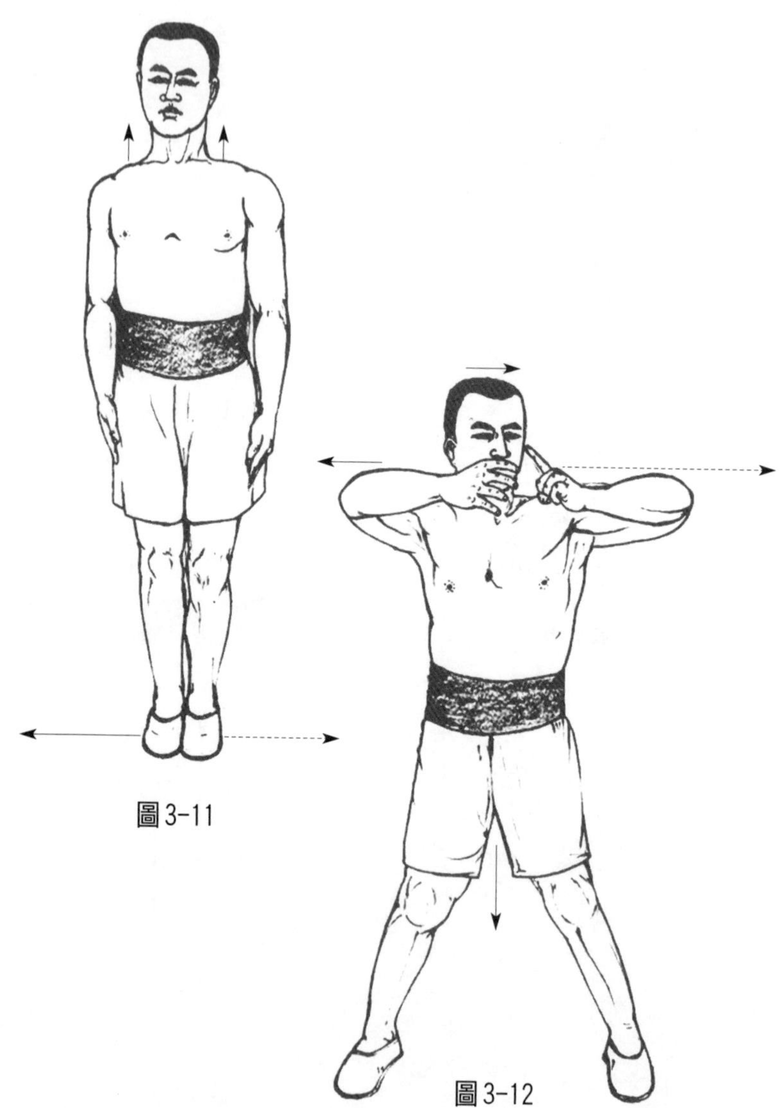

圖3-11

圖3-12

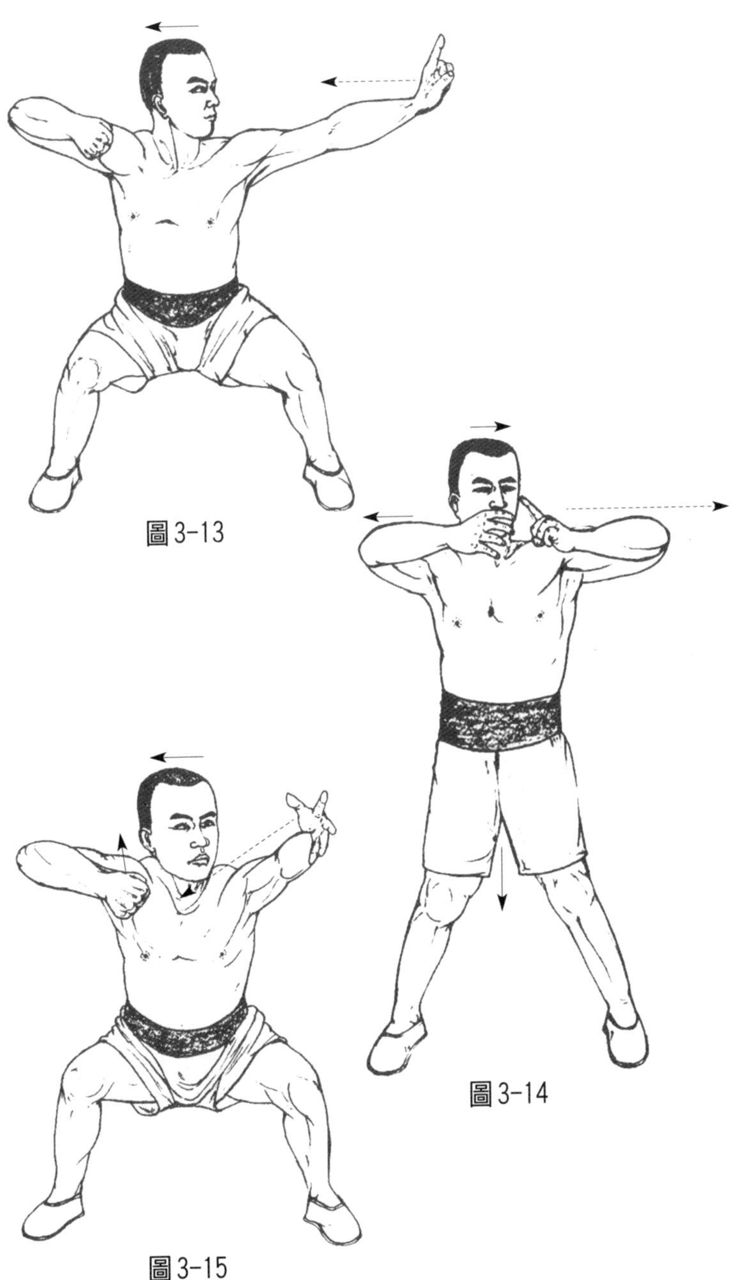

圖 3-13

圖 3-14

圖 3-15

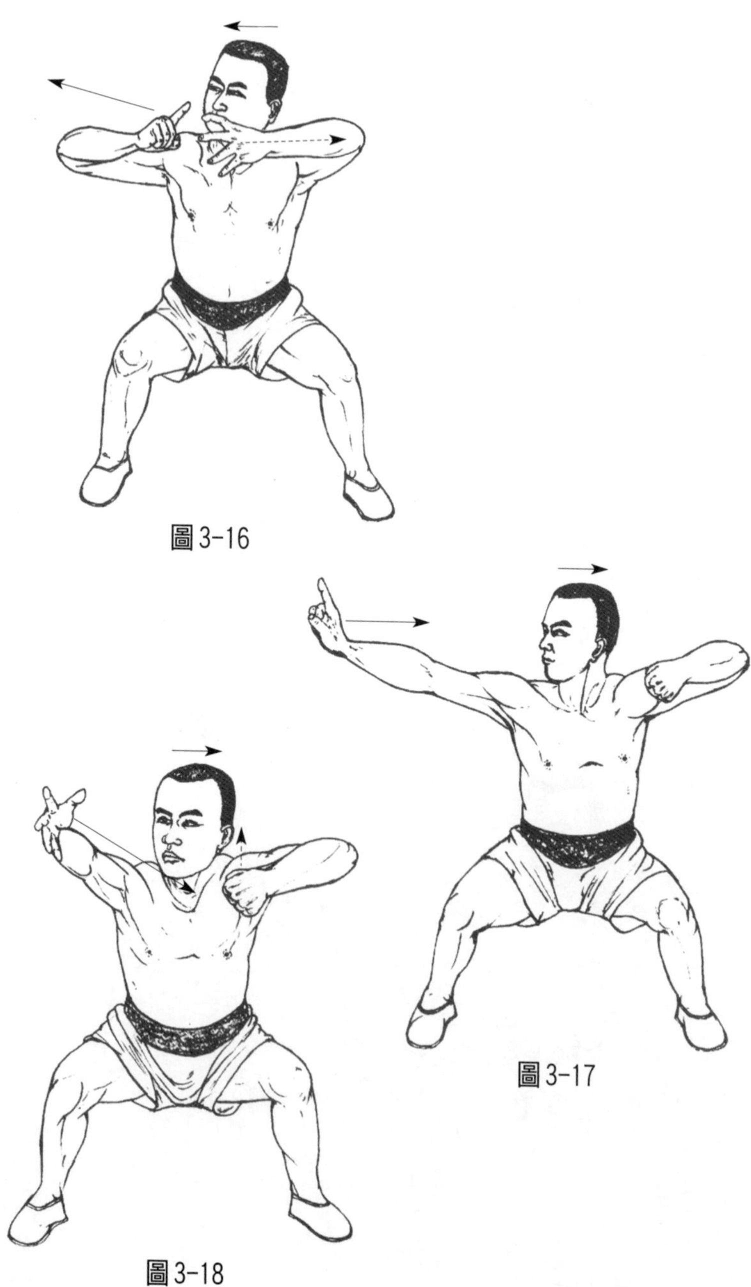

圖 3-16

圖 3-17

圖 3-18

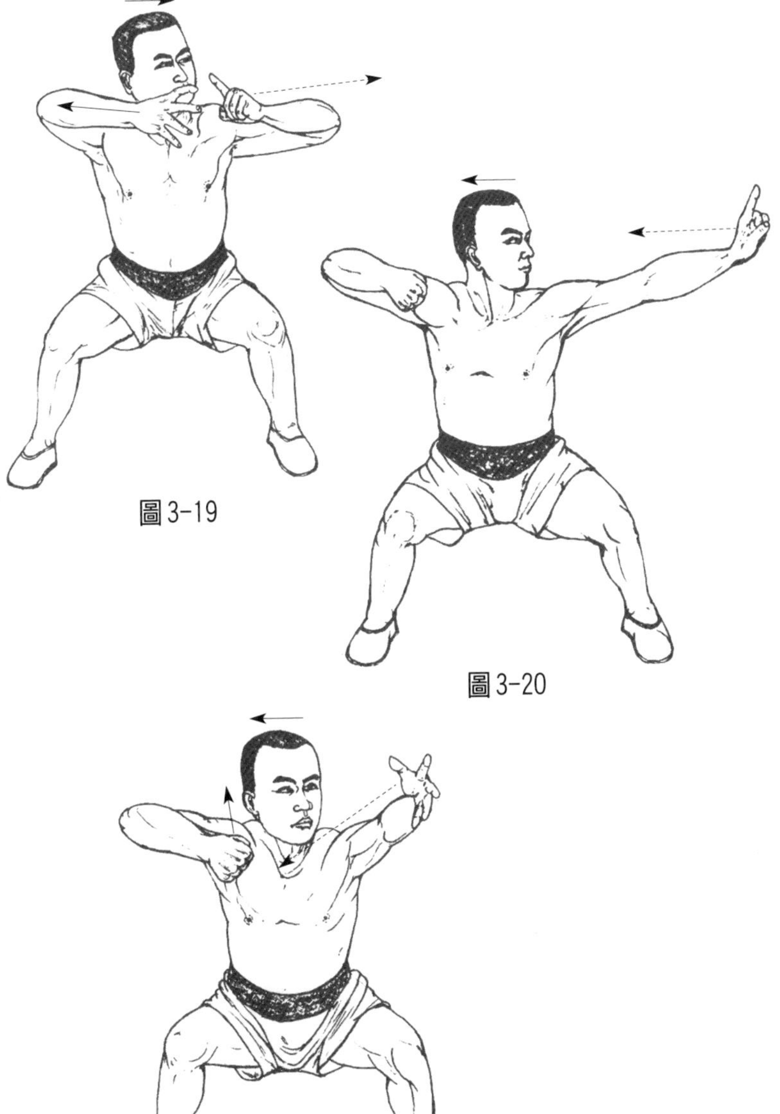

圖3-19

圖3-20

圖3-21

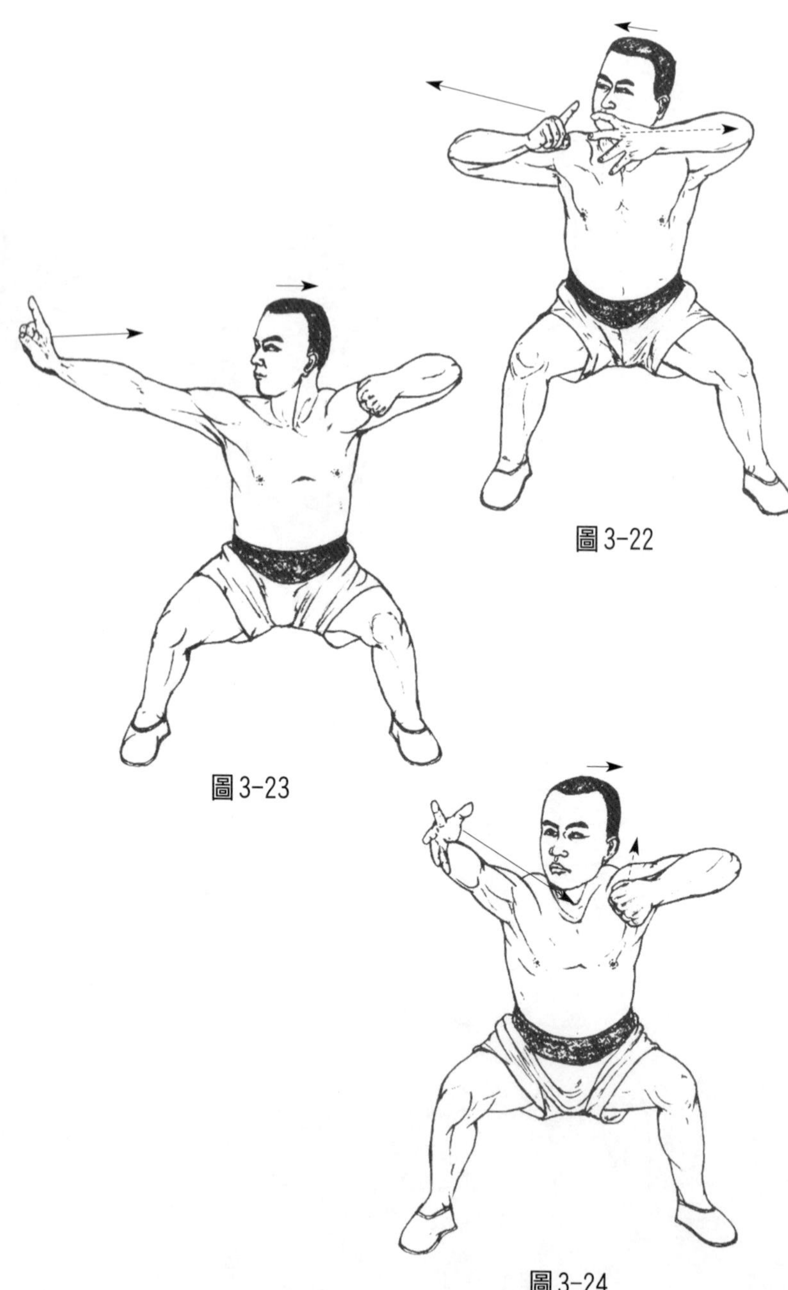

圖3-22

圖3-23

圖3-24

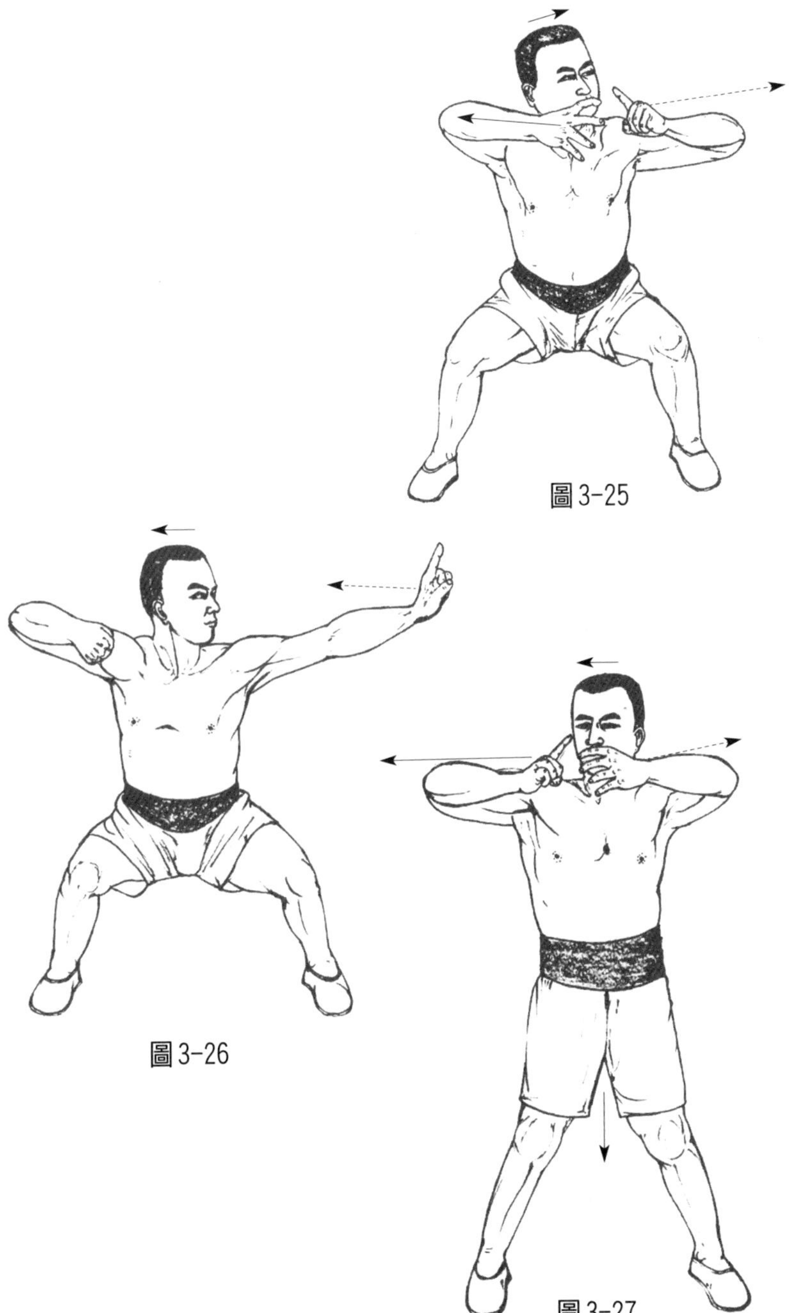

圖3-25

圖3-26

圖3-27

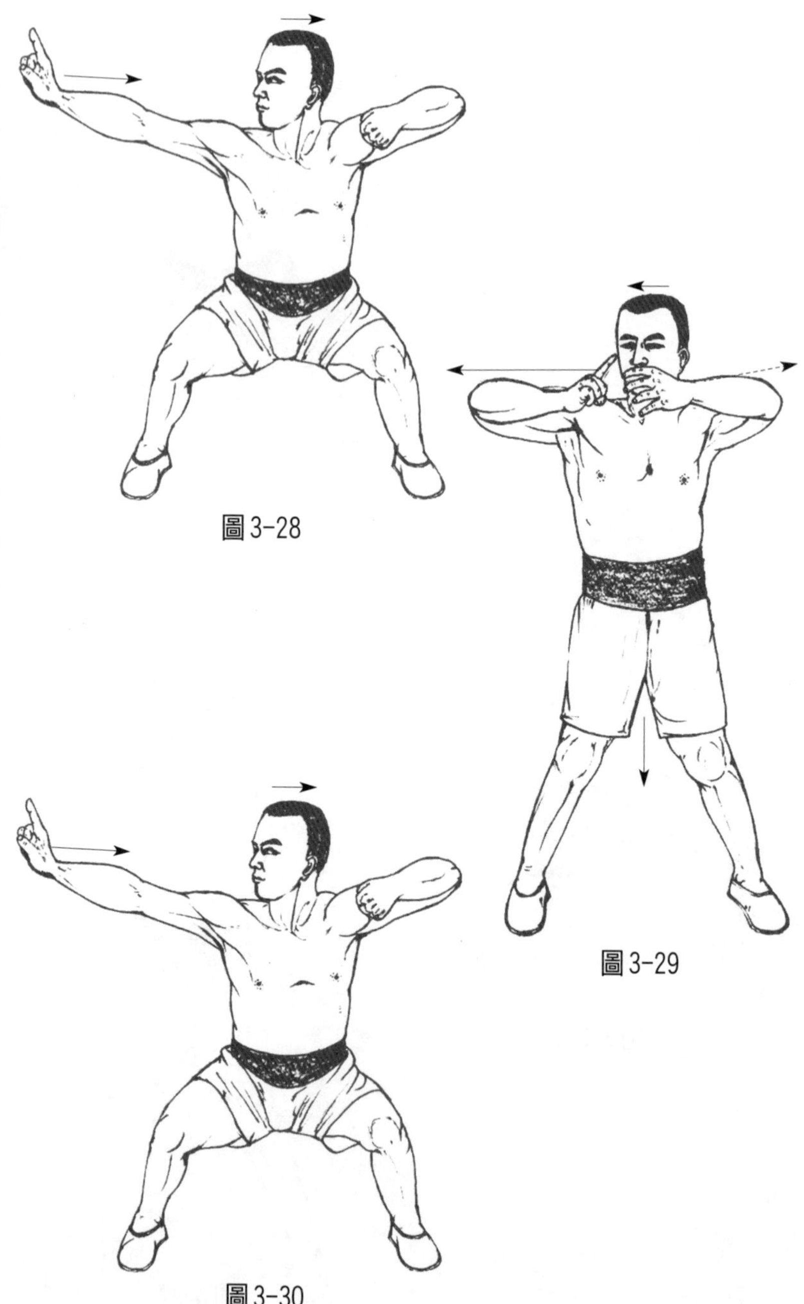

圖 3-28

圖 3-29

圖 3-30

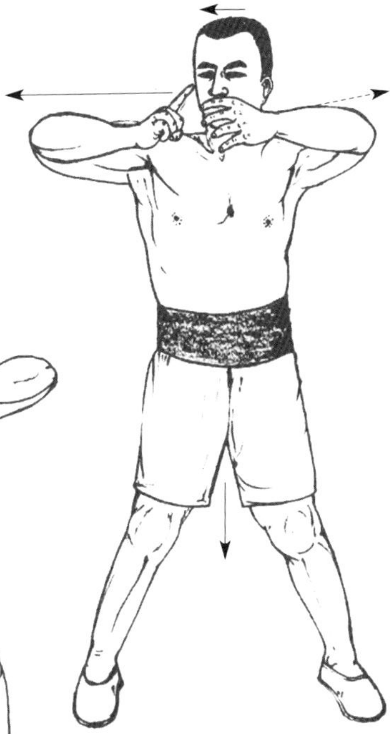

圖 3-31

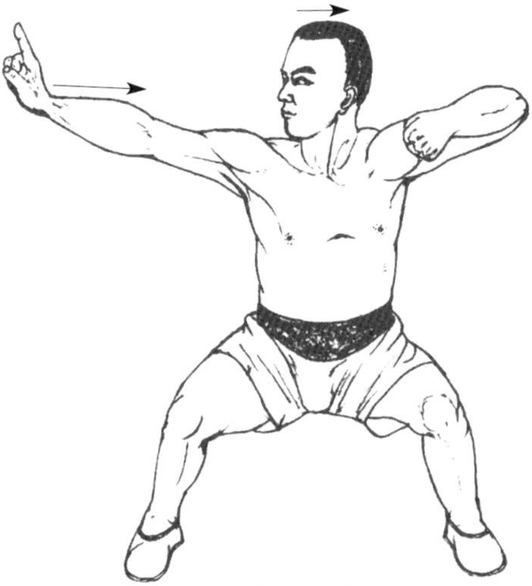

圖 3-32

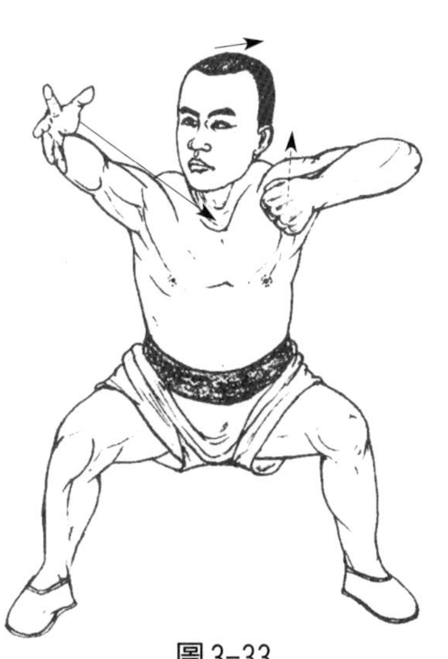

圖 3-33

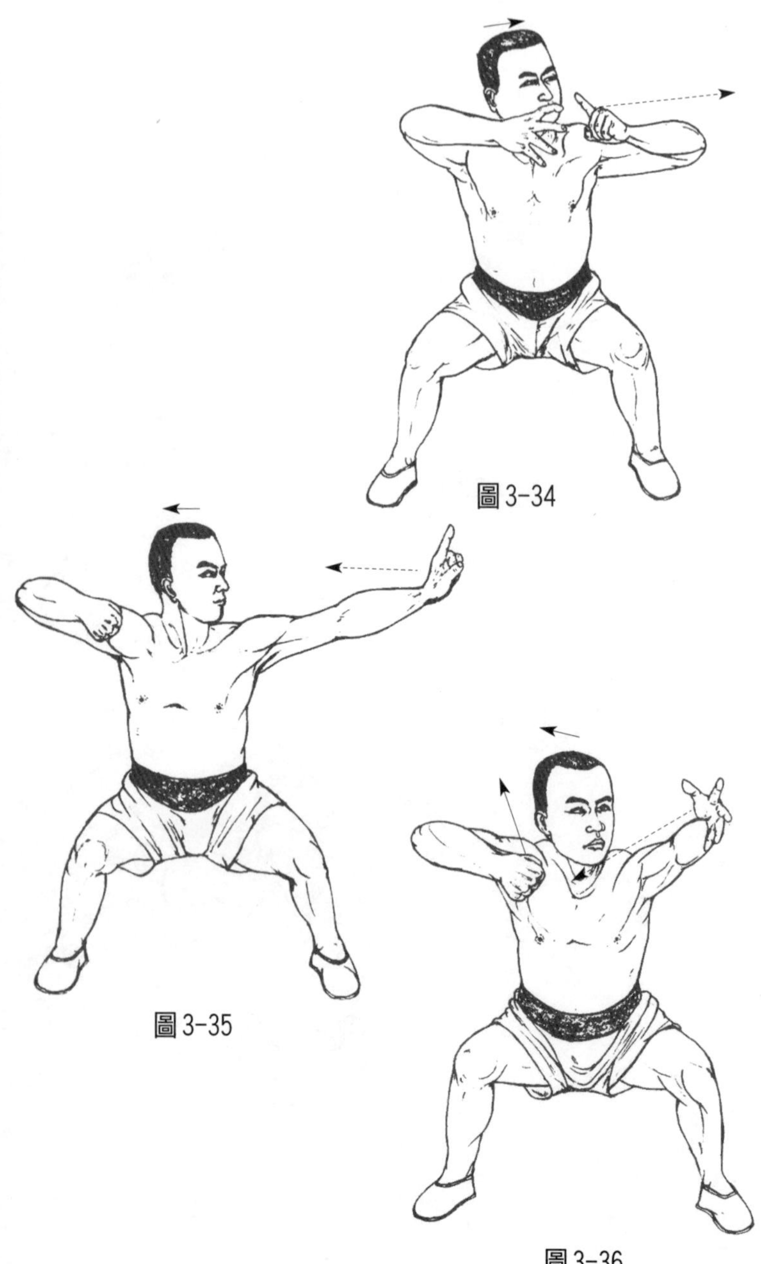

圖 3-34

圖 3-35

圖 3-36

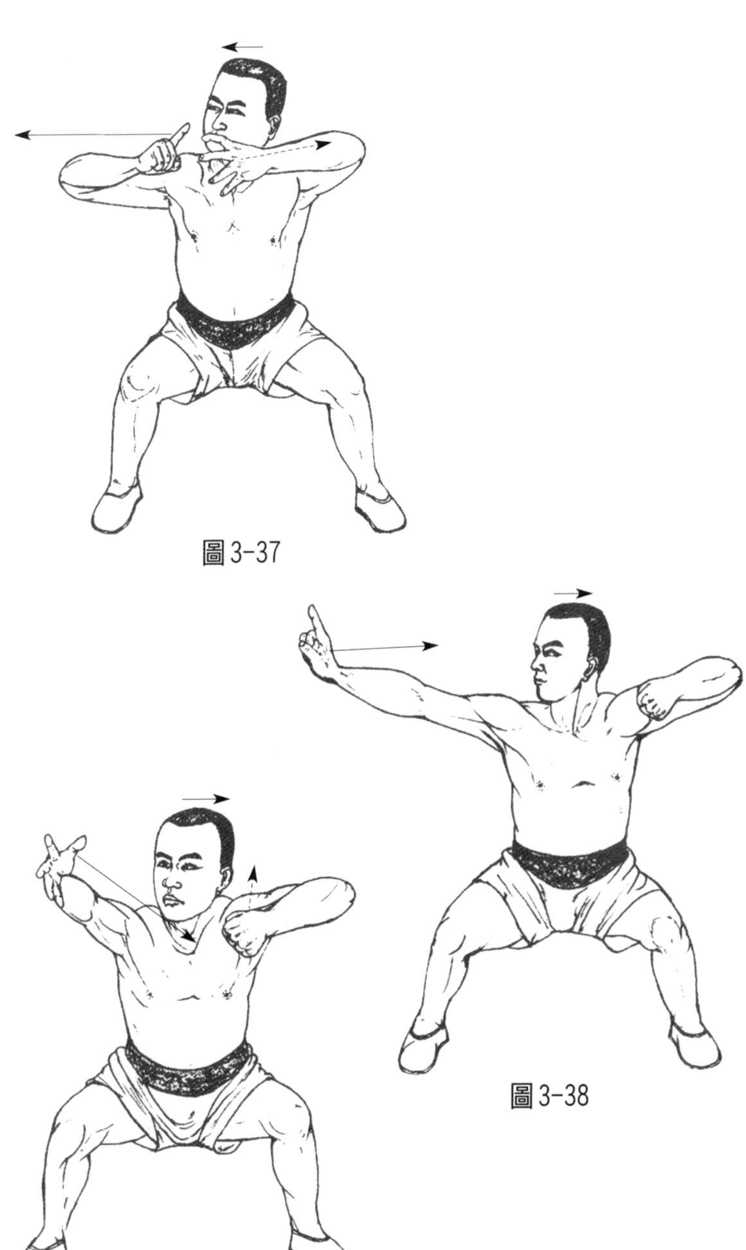

圖 3-37

圖 3-38

圖 3-39

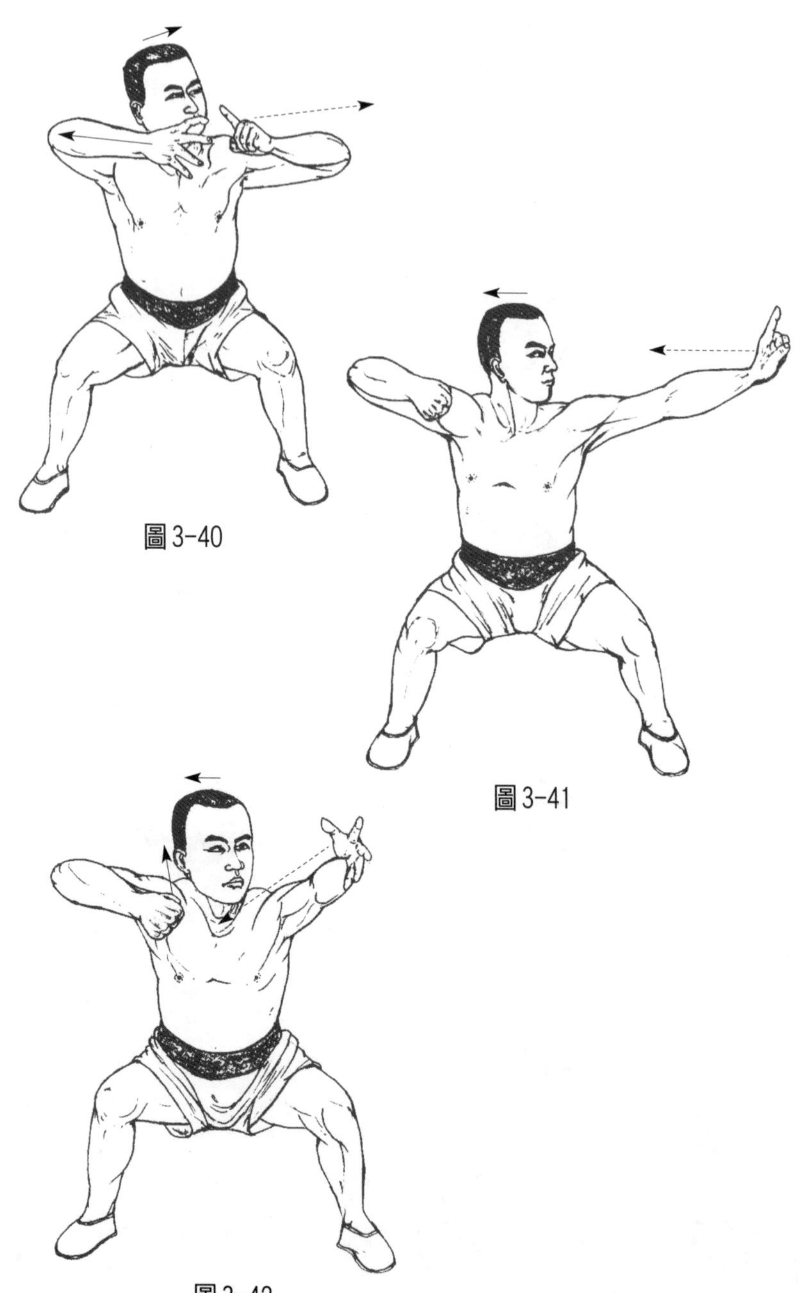

圖3-40

圖3-41

圖3-42

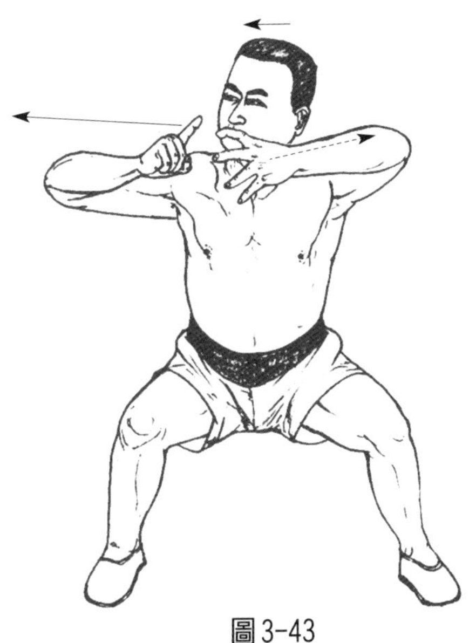

圖3-43

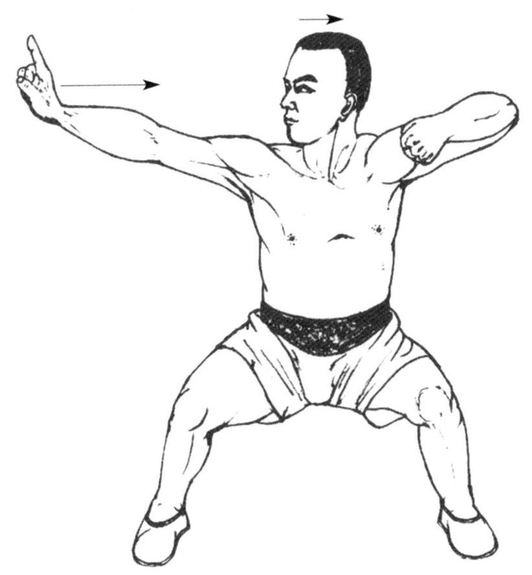

圖3-44

三段錦：調理脾胃單舉手

如圖3-45～圖3-70所示。

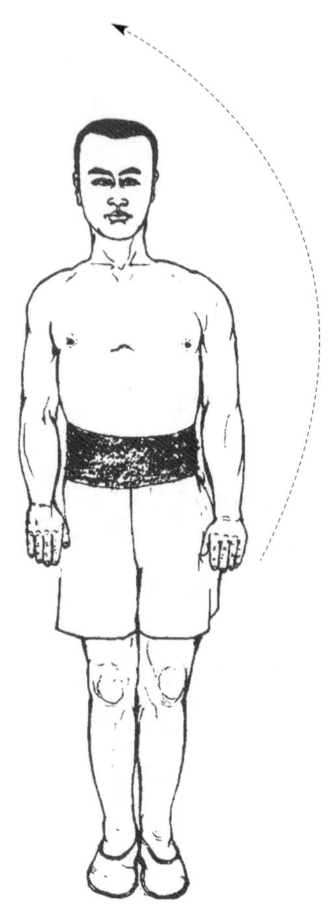

圖3-45

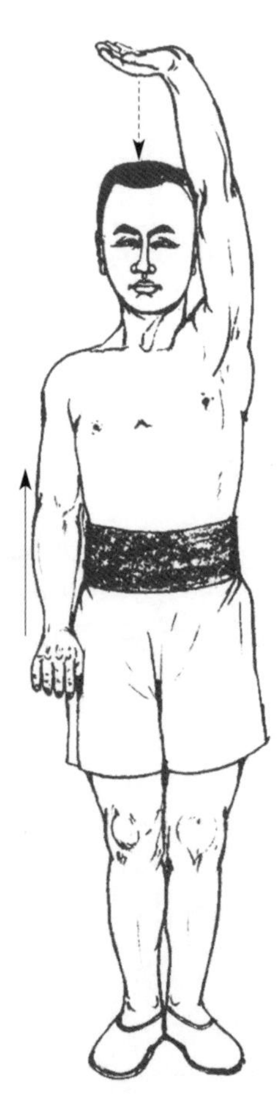

圖3-46

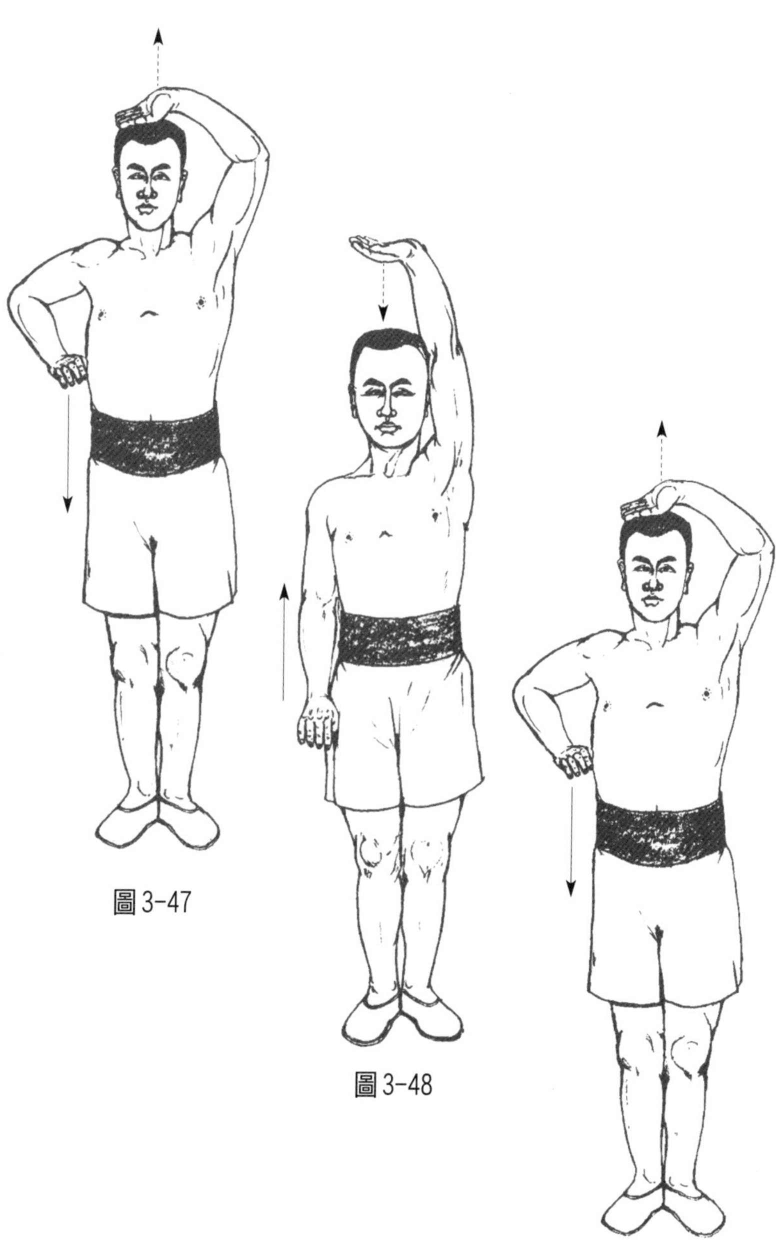

圖 3-47

圖 3-48

圖 3-49

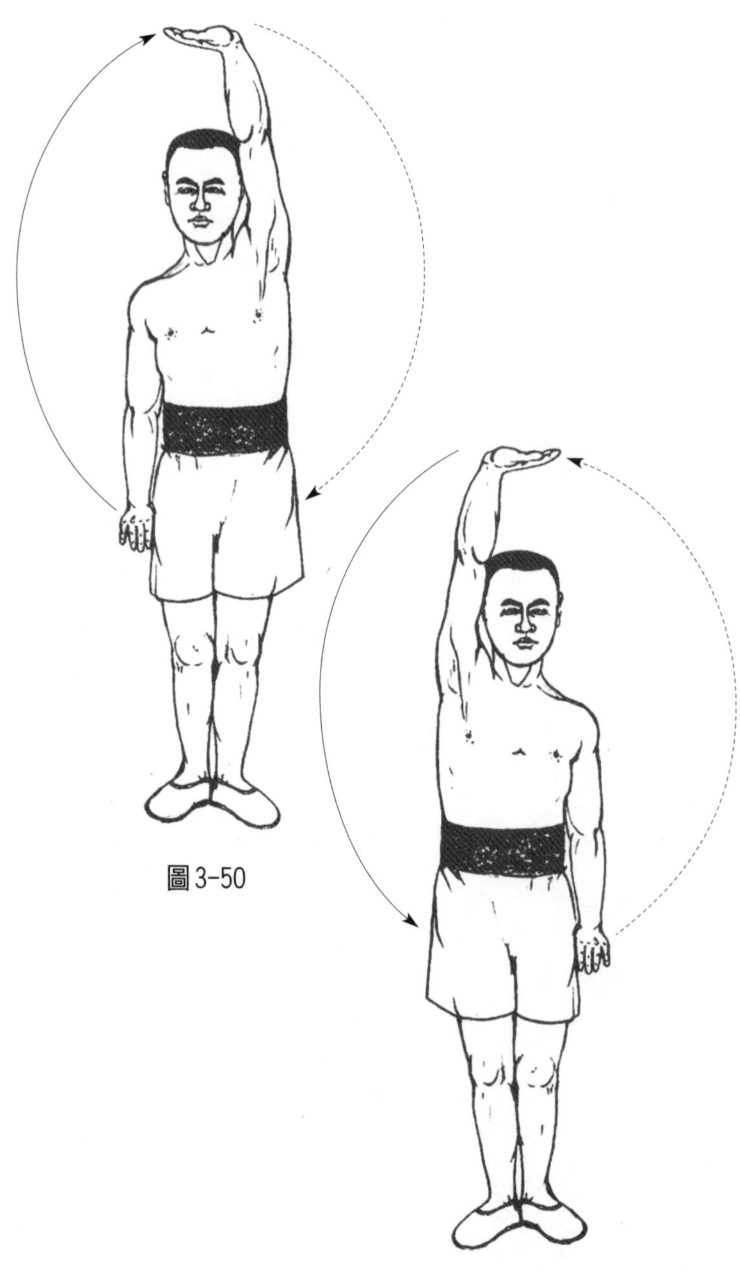

圖3-50

圖3-51

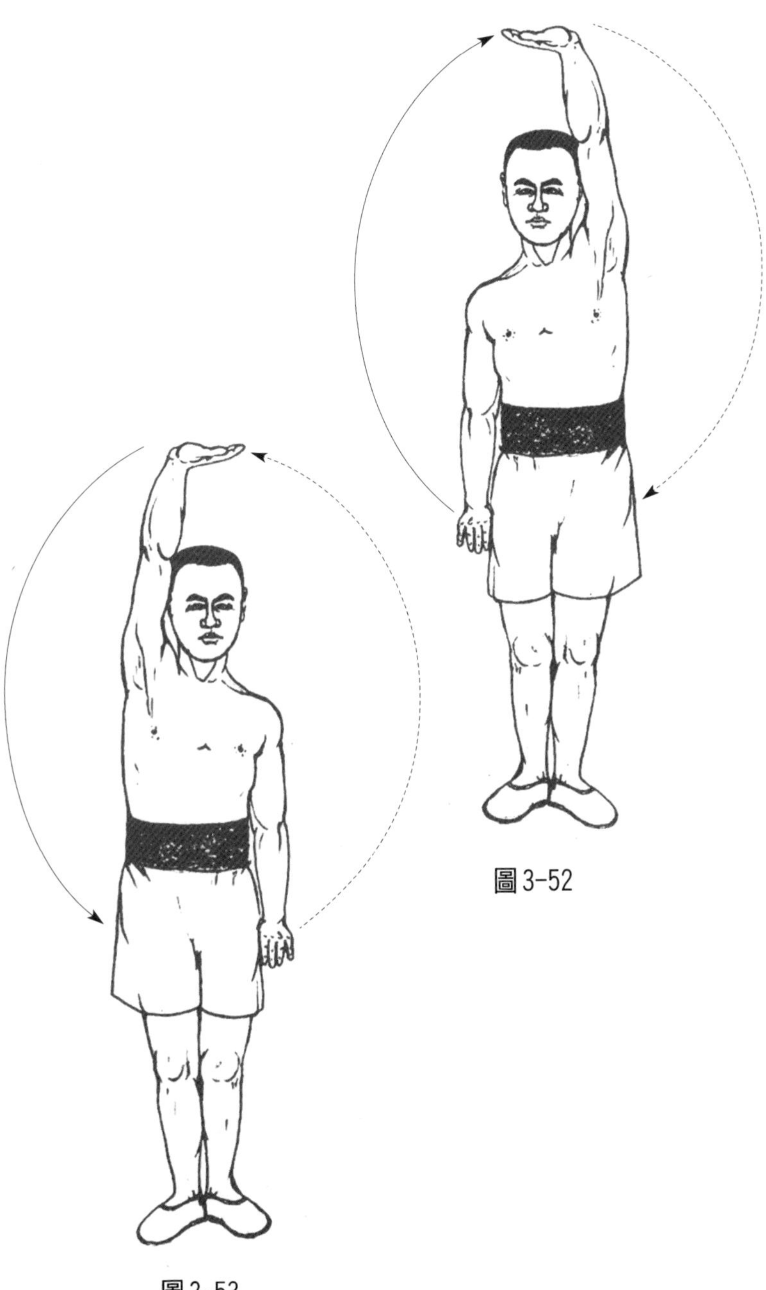

圖 3-52

圖 3-53

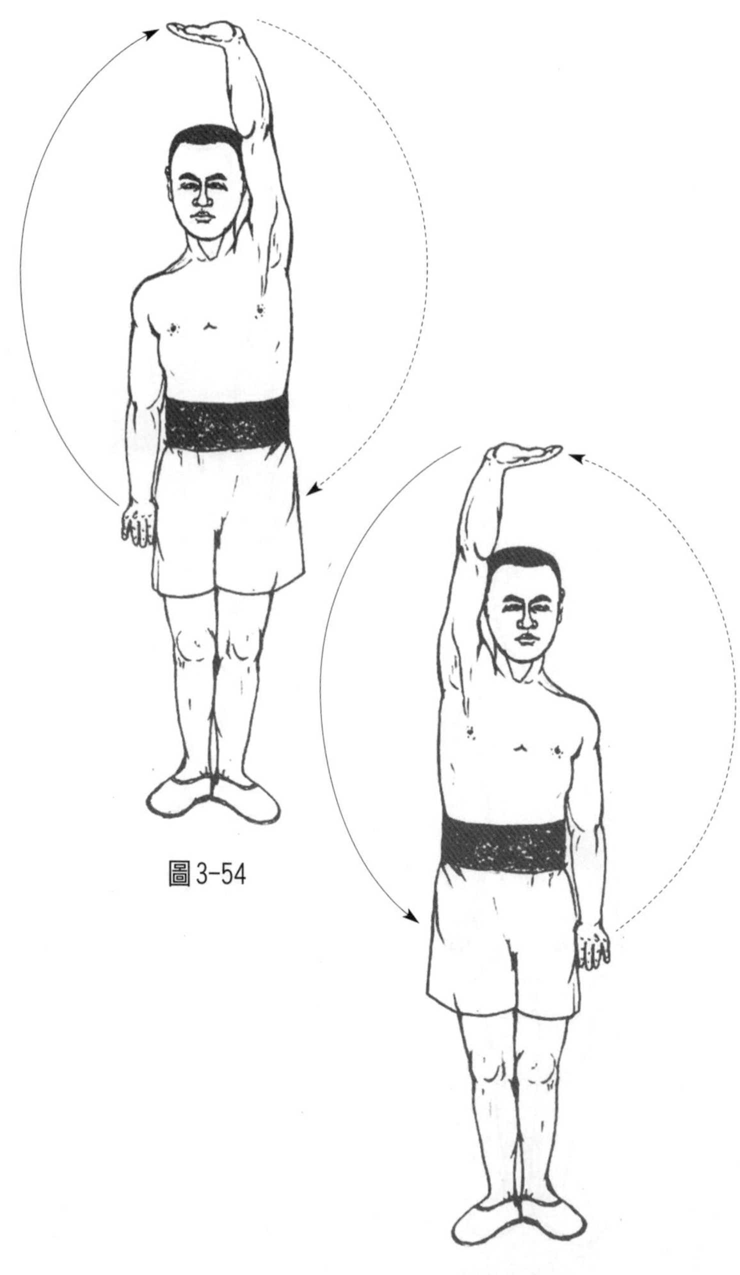
圖3-54

圖3-55

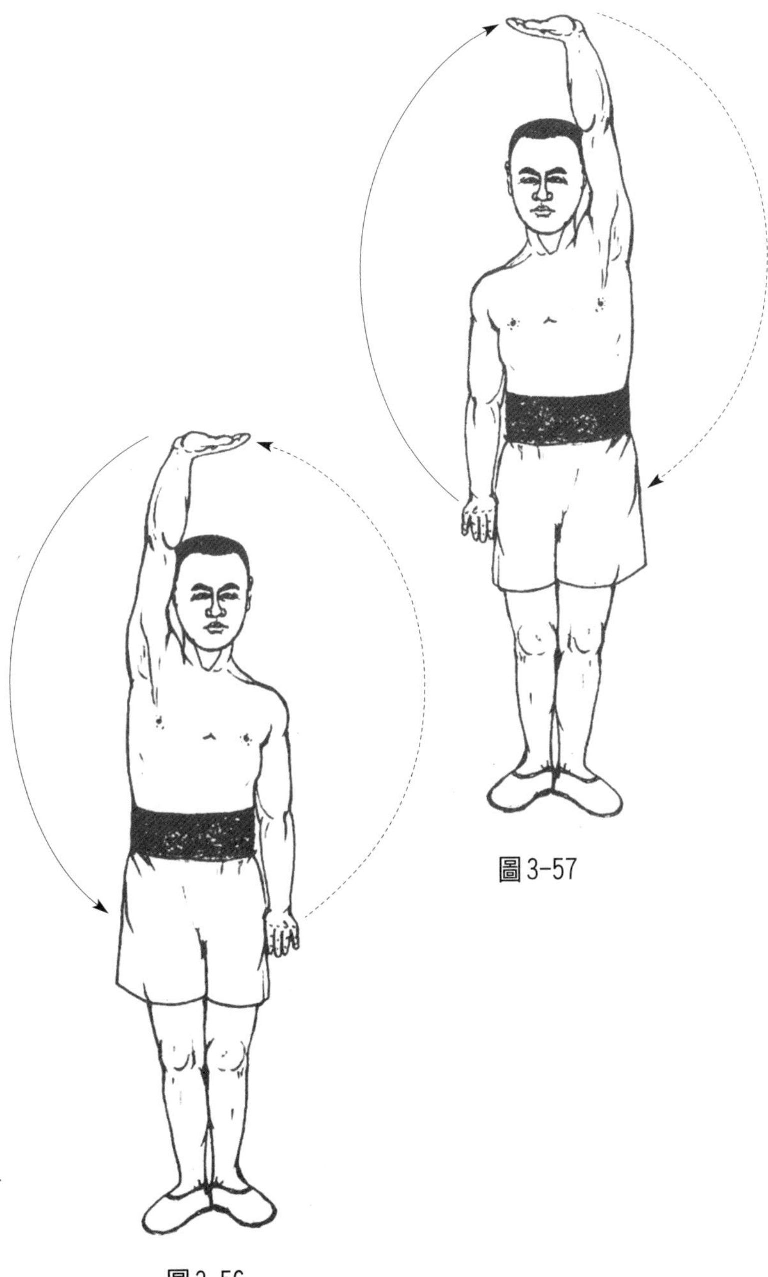

圖 3-57

圖 3-56

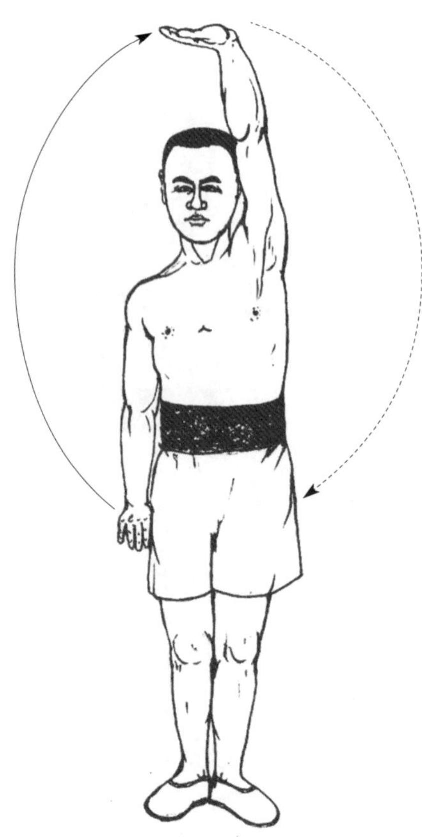

圖3-58

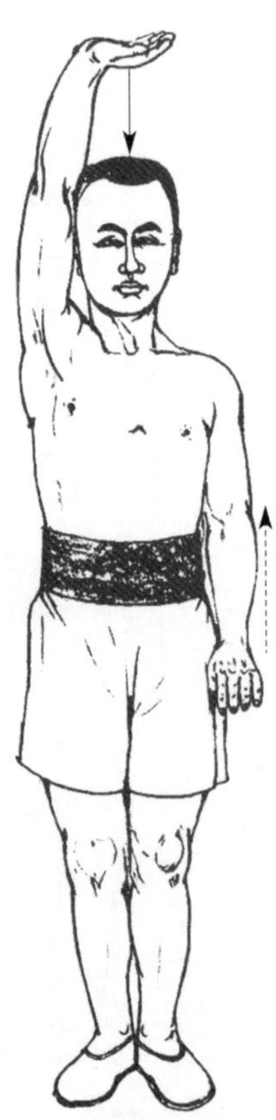

圖3-59

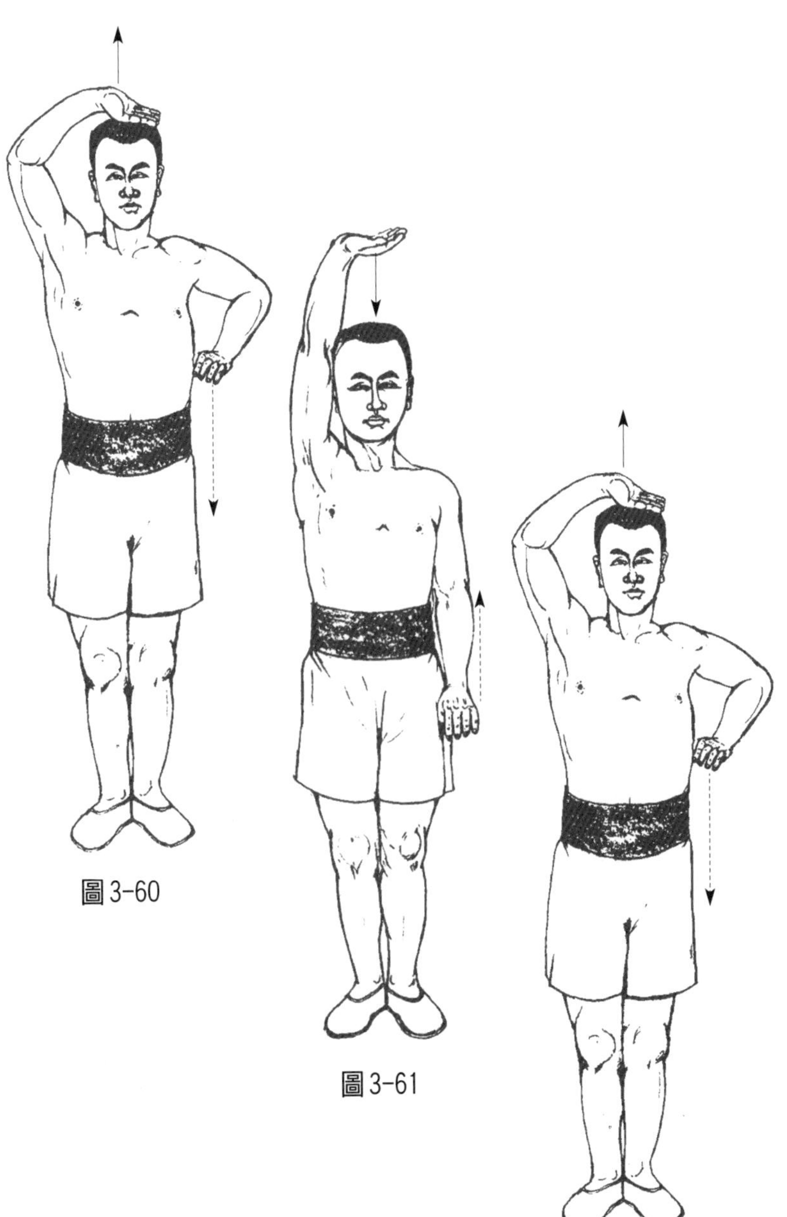
圖 3-60

圖 3-61

圖 3-62

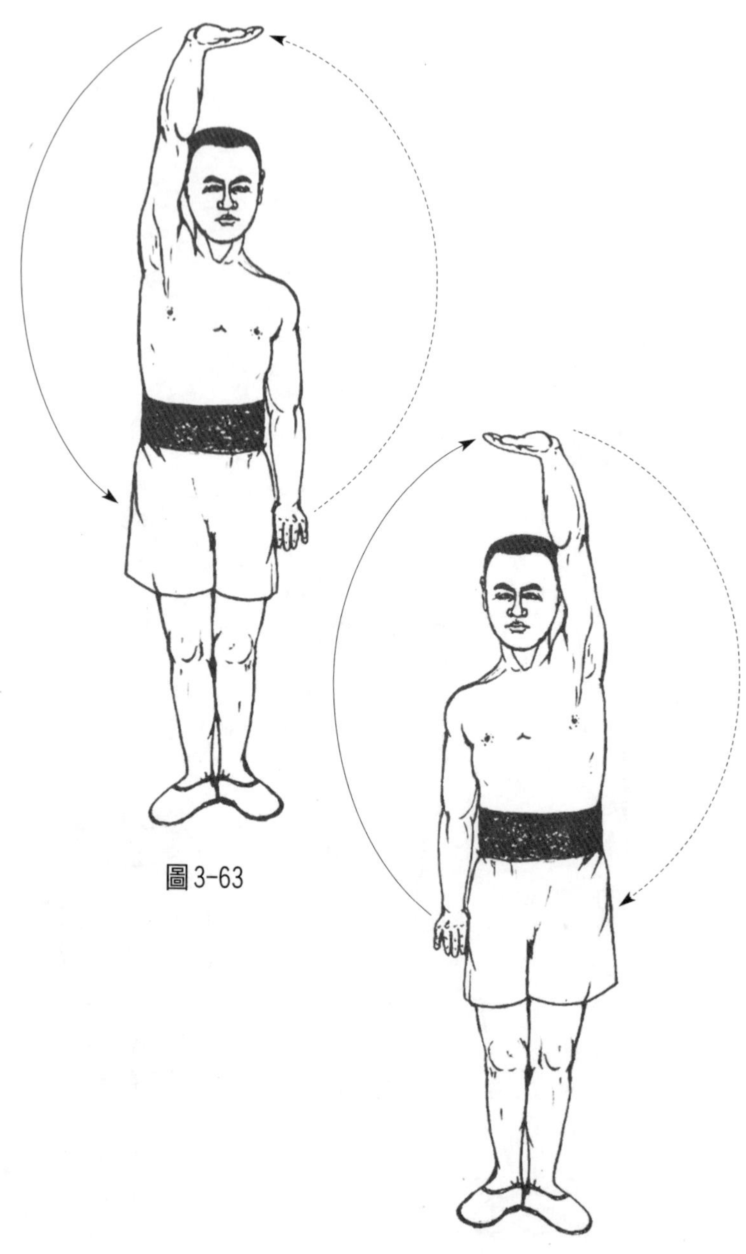

圖3-63

圖3-64

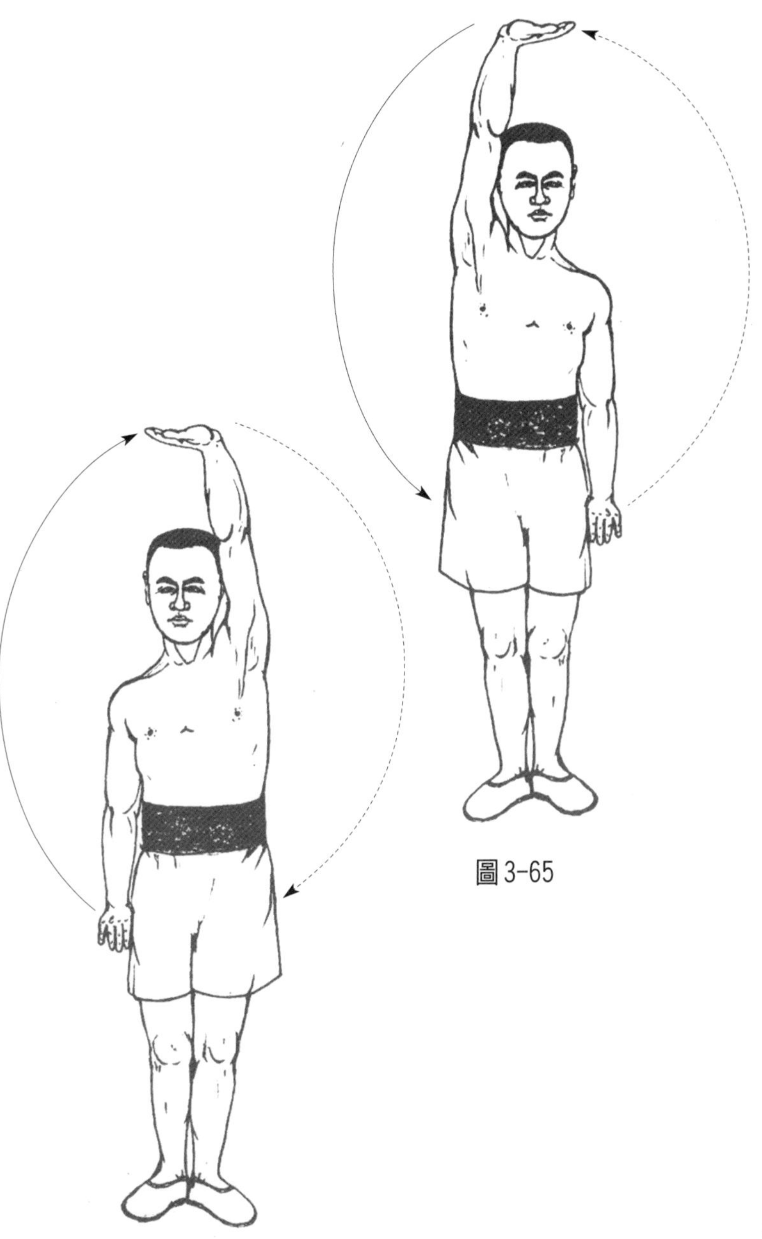

圖 3-65

圖 3-66

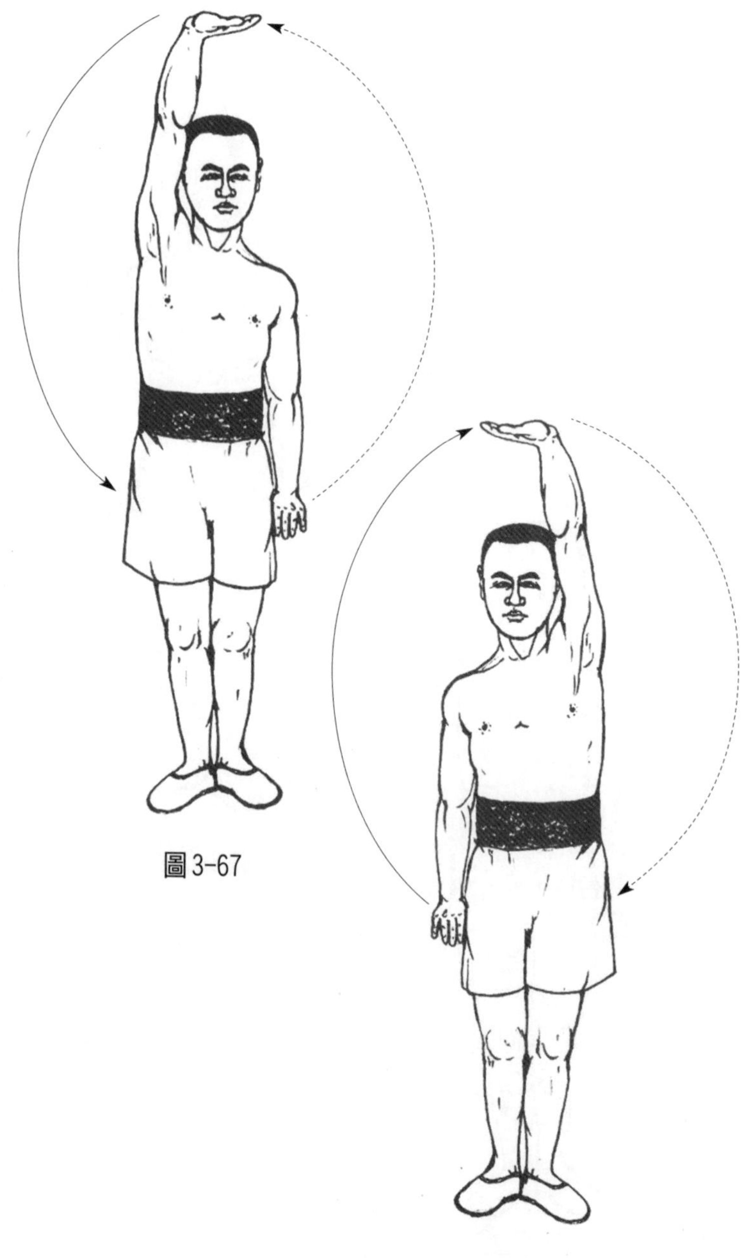

圖 3-67

圖 3-68

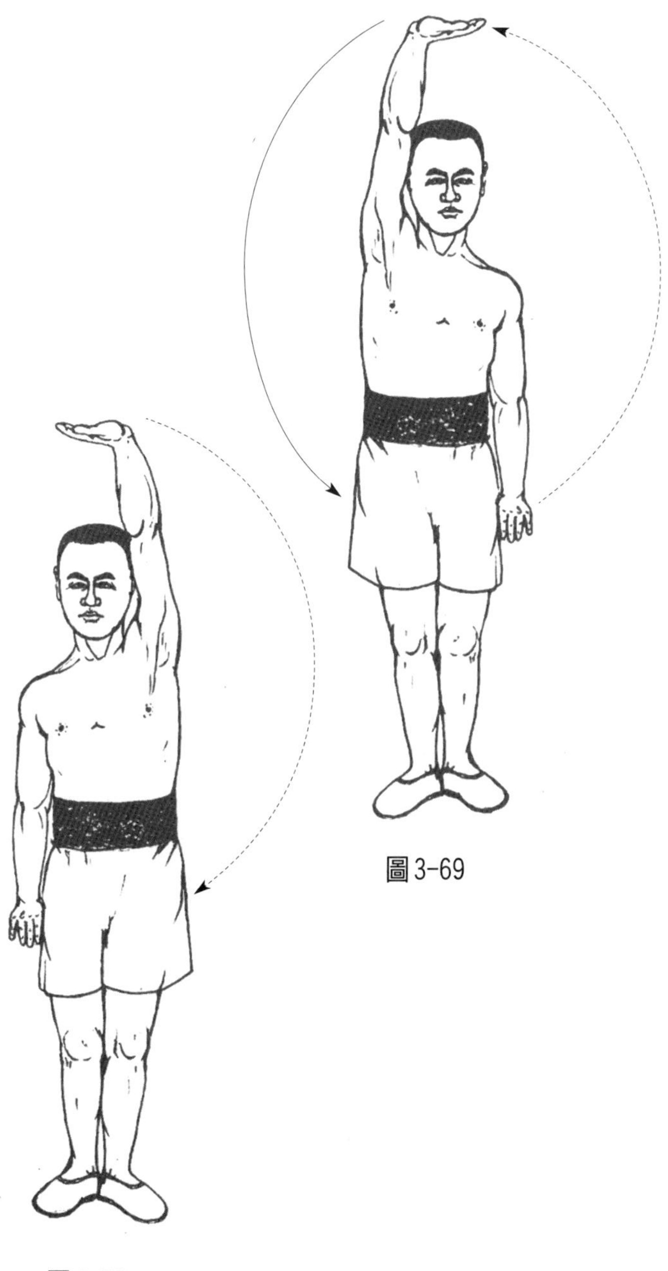

圖 3-69

圖 3-70

四段錦：五勞七傷望後瞧

如圖3–71～圖3–95所示。

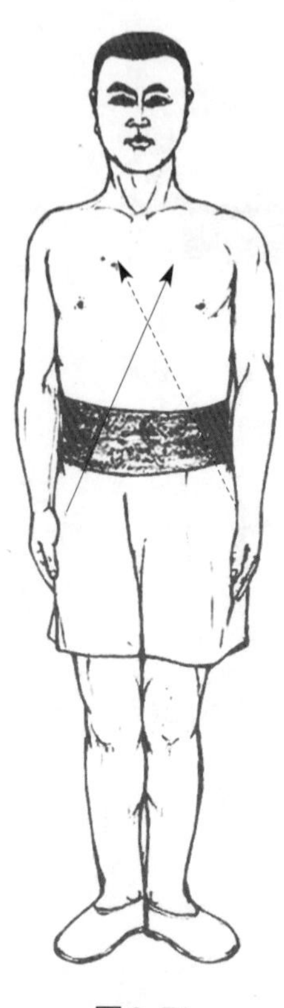

圖3–71

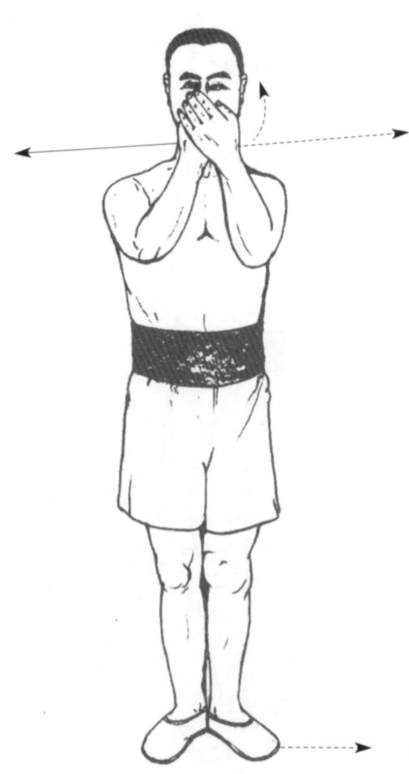

圖3–72

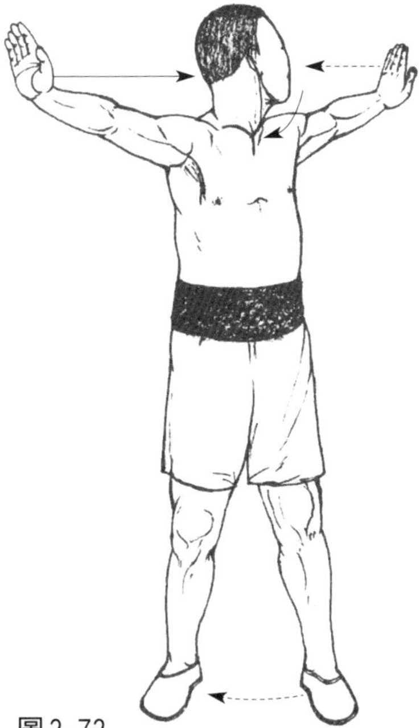

圖 3-73

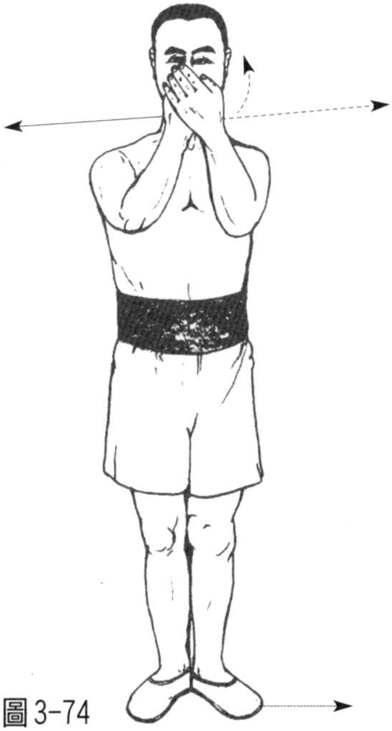

圖 3-74

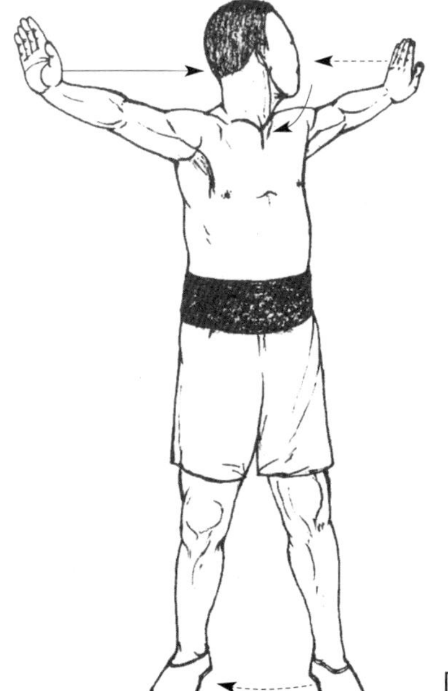

圖 3-75

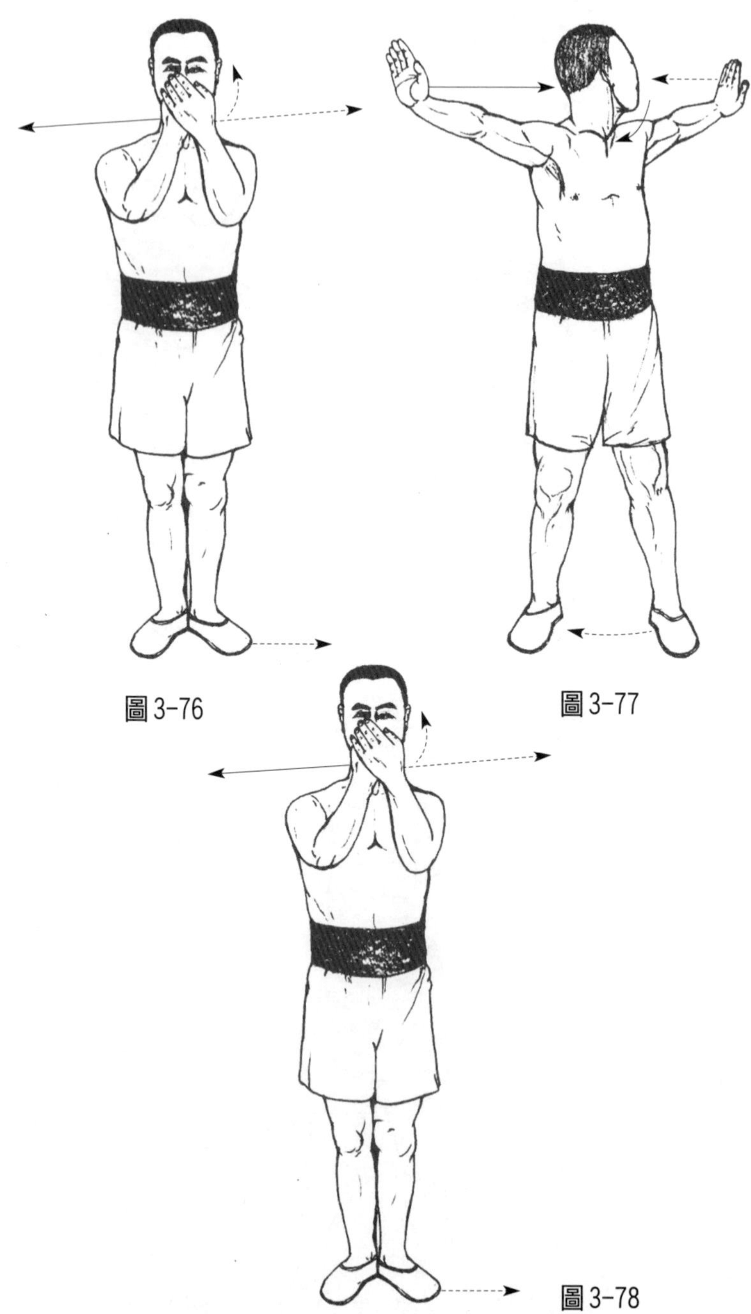

圖3-76

圖3-77

圖3-78

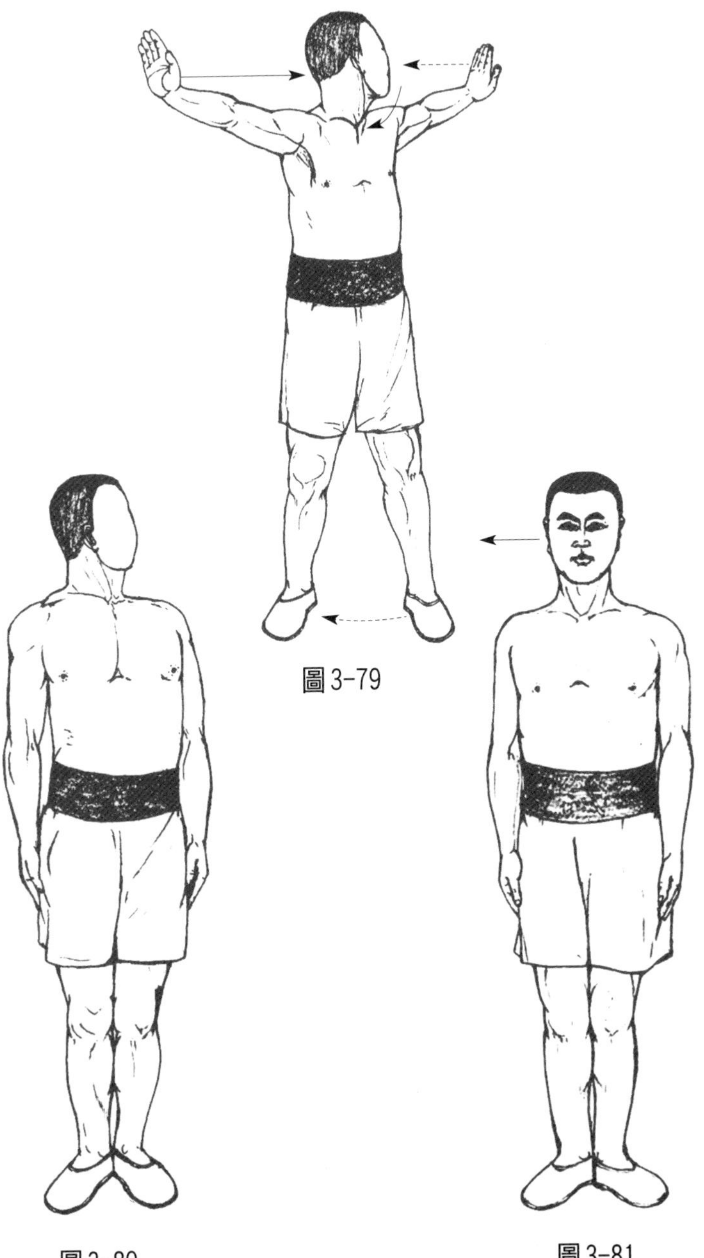

圖 3-79

圖 3-80

圖 3-81

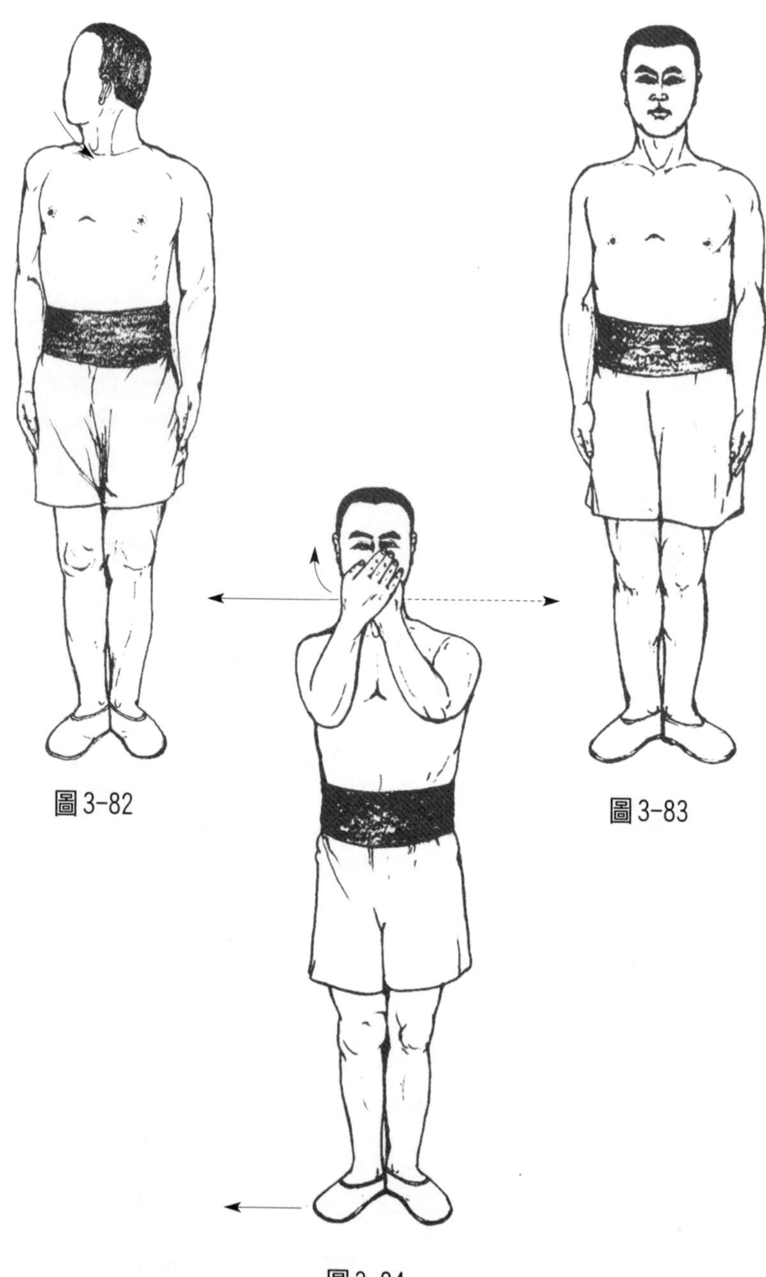

圖 3-82

圖 3-83

圖 3-84

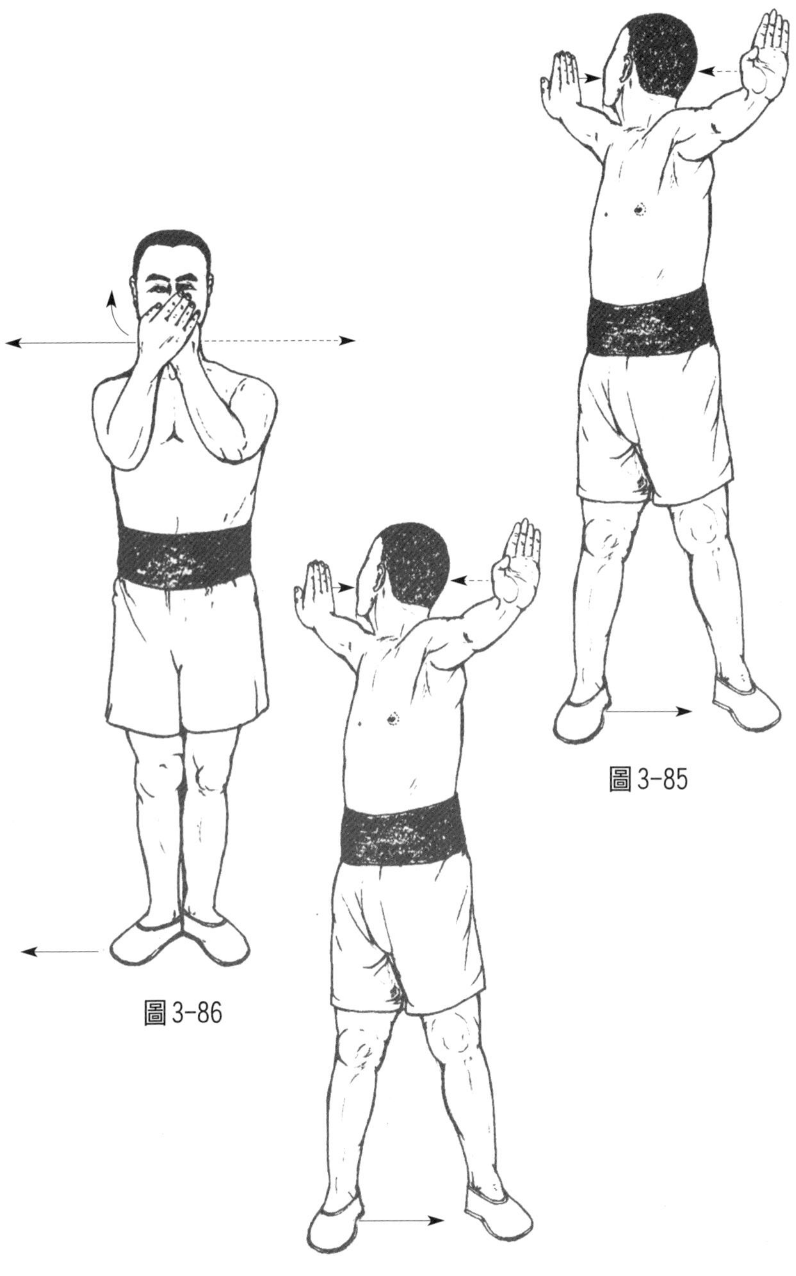

圖 3-85

圖 3-86

圖 3-87

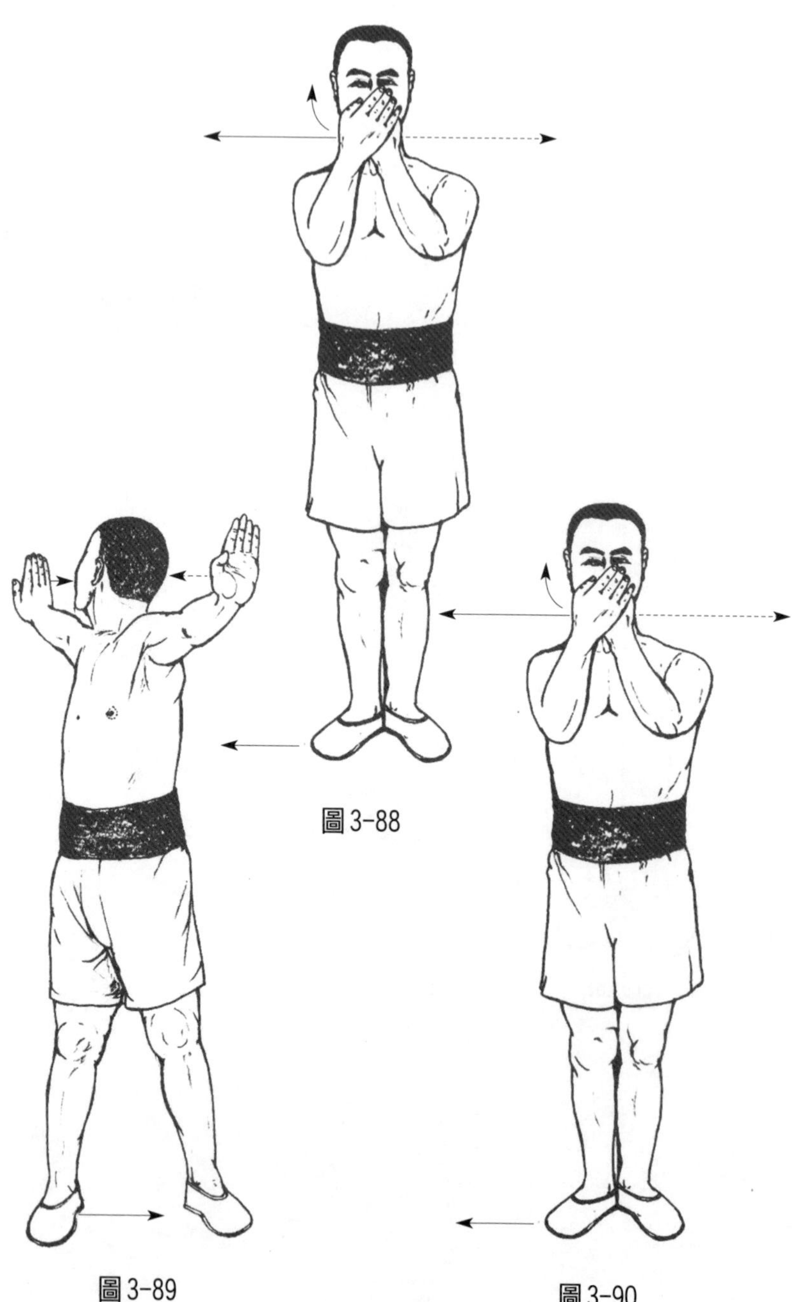

圖 3-88

圖 3-89

圖 3-90

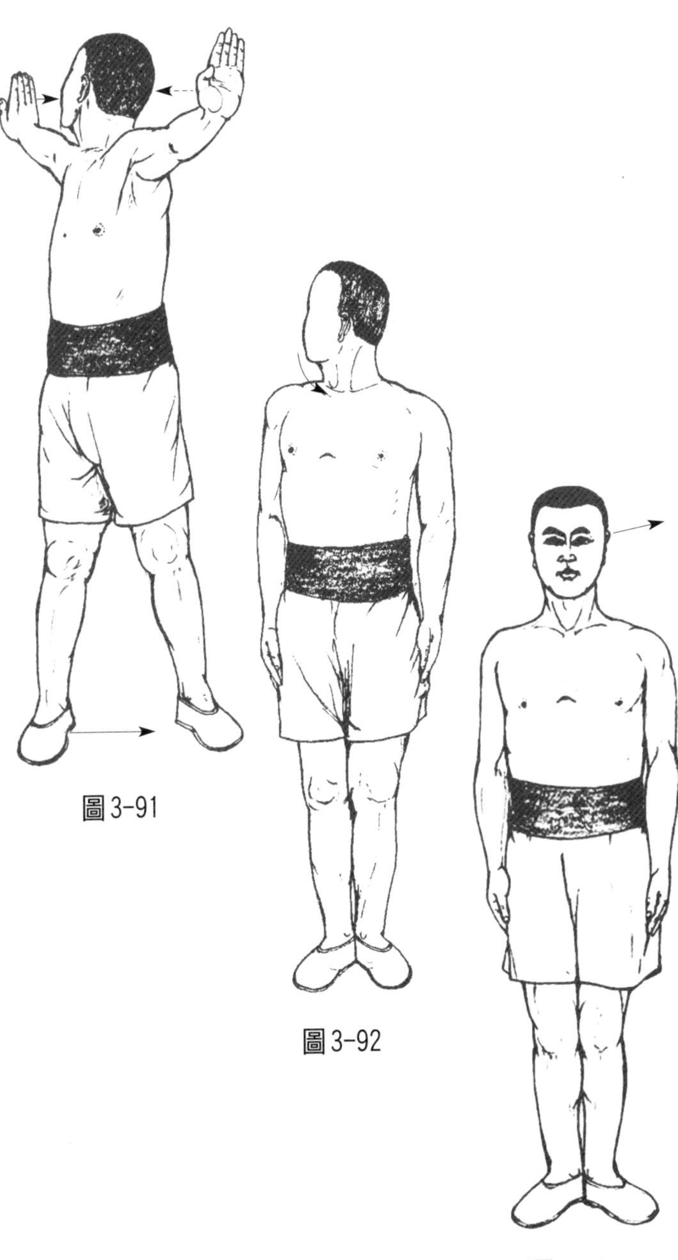

圖 3-91

圖 3-92

圖 3-93

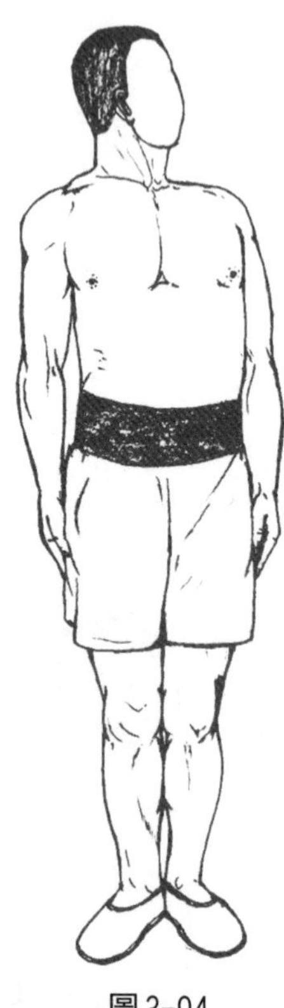

圖3-94

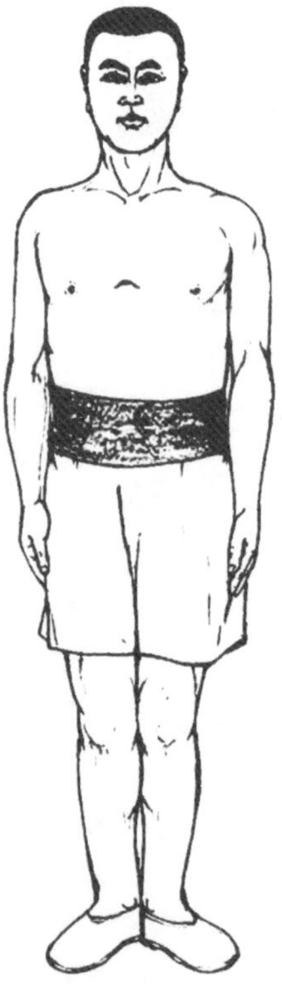

圖3-95

五段錦：搖頭擺尾去心火

如圖3-96～圖3-131所示。

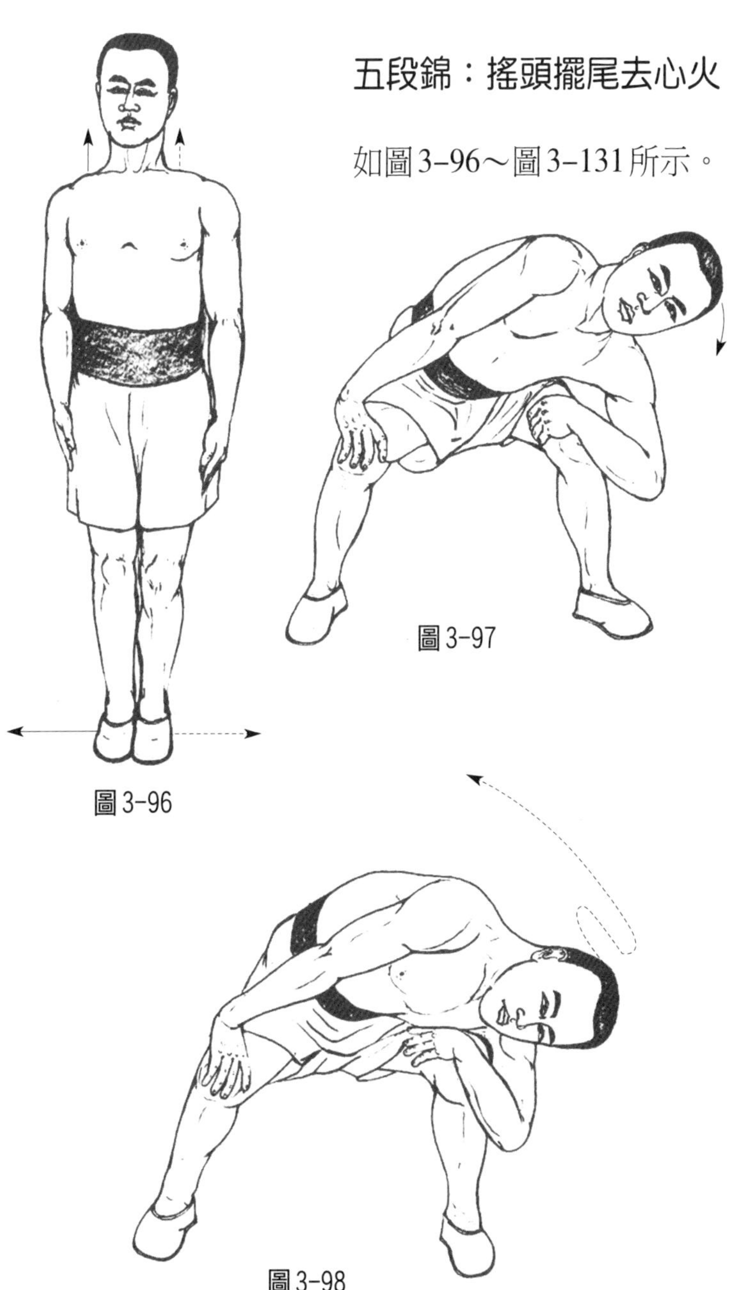

圖3-96

圖3-97

圖3-98

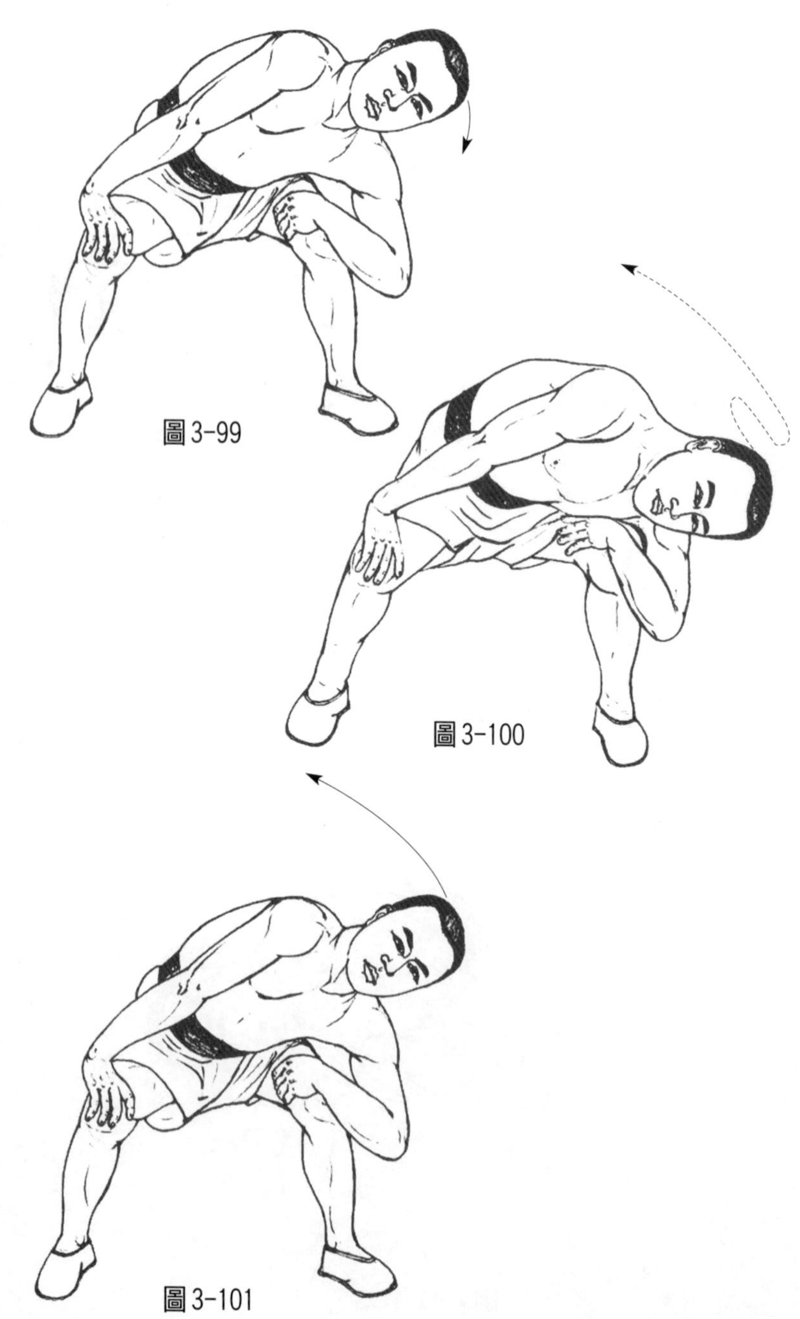

圖 3-99

圖 3-100

圖 3-101

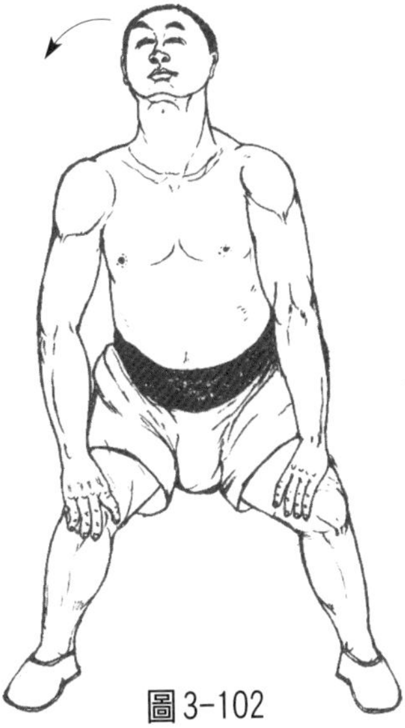

圖 3-102

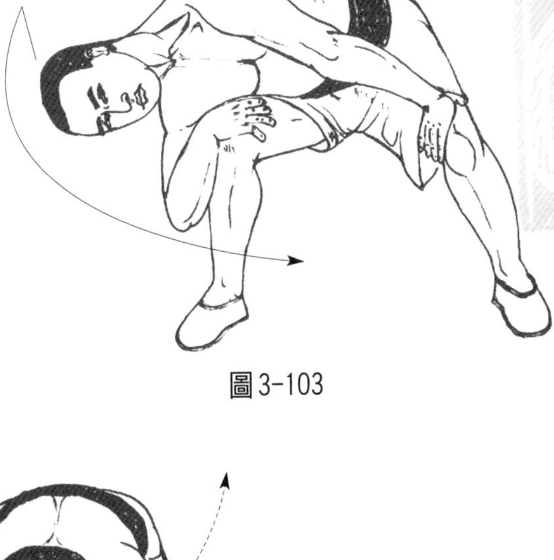

圖 3-103

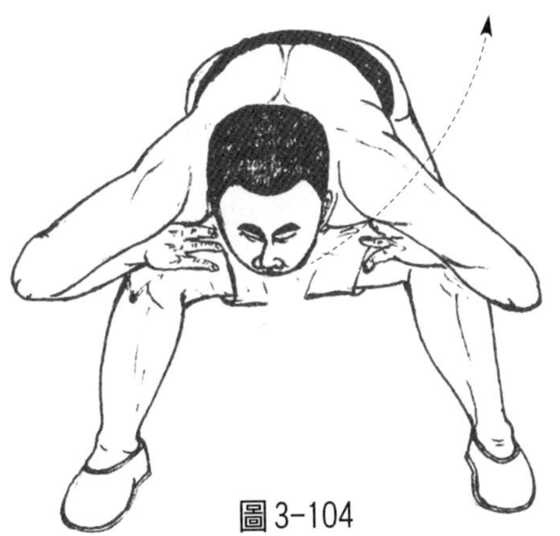

圖 3-104

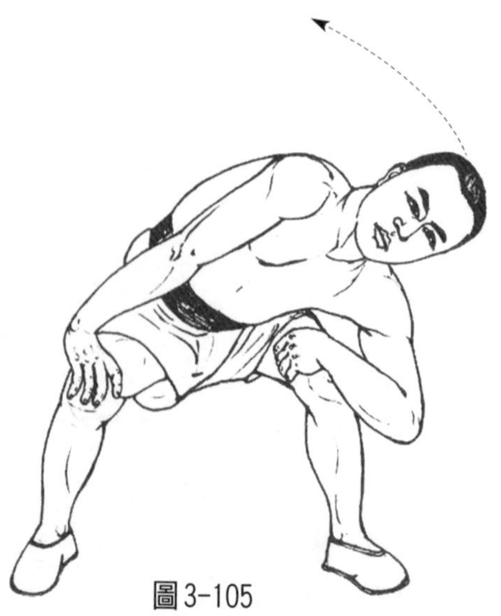

圖3-105

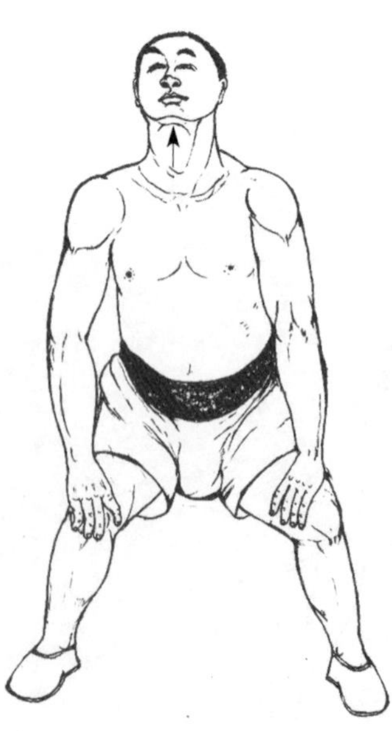

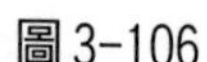

圖3-106

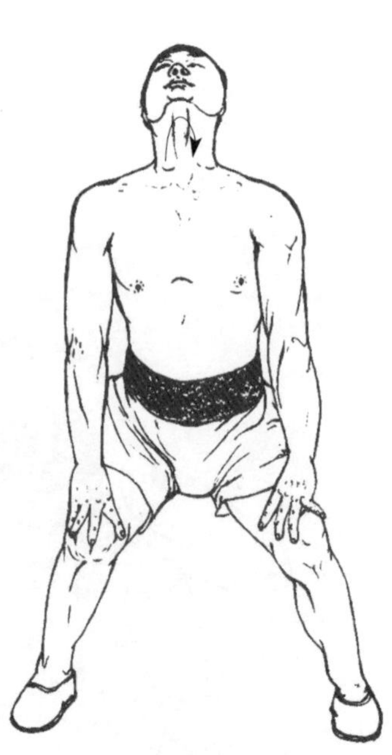

圖3-107

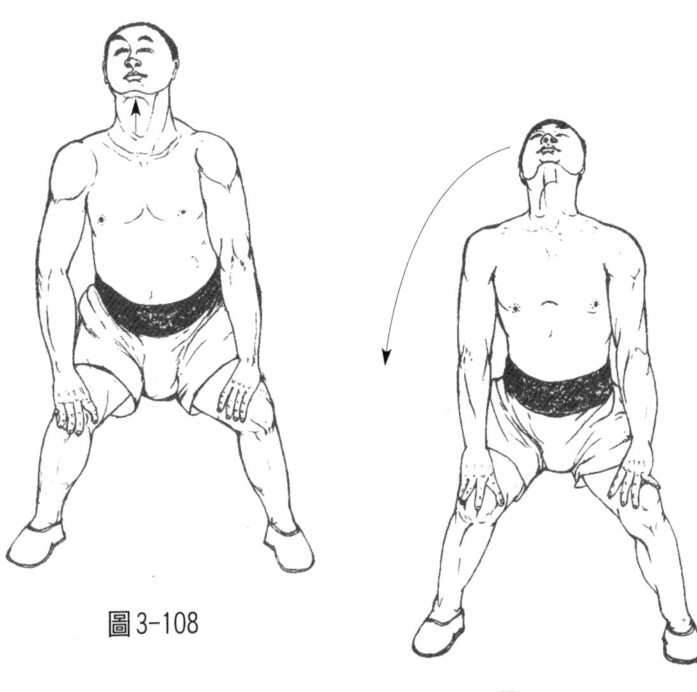

圖 3-108

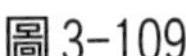

圖 3-109

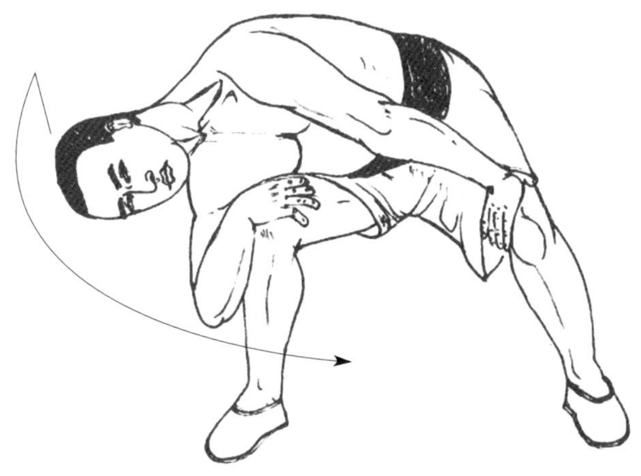

圖 3-110

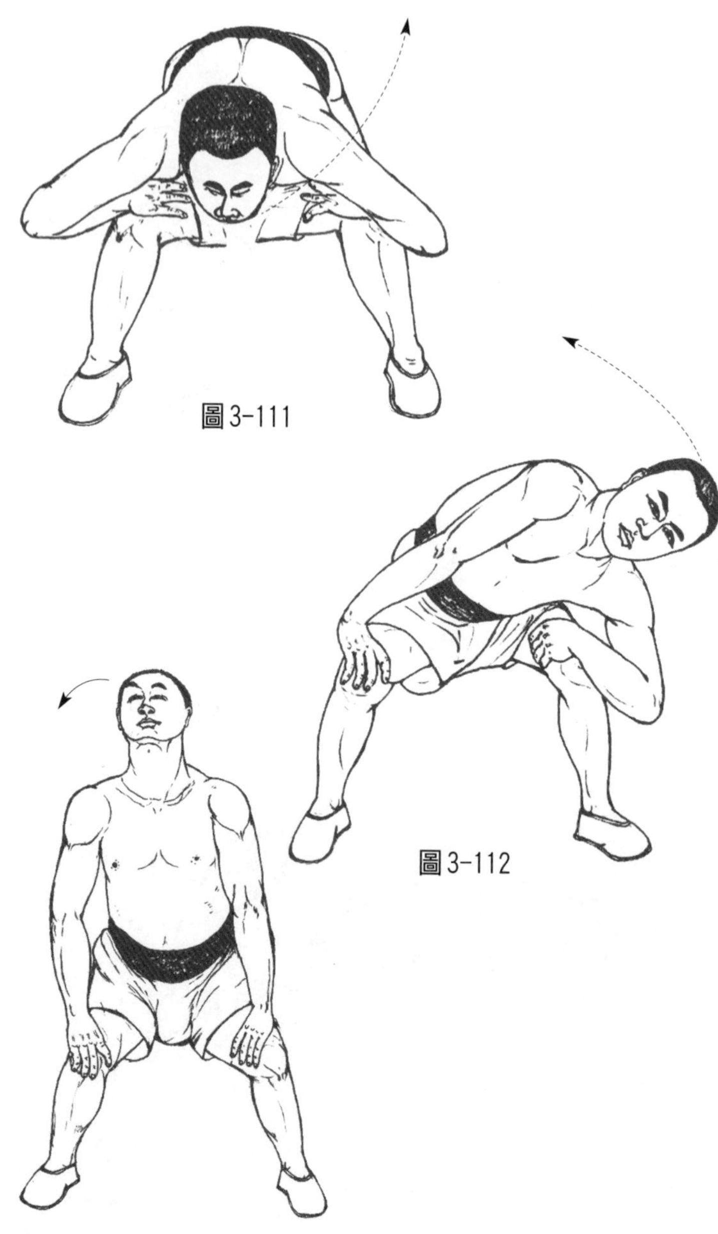

圖 3-111

圖 3-112

圖 3-102

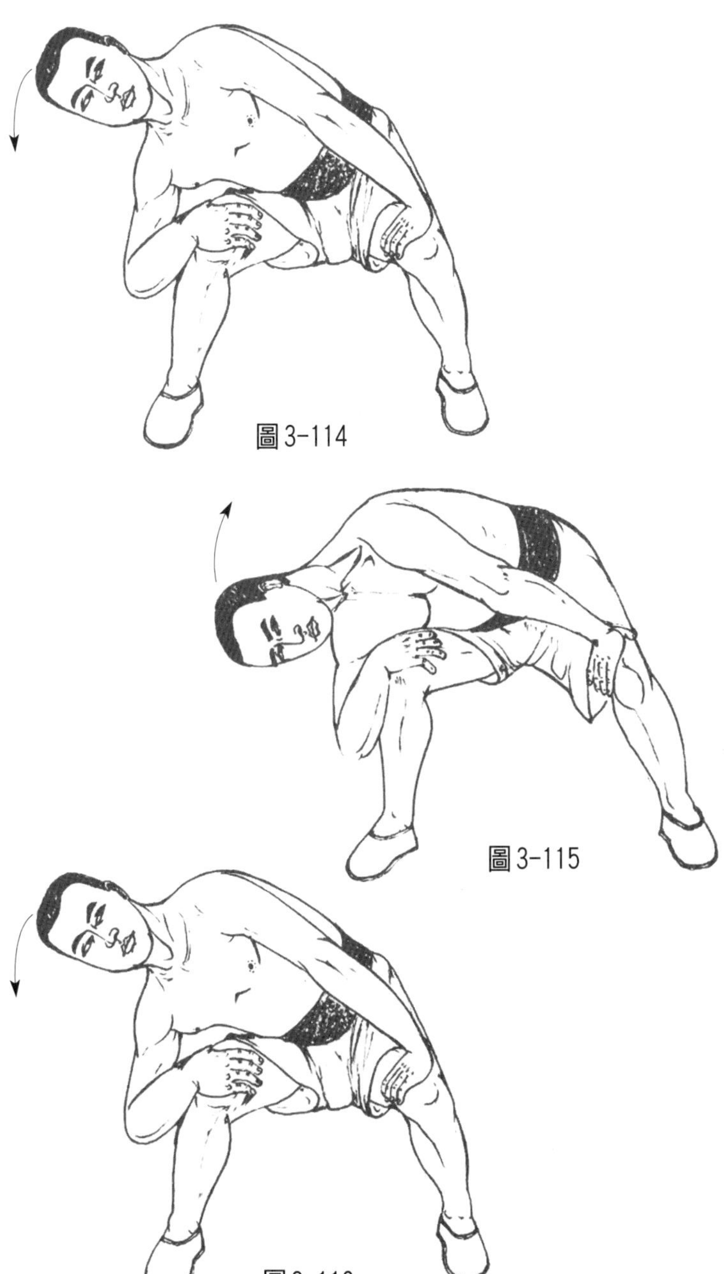

圖 3-114

圖 3-115

圖 3-116

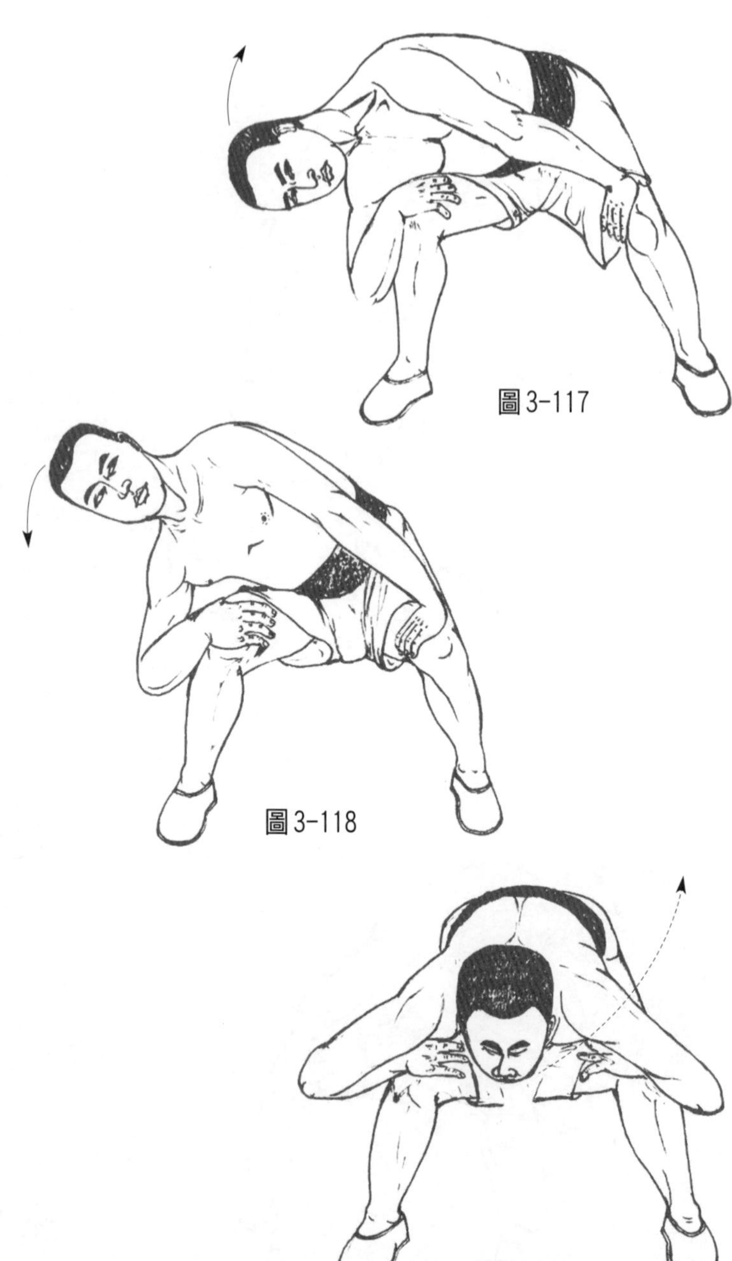

圖3-117

圖3-118

圖3-119

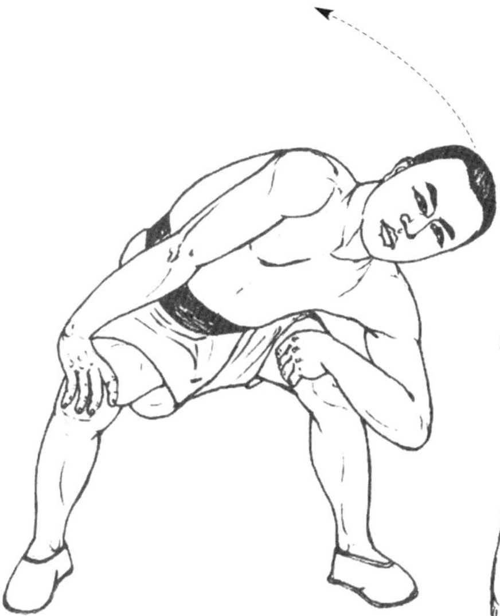

圖3-120

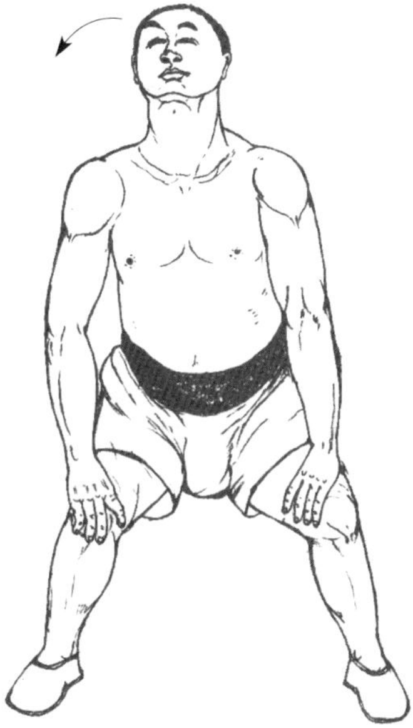

圖3-121

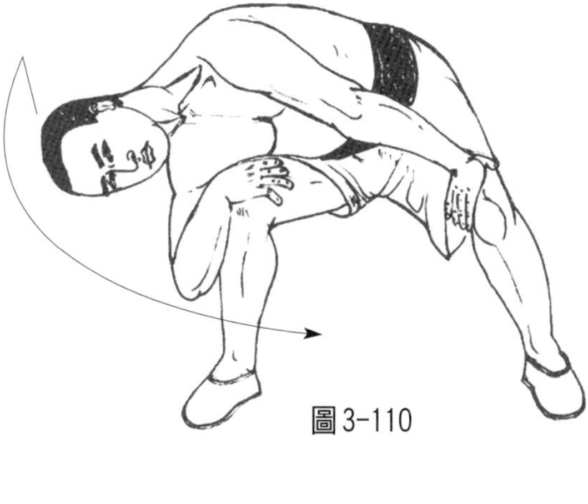

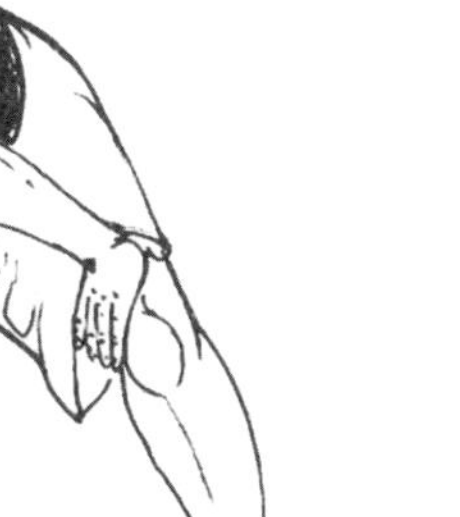

圖3-110

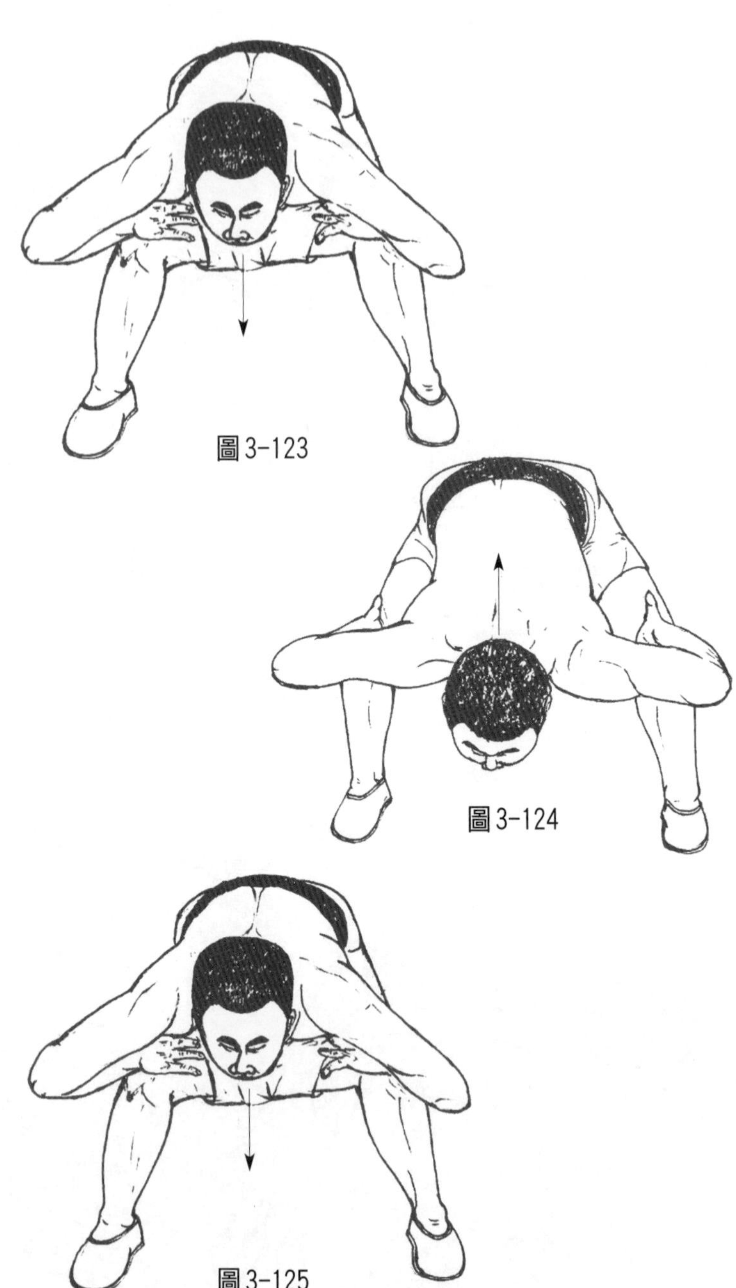

圖 3-123

圖 3-124

圖 3-125

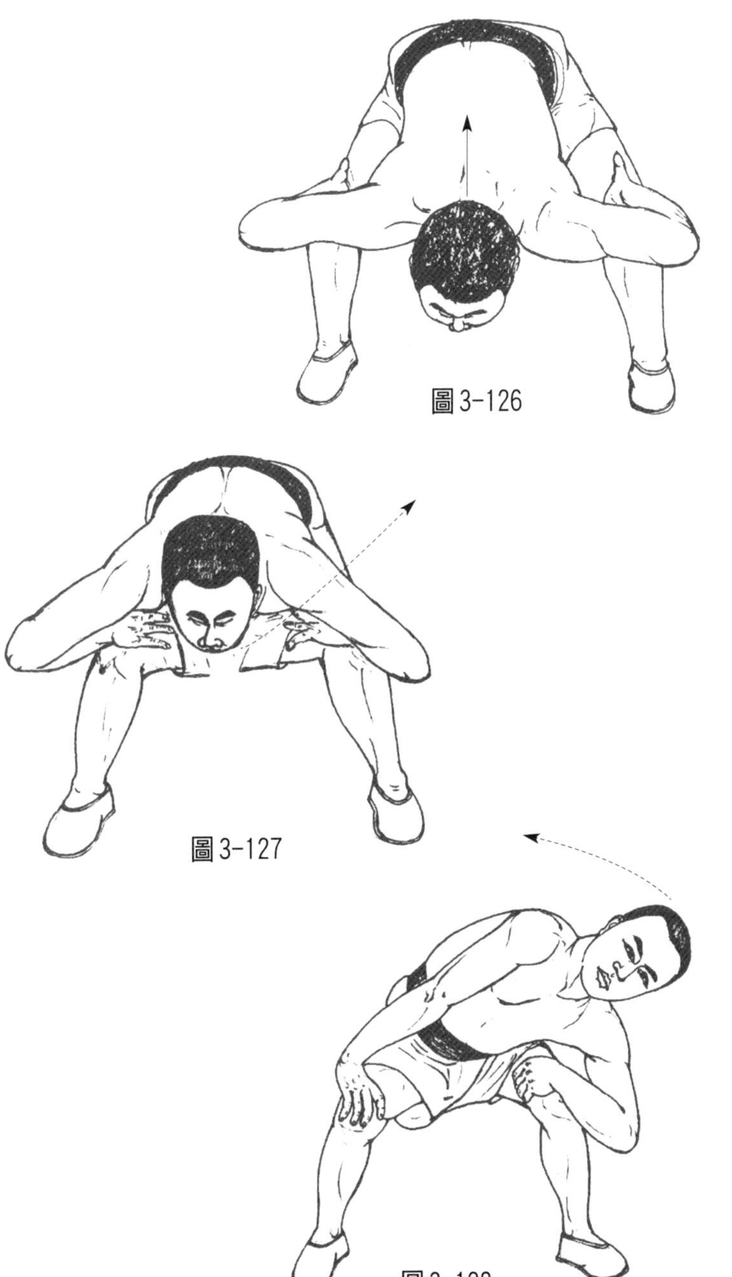

圖 3-126

圖 3-127

圖 3-128

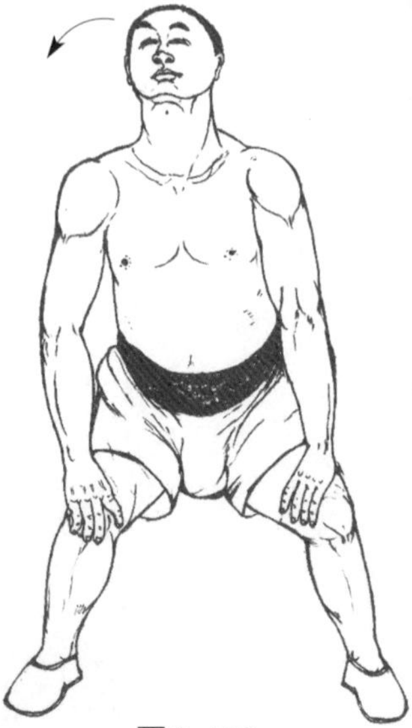

圖 3-129

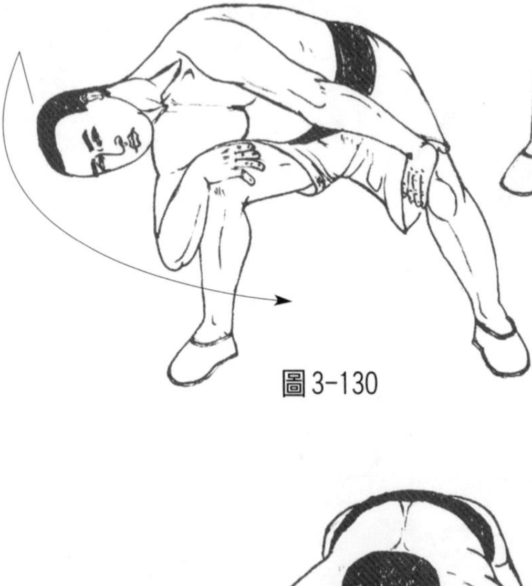

圖 3-130

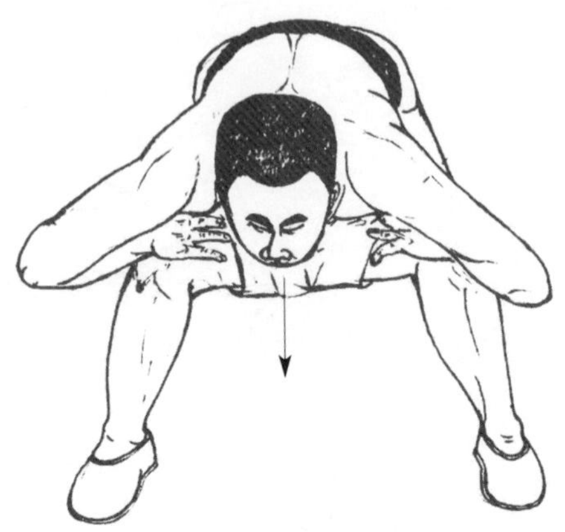

圖 3-131

六段錦：背後七顛百病消

如圖3-132～圖3-142所示。

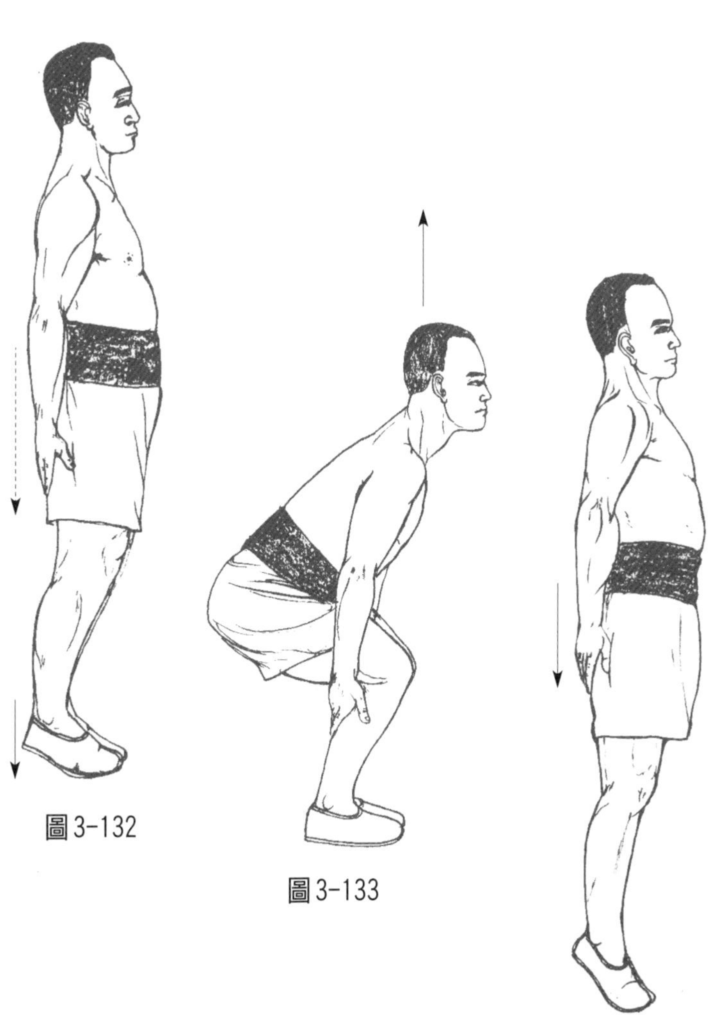

圖3-132

圖3-133

圖3-134

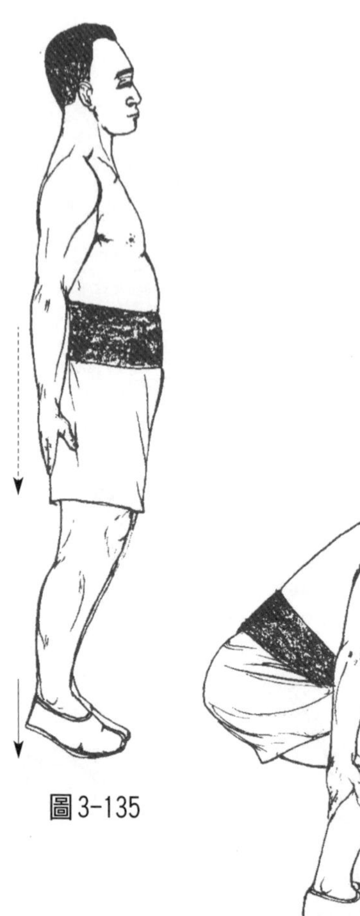

圖 3-135

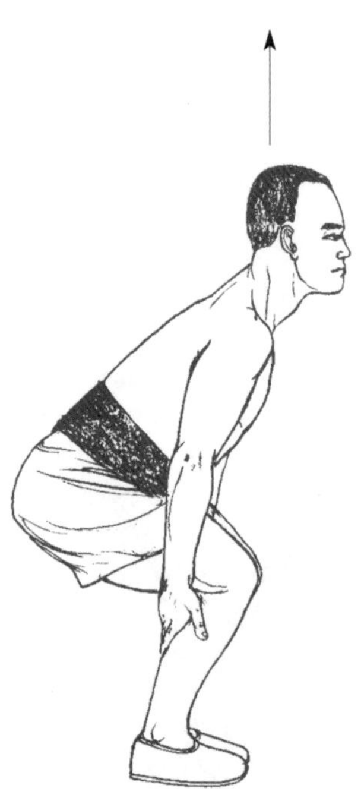

圖 3-136

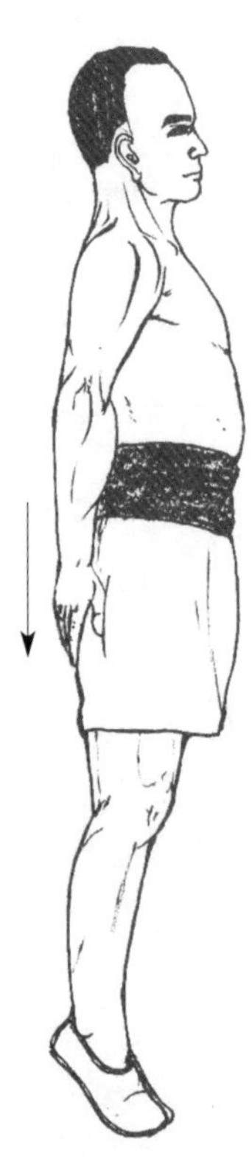

圖 3-137

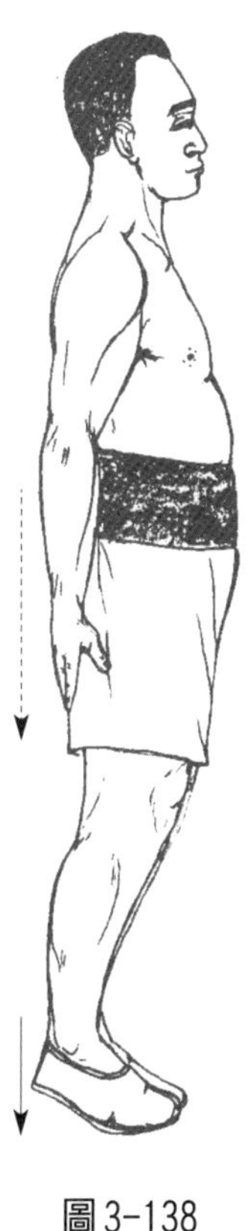
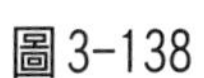
圖 3-138

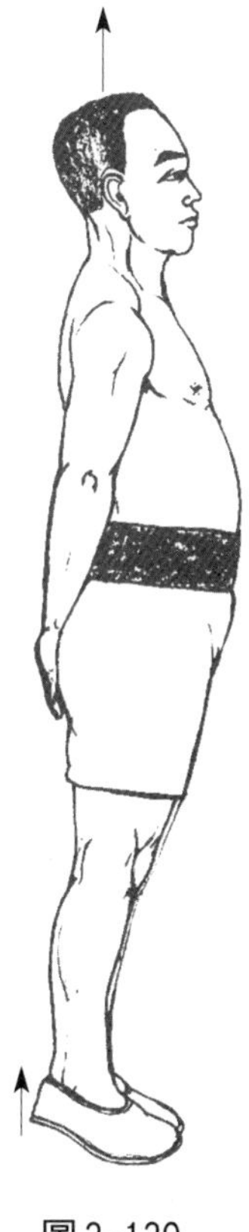
圖 3-139

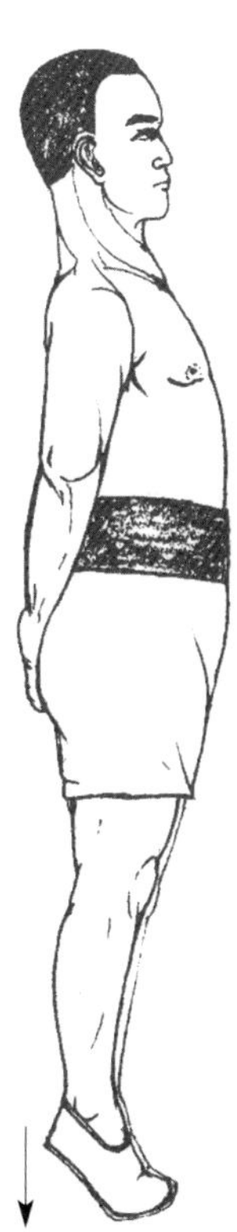
圖 3-140

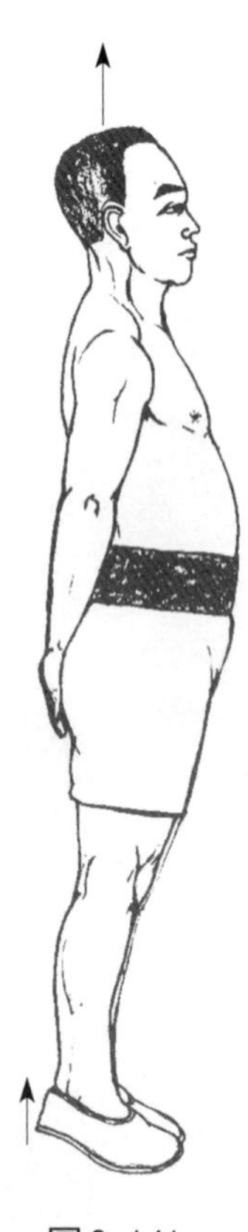

圖3-141

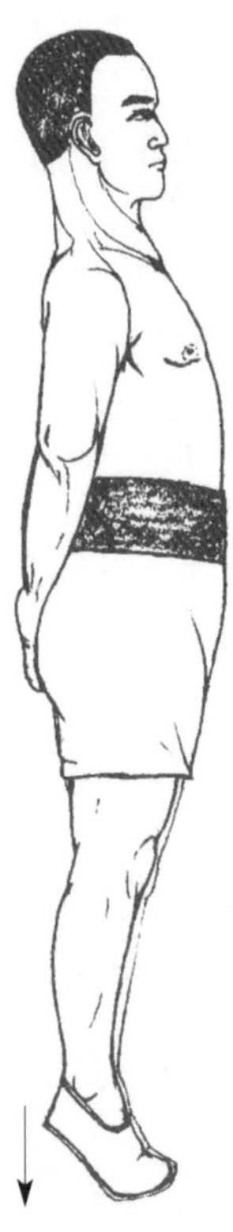

圖3-142

七段錦：攢拳怒目增力氣

如圖3-143～圖3-183所示。

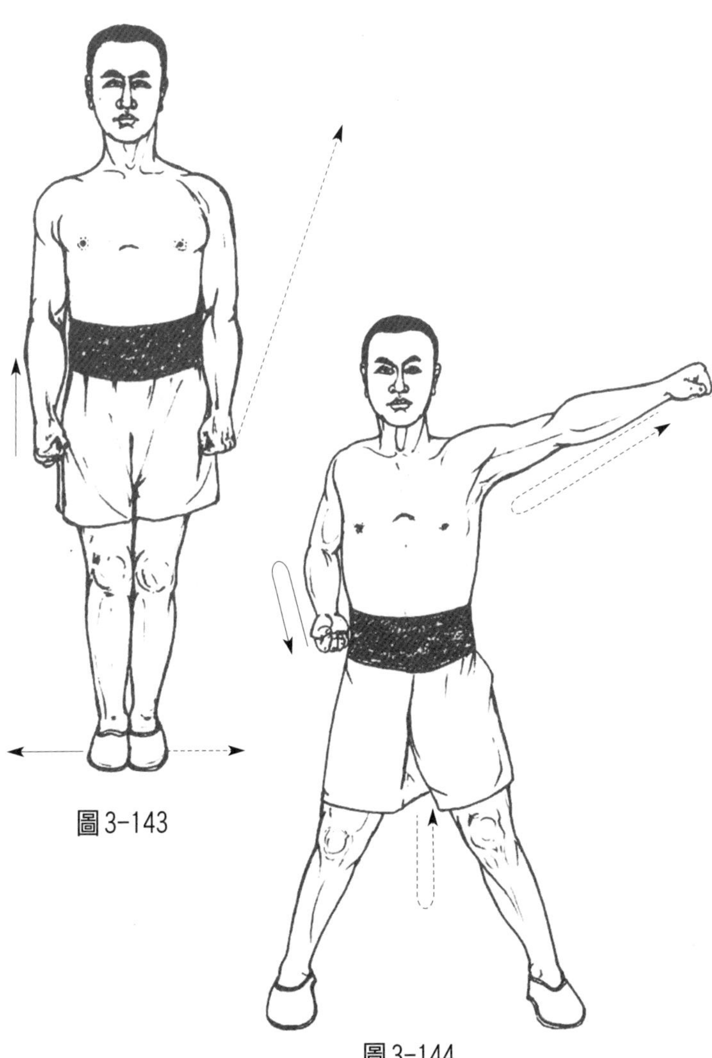

圖3-143

圖3-144

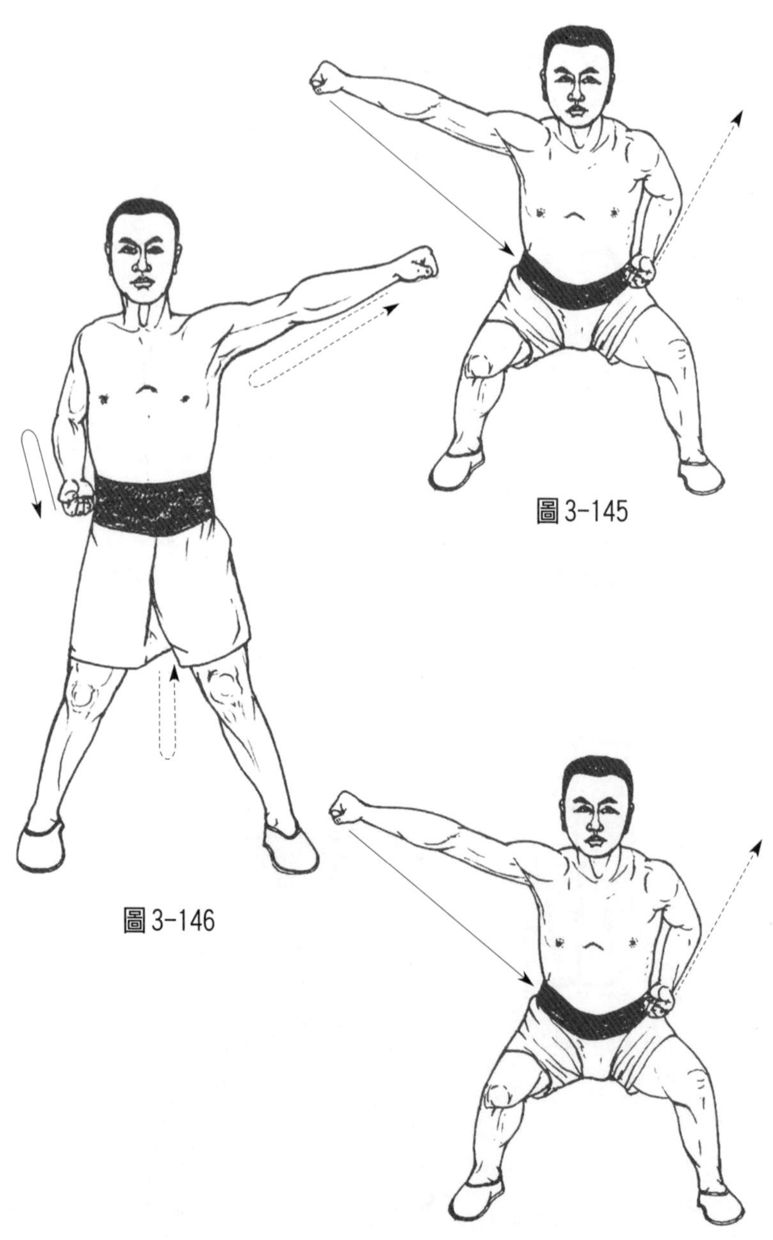

圖 3-145

圖 3-146

圖 3-147

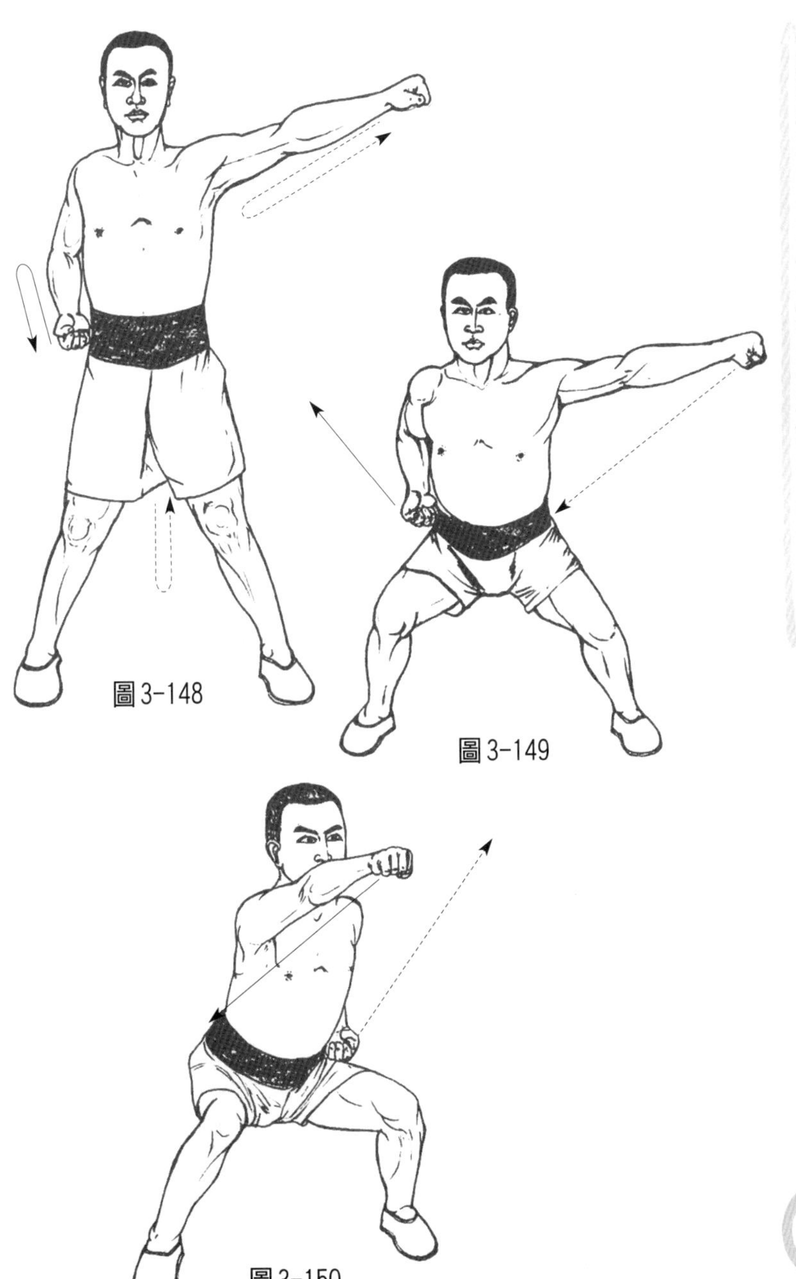

圖 3-148

圖 3-149

圖 3-150

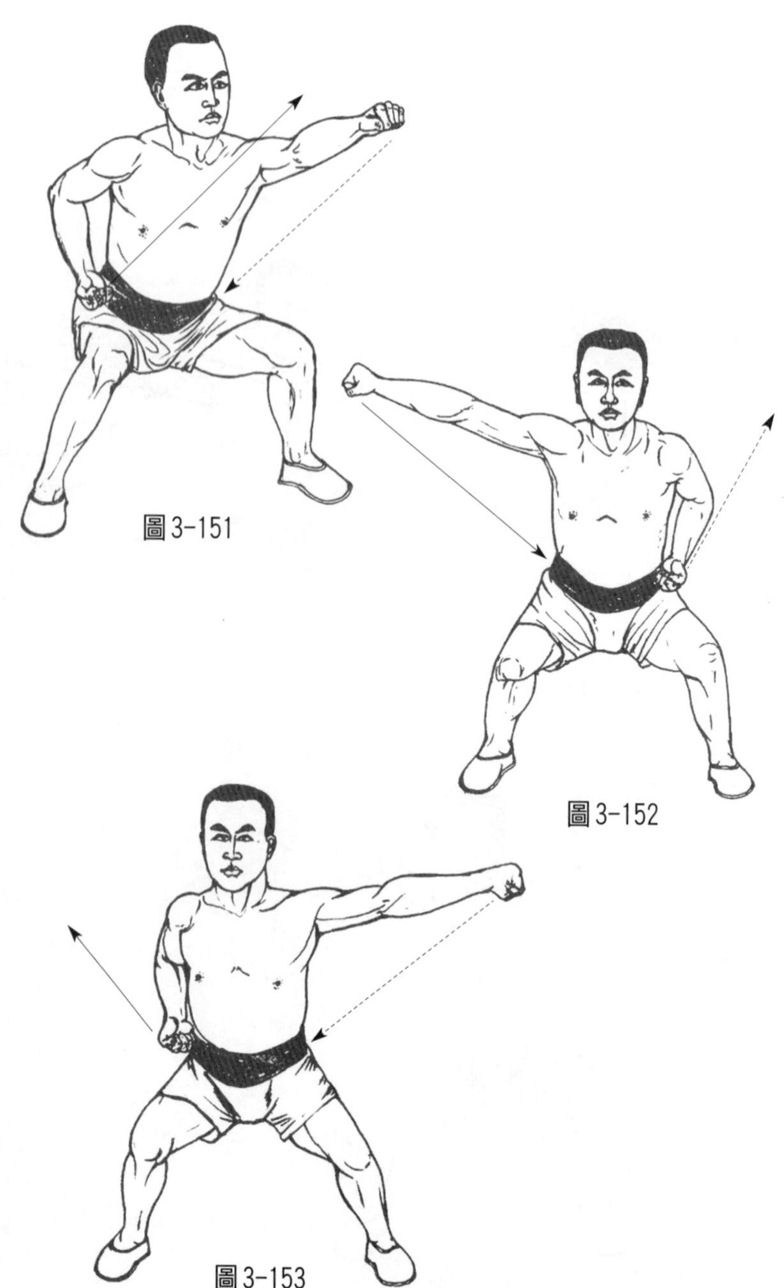

圖 3-151

圖 3-152

圖 3-153

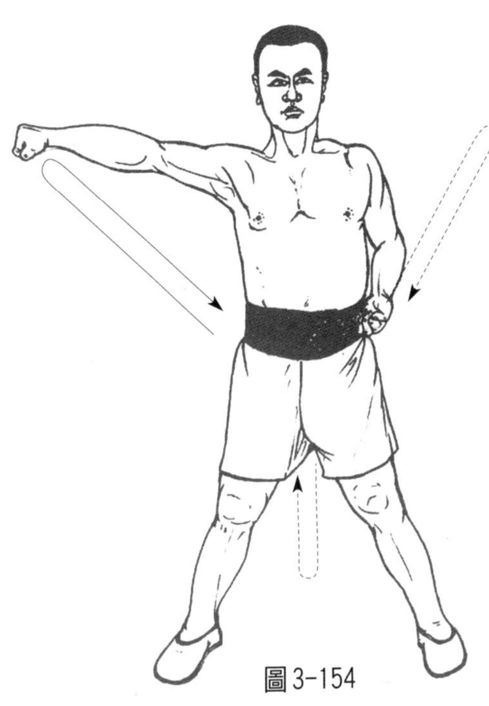

圖 3-154

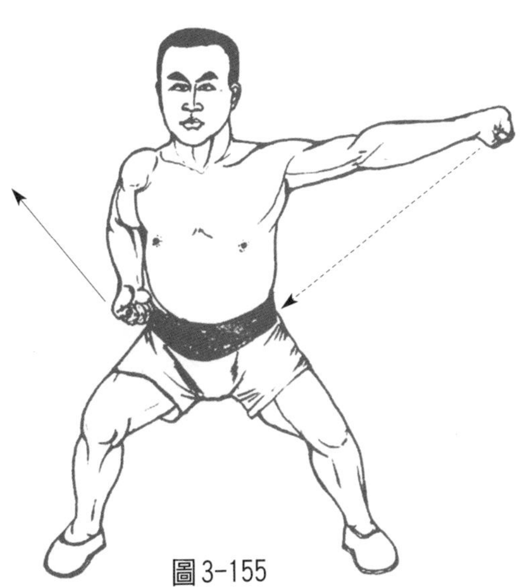

圖 3-155

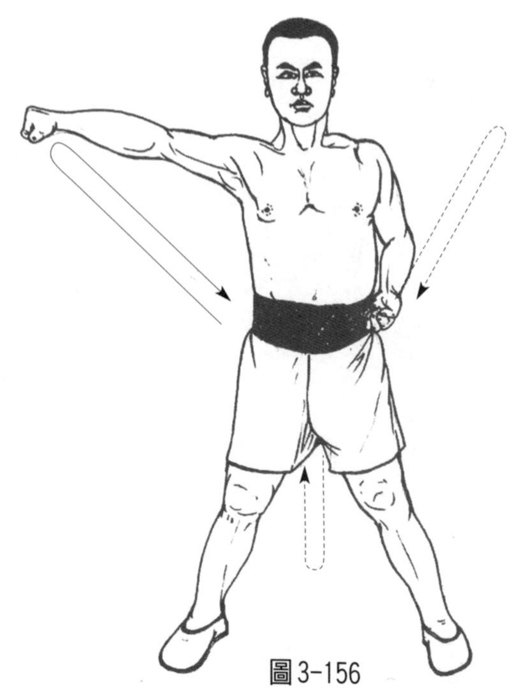

圖 3-156

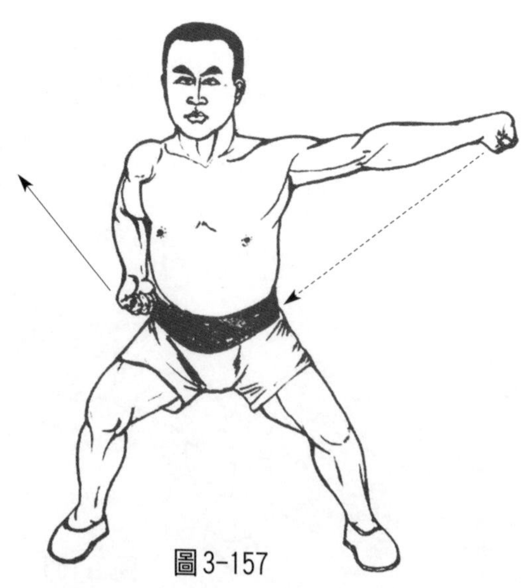

圖 3-157

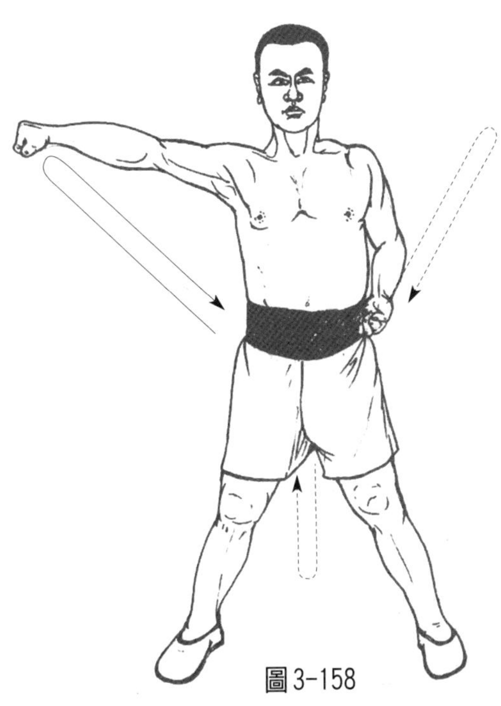

圖 3-158

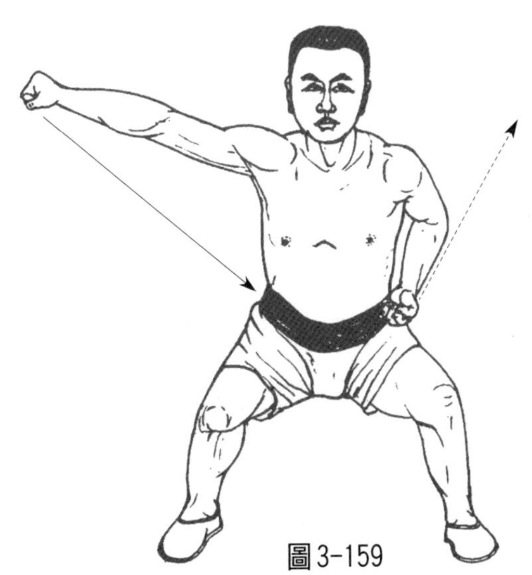

圖 3-159

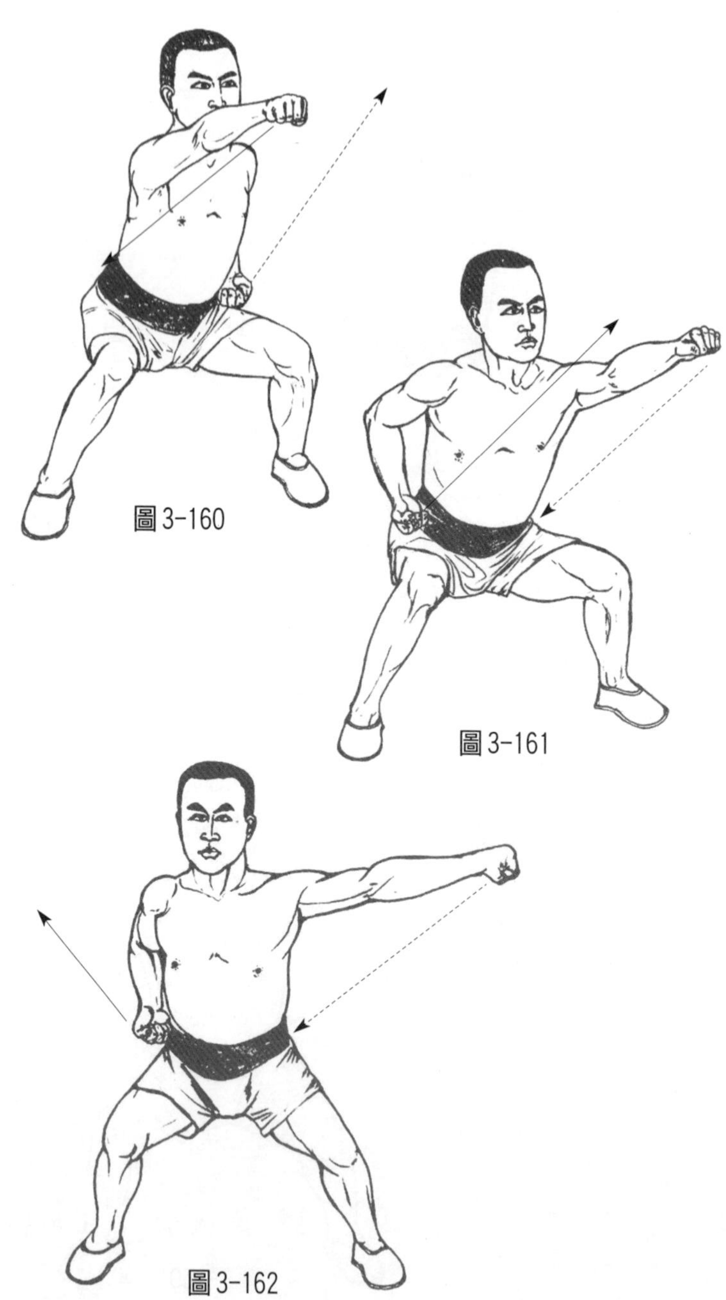

圖 3-160

圖 3-161

圖 3-162

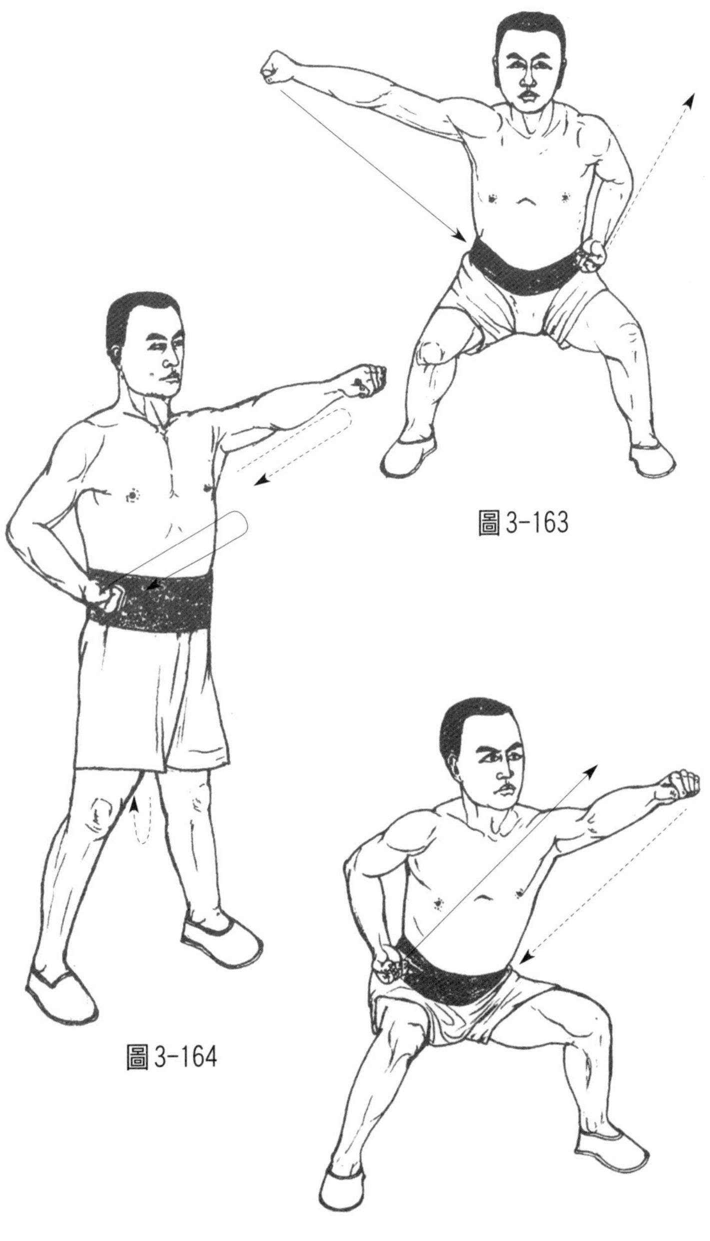

圖 3-163

圖 3-164

圖 3-165

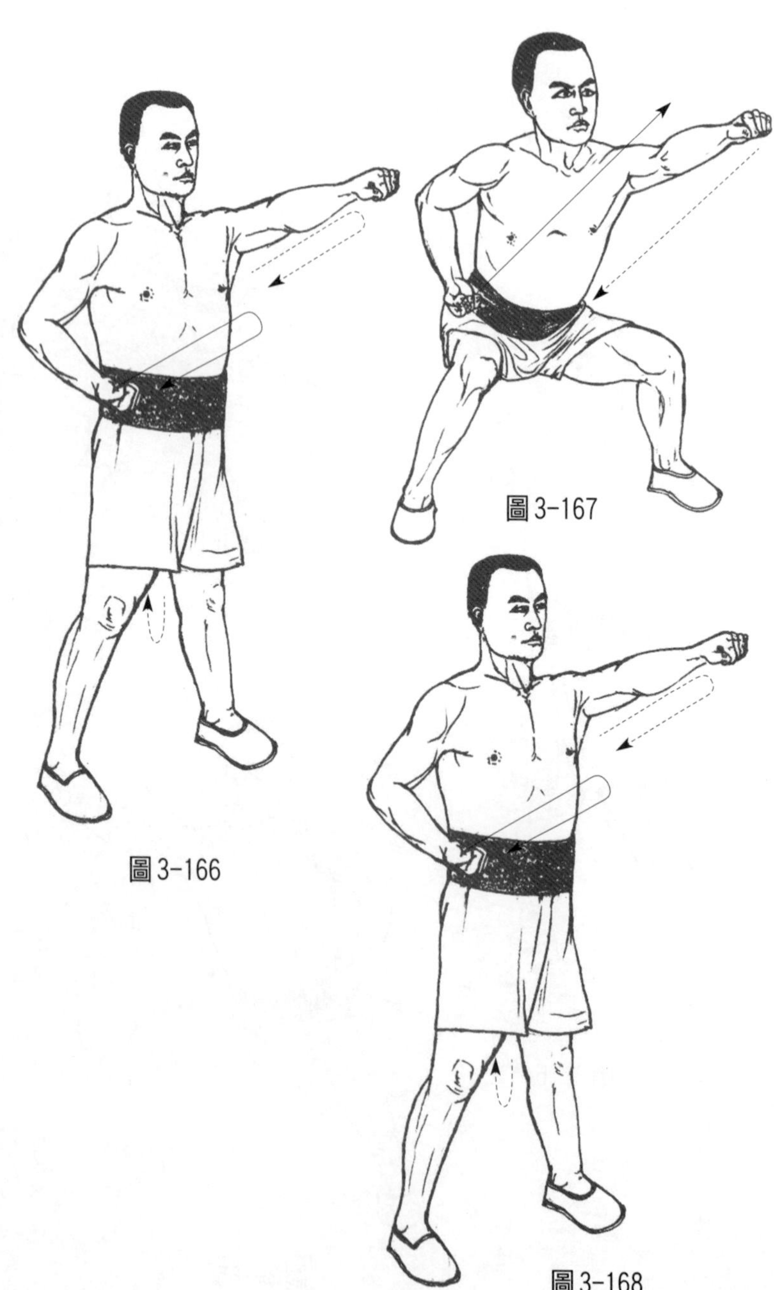

圖 3-166

圖 3-167

圖 3-168

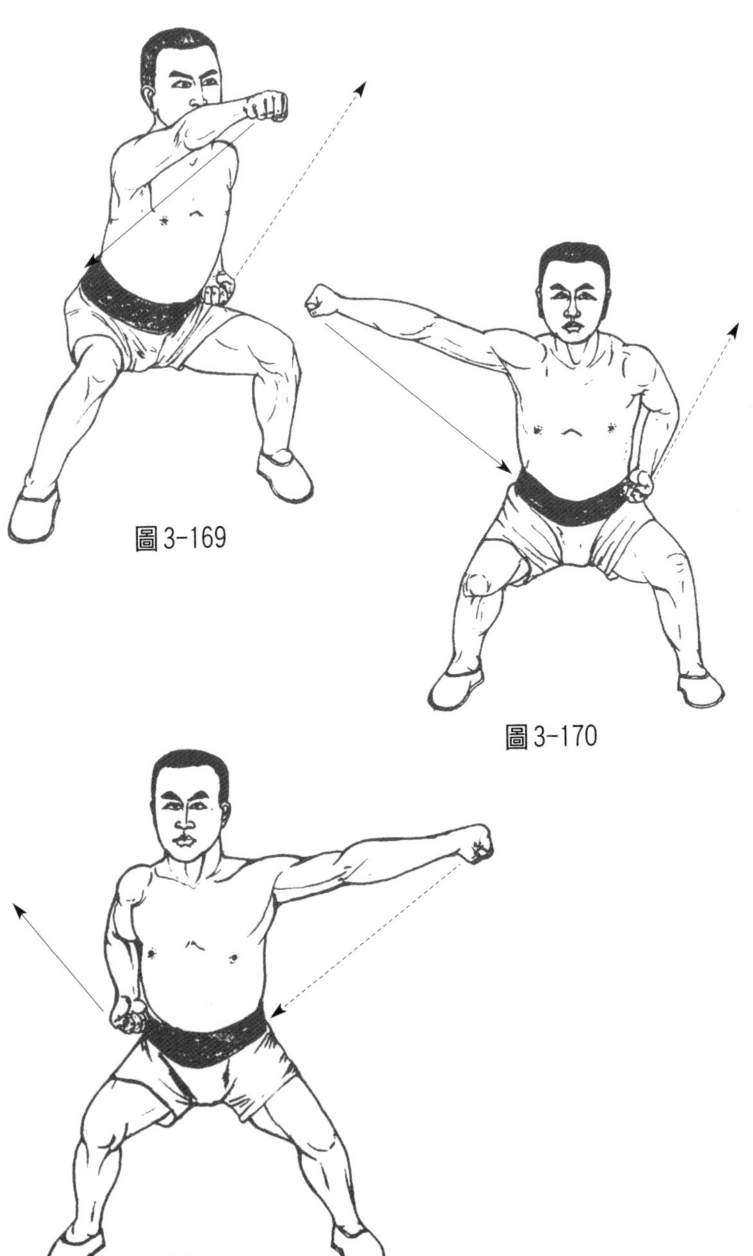

圖 3-169

圖 3-170

圖 3-171

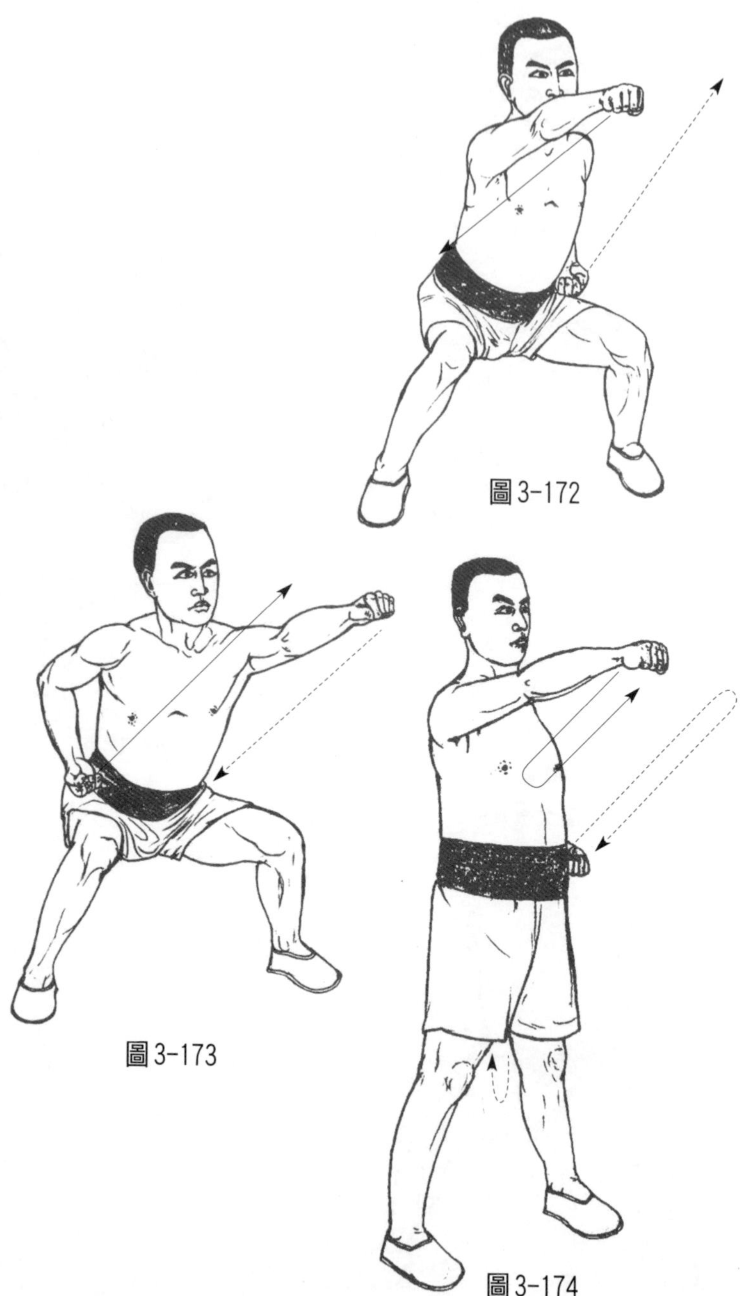

圖 3-172

圖 3-173

圖 3-174

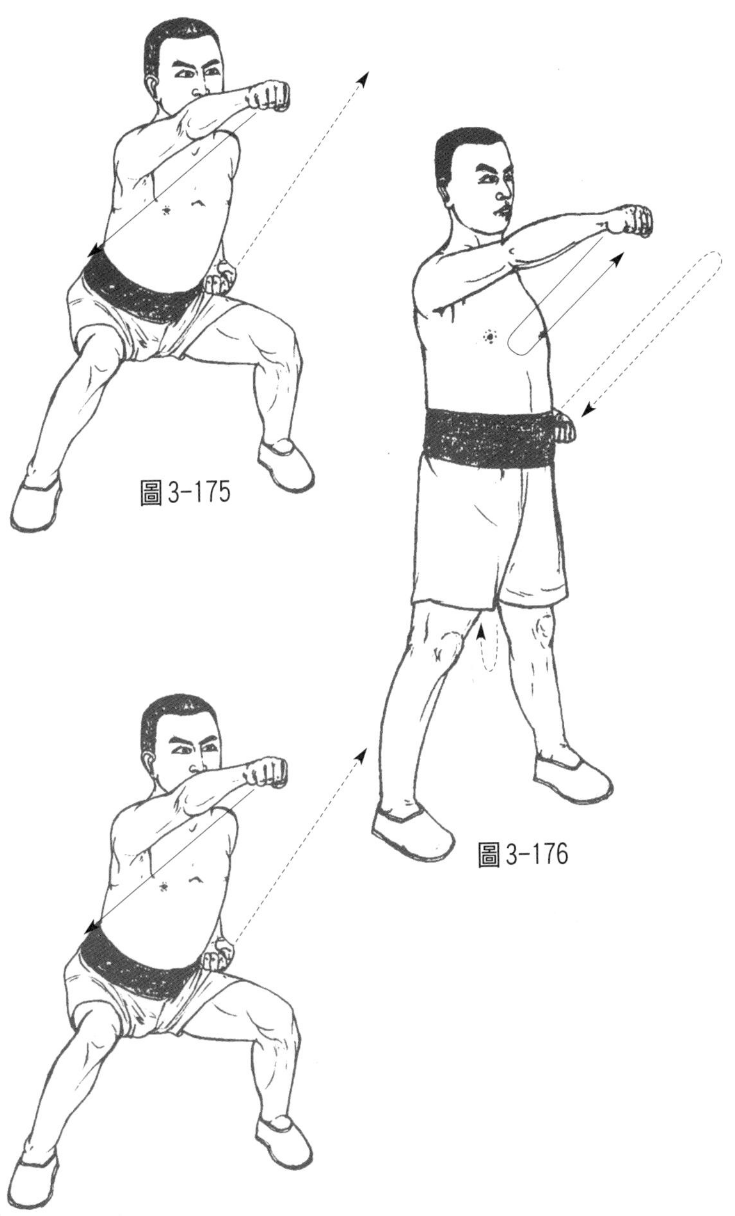

圖 3-175

圖 3-176

圖 3-177

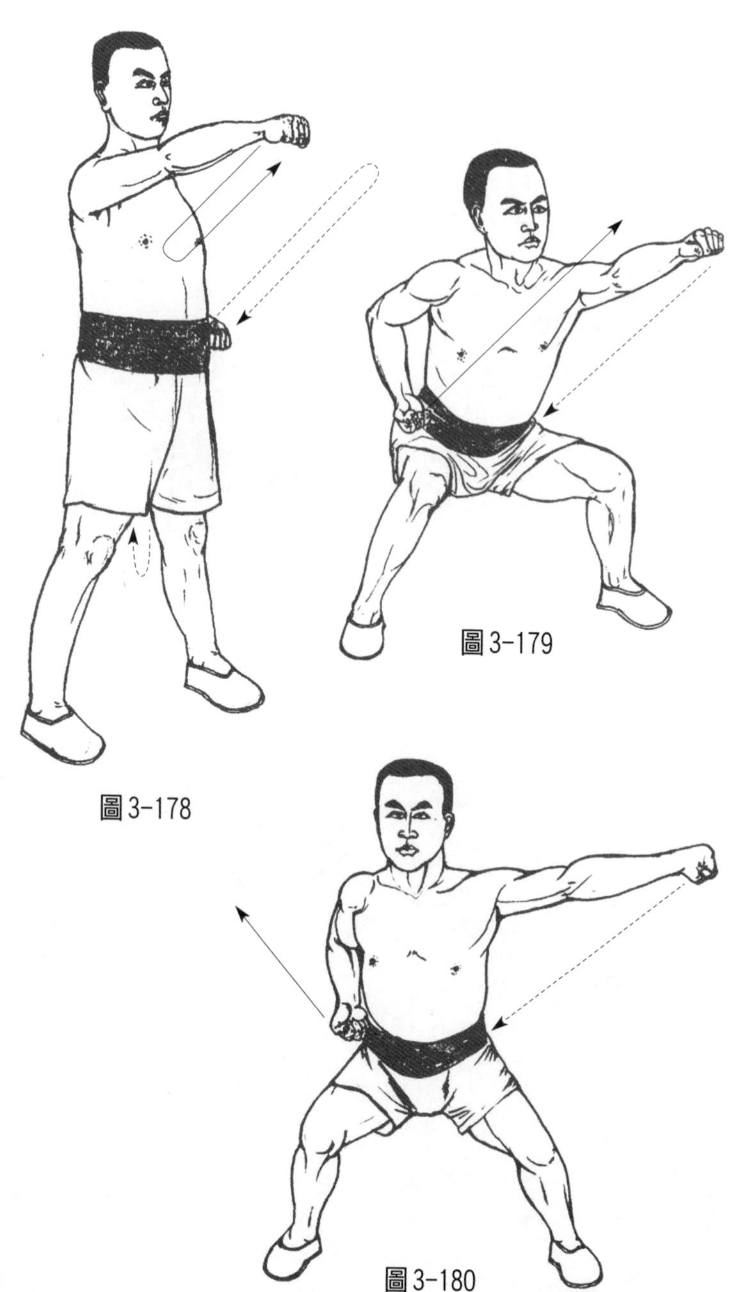

圖3-178

圖3-179

圖3-180

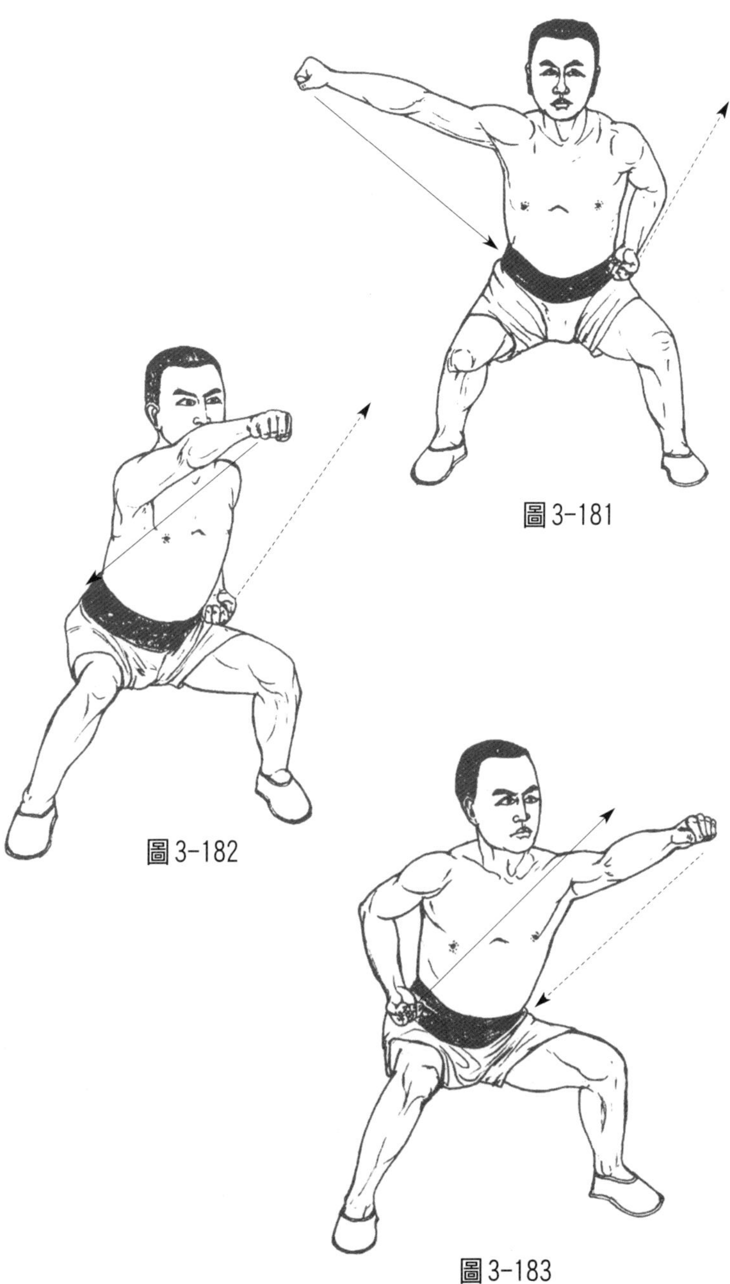

圖 3-181

圖 3-182

圖 3-183

八段錦：兩手攀足固腎腰

如圖3-184～圖3-198所示。

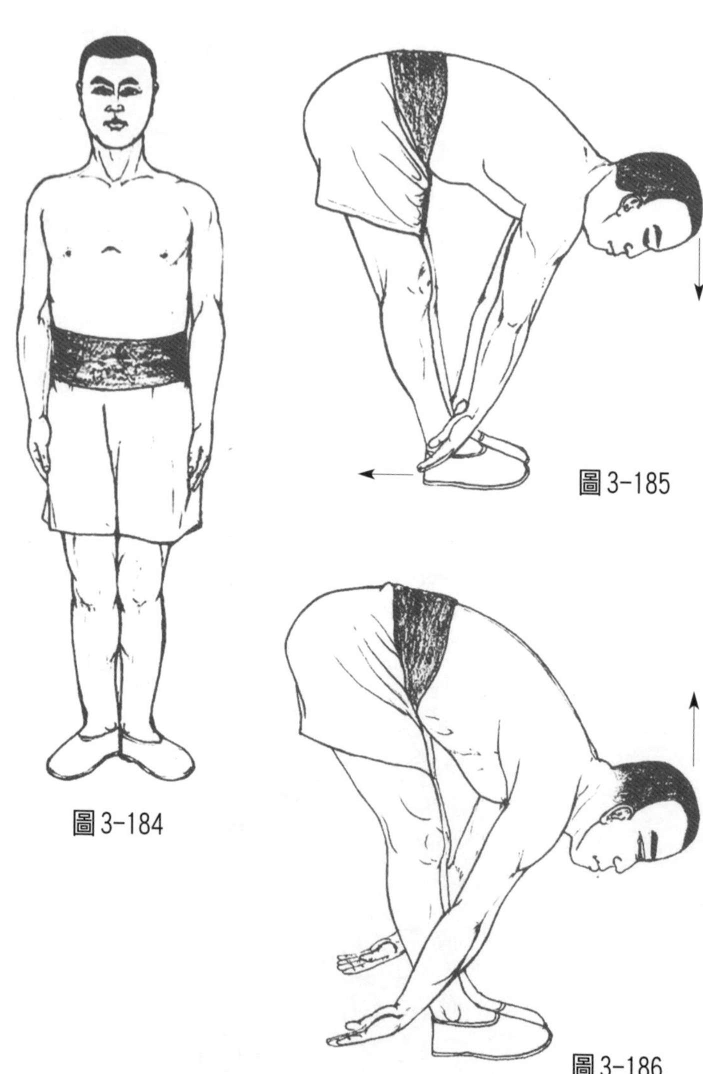

圖3-184

圖3-185

圖3-186

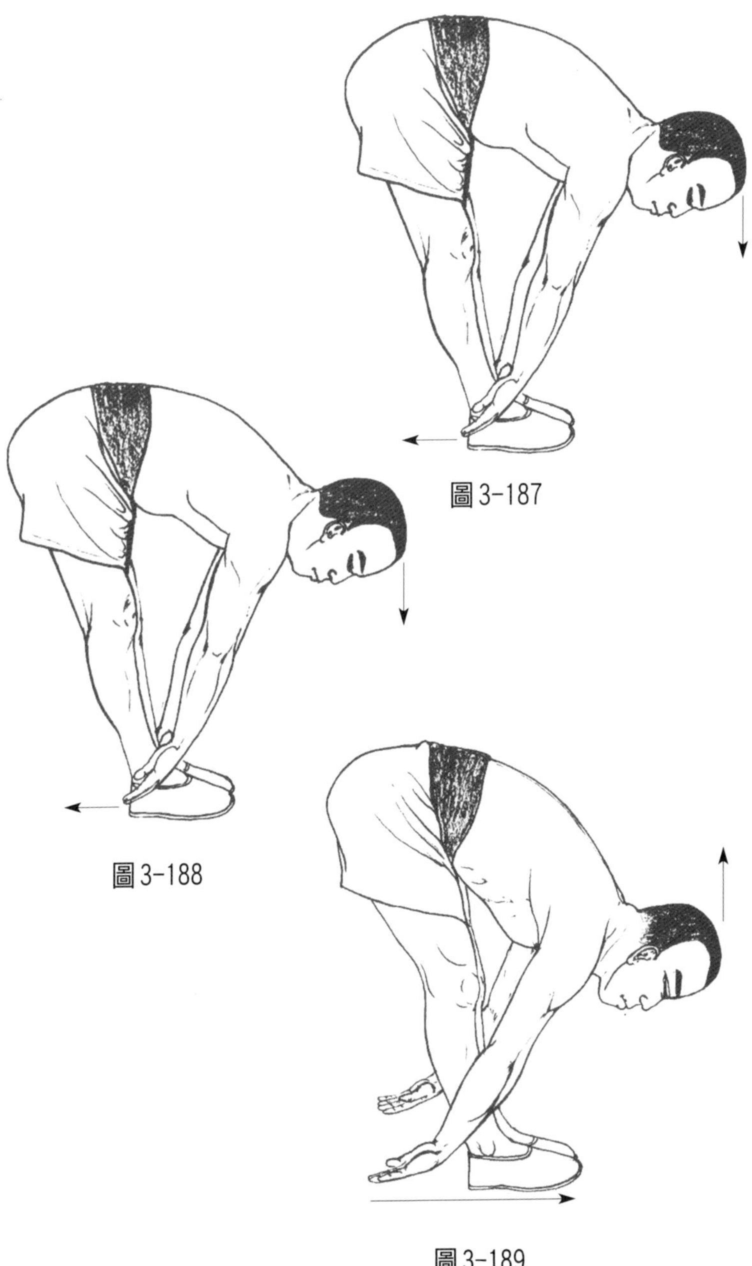

圖 3-187

圖 3-188

圖 3-189

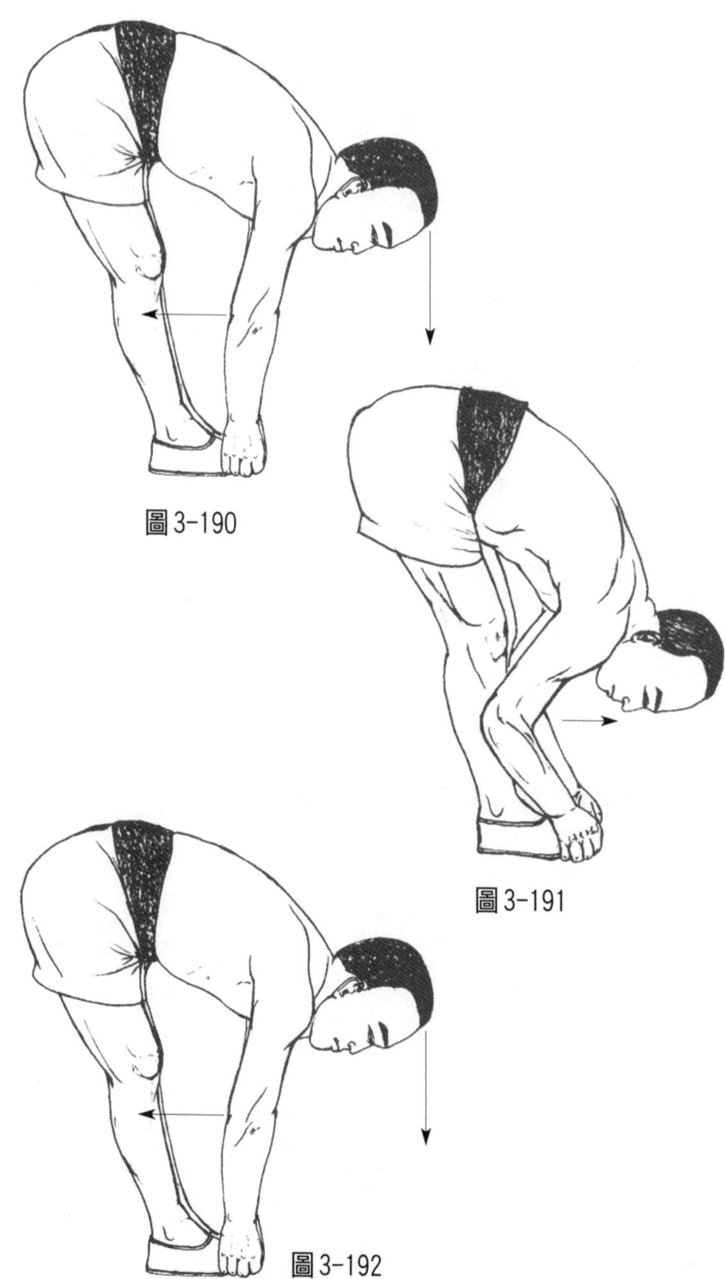

圖 3-190

圖 3-191

圖 3-192

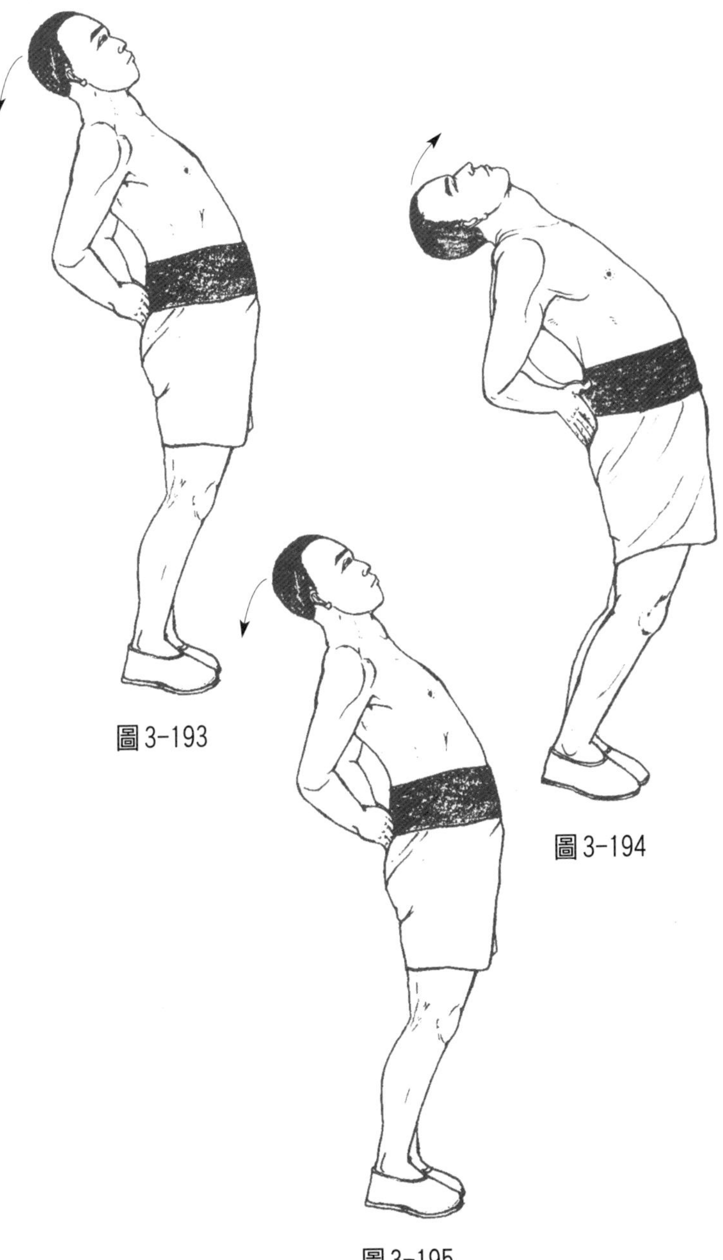

圖3-193

圖3-194

圖3-195

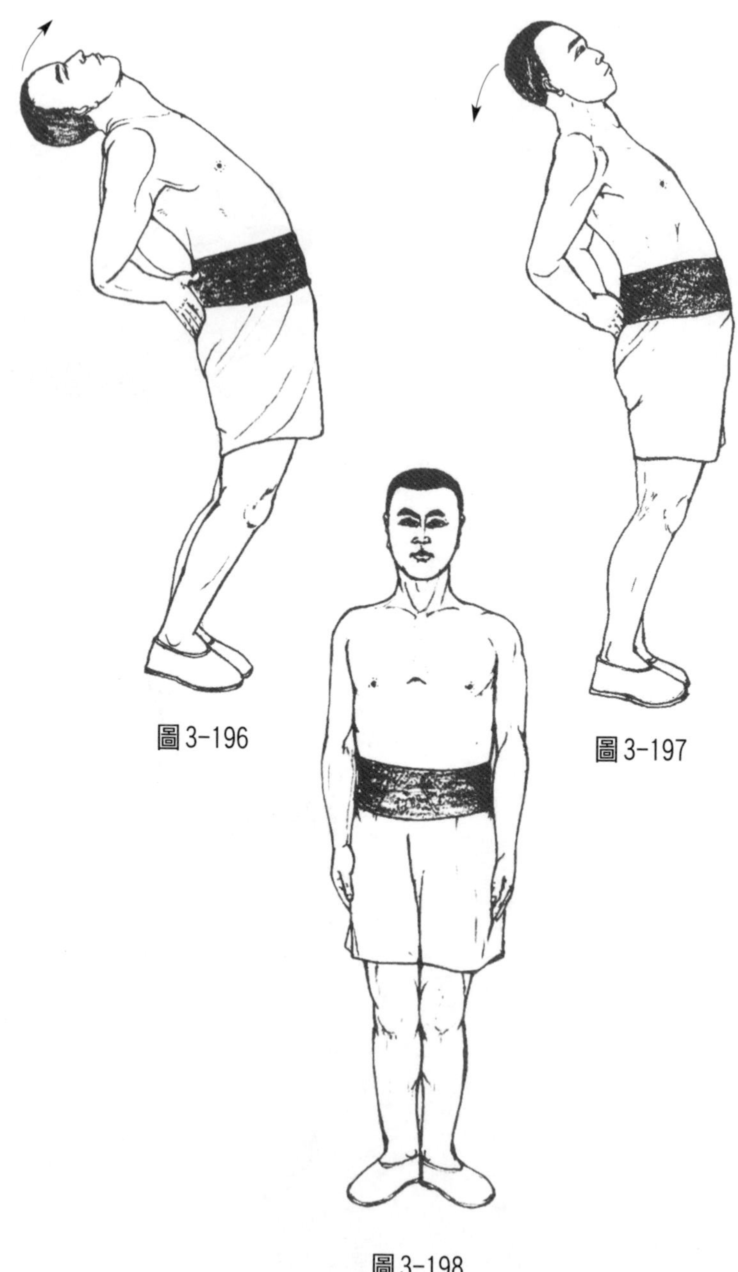

圖 3-196

圖 3-197

圖 3-198

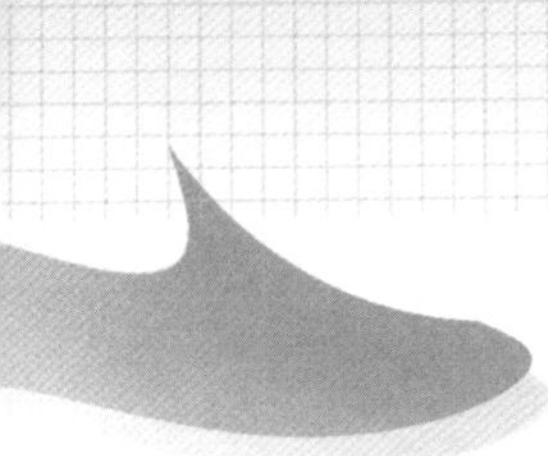

歡迎至本公司購買書籍

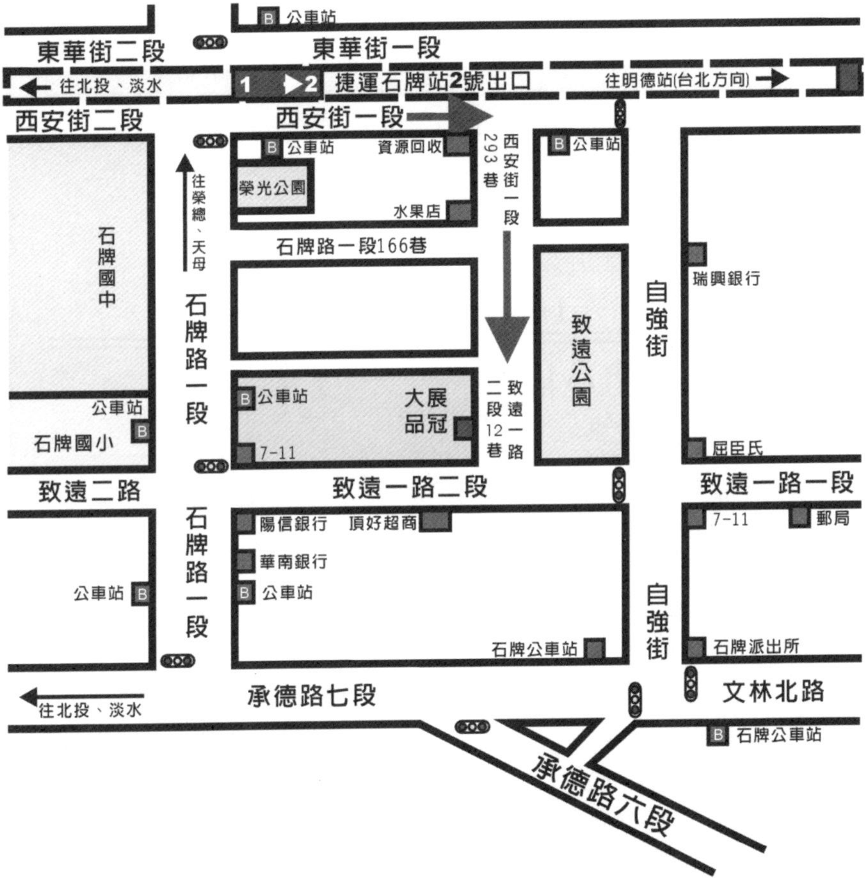

公車站
東華街二段
東華街一段
往北投、淡水
1 2 捷運石牌站2號出口
往明德站(台北方向)
西安街二段
西安街一段
公車站
資源回收
西安街一段293巷
公車站
榮光公園
水果店
往榮總、天母
石牌國中
石牌路一段166巷
石牌路一段
致遠公園
自強街
瑞興銀行
公車站
大展品冠
致遠一路二段12巷
7-11
公車站
石牌國小
屈臣氏
致遠二路
致遠一路二段
致遠一路一段
陽信銀行
頂好超商
7-11
郵局
華南銀行
石牌路一段
公車站
公車站
自強街
石牌公車站
石牌派出所
往北投、淡水
承德路七段
文林北路
石牌公車站
承德路六段

建議路線

1.搭乘捷運・公車

淡水線石牌站下車，由石牌捷運站２號出口出站(出站後靠右邊)，沿著捷運高架往台北方向走(往明德站方向)，其街名為西安街，約走100公尺(勿超過紅綠燈)，由西安街一段293巷進來(巷口有一公車站牌，站名為自強街口)，本公司位於致遠公園對面。搭公車者請於石牌站(石牌派出所)下車，走進自強街，遇致遠路口左轉，右手邊第一條巷子即為本社位置。

2.自行開車或騎車

由承德路接石牌路，看到陽信銀行右轉，此條即為致遠一路二段，在遇到自強街(紅綠燈)前的巷子(致遠公園)左轉，即可看到本公司招牌。

國家圖書館出版品預行編目資料

王懷琪精功八段錦／王懷琪　著　三武組　整理
——初版，——臺北市，大展，2019〔民108.11〕
面；21公分 ——（武術秘本圖解；3）
ISBN 978-986-346-268-2（平裝）
1.氣功　2.養生
413.94　　108015099

王懷琪精功八段錦

原　　著／王　懷　琪
整　　理／三　武　組
責任編輯／何　宗　華
發 行 人／蔡　森　明
出 版 者／大展出版社有限公司
社　　址／台北市北投區（石牌）致遠一路2段12巷1號
電　　話／（02）28236031・28236033・28233123
傳　　眞／（02）28272069
郵政劃撥／01669551
網　　址／www.dah-jaan.com.tw
E-mail ／service@dah-jaan.com.tw
登 記 證／局版臺業字第2171號
承 印 者／傳興印刷有限公司
裝　　訂／眾友企業公司
排 版 者／弘益電腦排版有限公司
授 權 者／北京科學技術出版社
初版1刷／2019年（民108）11月

定 價／280元

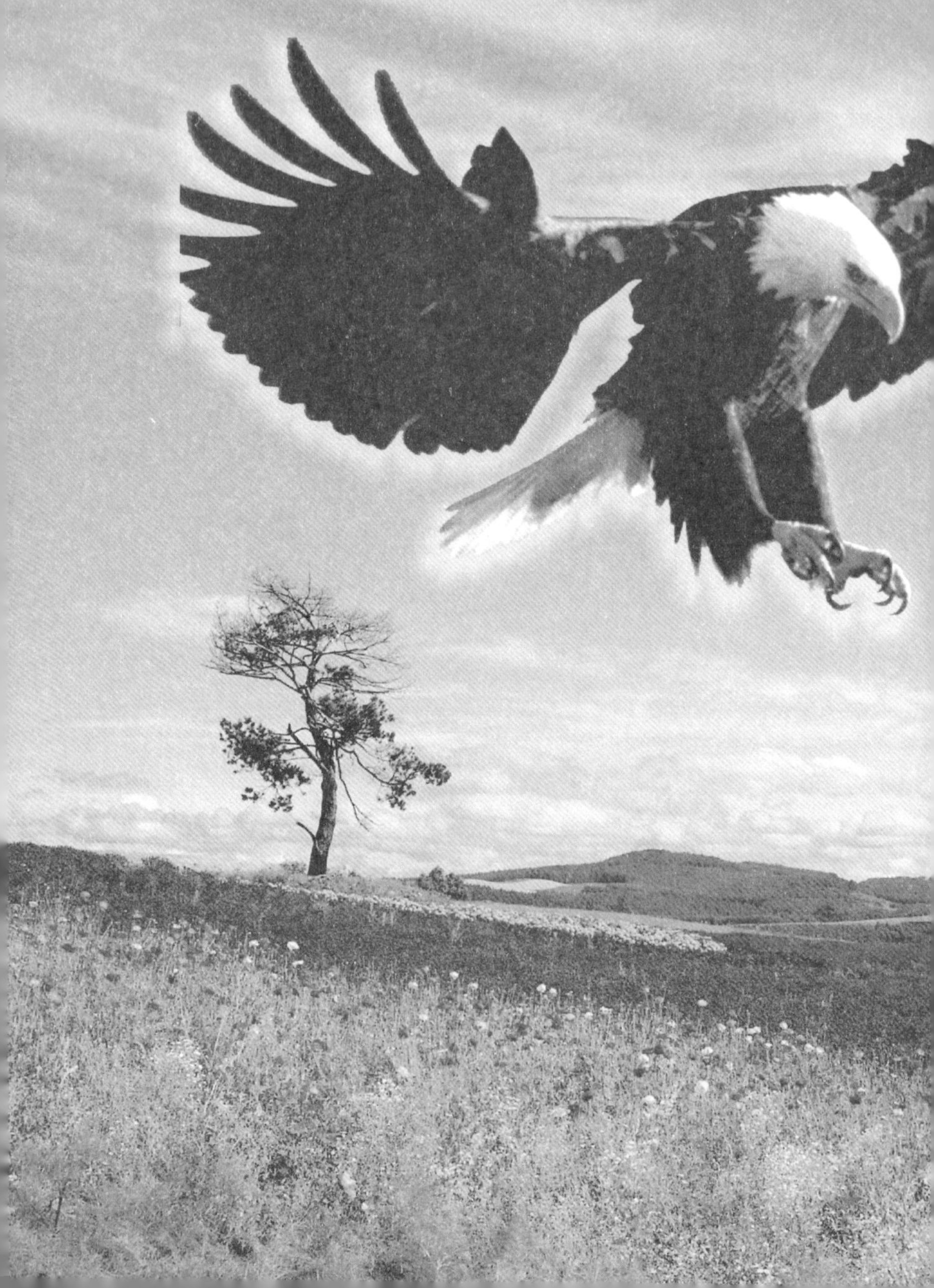